JN070561

新 食品・栄養科学シリーズ

ガイドライン準拠

応用栄養学

福渡　努■岡本秀己　編

第5版

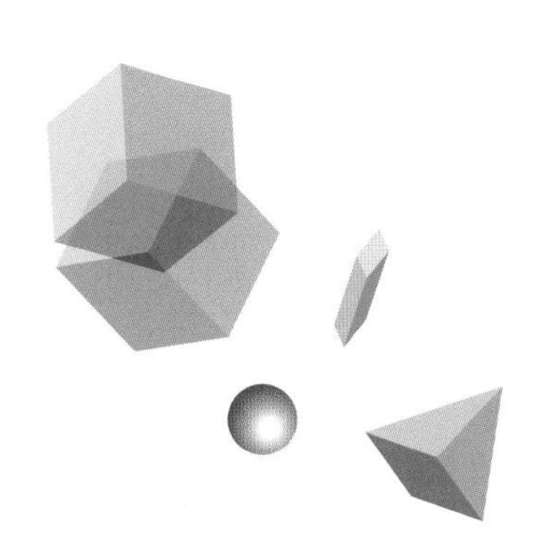

化学同人

編集委員

福渡　努（滋賀県立大学人間文化学部教授）
岡本秀己（前 梅花女子大学食文化学部教授）

執筆者

佐久間理英	（福岡女子大学国際文理学部准教授）	1章
今井　絵理	（滋賀県立大学人間文化学部准教授）	2章
橋本　彩子	（京都女子大学家政学部講師）	3章
米浪　直子	（京都女子大学家政学部准教授）	4章
岡崎　史子	（龍谷大学農学部講師）	5章
旭　久美子	（広島国際大学健康科学部教授）	6章
中田理恵子	（奈良女子大学研究院生活環境科学系准教授）	7章
吉村　美紀	（兵庫県立大学環境人間学部教授）	8章
保井智香子	（立命館大学食マネジメント学部准教授）	9章
岡本　秀己	（前 梅花女子大学食文化学部教授）	10章

（執筆順）

はじめに

生命科学および医学の発展により，以前にもまして，健康の維持・増進，疾病の発症・重症化予防に栄養管理がきわめて重要であることが明らかになってきた．これにともない，管理栄養士の活躍する場が増える一方，管理栄養士に高い資質・能力が求められるようになった．いくつか例をあげると，2000 年の栄養士法の改正により，管理栄養士業務が明確に規定され，管理栄養士養成課程のカリキュラムが改定された．2004 年には，「日本人の栄養所要量」に代わって「日本人の食事摂取基準」が改定され，栄養管理の考え方は「数値を守る」から「弾力的に活用する」に変わった．2005 年には栄養教諭制度が創設され，学校における食育の推進に中核的な役割を担うことになった．栄養サポートチーム（NST）が 1998 年に日本で初めて導入され，現在では日本中の病院で実施されている．NST のみならず，さまざまなチーム医療で栄養管理が行われるようになり，管理栄養士がその中心となっている．これらの場で活躍する管理栄養士に共通して求められる資質・能力とは，正しい栄養学の知識を身に付けること，科学的根拠に基づいて論理的に考えて判断し，活用することである．

応用栄養学で学ぶ内容は，大別すると，2 つの柱で構成されている．1 つ目は，栄養学を実践するための基礎理論である．本書では，第 1 章と第 2 章がこれに該当する．ここでは，医療機関，施設，行政といった実践の場において共通して求められる栄養管理の基本的な考え方，科学的根拠に基づいた考え方について学ぶ．もう 1 つの柱は，各ライフステージにおける栄養管理である．本書では，第 3 章から第 10 章がこれに該当する．第 1・2 章で学んだ考え方を基にして，各ライフステージにおける栄養状態や心身機能の特徴に基づいた栄養ケア・マネジメントについて学ぶ．

本書は，応用栄養学に関する最新の知見および考え方に基づいた教科書とするために，第 4 版を刷新した．とくに，基礎理論や基本的な考え方に関する丁寧な解説，各ライフステージの特徴に基づいて論理的に展開する記述を徹底した．また，第 4 版の特長であった，豊富なデータや資料の提示，コラムやマージンに示す充実した解説，知識の整理となる練習問題といった工夫を引続き踏襲した．第 4 版と同様に，興味深く読め，疑問の残らない，教えやすく学びやすい教科書を完成することができた．大学の講義で使用するだけに留まらず，管理栄養士として働いているときの勉強や確認にも大いに役立てほしい．本書で学ぶ学生諸君が管理栄養士として活躍し，栄養を通じて人々の健康に貢献することを願っている．

2021 年　早春

執筆者を代表して

福渡　努

新 食品・栄養科学シリーズ――刊行にあたって

今日，生活構造や生活環境が著しく変化し，食品は世界中から輸入されるようになり，われわれの食生活は多様化し，複雑化してきた．また，近年，がん，循環器病，糖尿病などといった生活習慣病の増加が健康面での大きな課題となっている．生活習慣病の発症と進行の防止には生活習慣の改善，とりわけ食生活の改善が重要とされる．

食生活は，地球環境保全や資源有効利用の観点からも見直されなければならない．われわれの食行動や食生活は直接的・間接的に地球の資源や環境に影響を与えており，ひいては食料生産や食品汚染などさまざまな問題と関係して，われわれの健康や健全な食生活に影響してくるからである．

健康を保持・増進し，疾病を予防するためには，各人がそれぞれの生活習慣，とりわけ食生活を見直して生活の質を向上させていくことが必要であり，そのためには誰もが食品，食物，栄養に関する正しい知識をもつことが不可欠である．

こうした背景のなかで栄養士法の一部が改正され，2002(平成14)年4月より施行された．これは生活習慣病など国民の健康課題に対応するため，また少子高齢化社会における健康保持増進の担い手として栄養士・管理栄養士の役割が重要と認識されたためである．

とりわけ管理栄養士には，保健・医療・福祉・介護などの各領域チームの一員として，栄養管理に参画し業務を円滑に遂行するため，また個人の健康・栄養状態に応じた栄養指導を行うために，より高度な専門知識や技能の修得とともに優れた見識と豊かな人間性を備えていることが要求されている．栄養士・管理栄養士養成施設では，時代の要請に応じて，そうした人材の養成に努めねばならない．

こうした要求に応えるべく，「食品・栄養科学シリーズ」を改編・改訂し，改正栄養士法の新カリキュラムの目標に対応した「新 食品・栄養科学シリーズ」を出版することとした．このシリーズは，構成と内容は改正栄養士法の新カリキュラムならびに栄養改善学会が提案している管理栄養士養成課程におけるモデルコアカリキュラムに沿い，管理栄養士国家試験出題基準(ガイドライン)に準拠したものとし，四年制大学および短期大学で栄養士・管理栄養士をめざす学生，および食品学，栄養学，調理学を専攻する学生を対象とした教科書・参考書として編集されている．執筆者はいずれも栄養士・管理栄養士の養成に長年実際に携わってこられた先生方にお願いした．内容的にはレベルを落とすことなく，かつ各分野の十分な知識を学習できるように構成されている．したがって，各項目の取り上げ方については，教科担当の先生方で授業時間数なども勘案して適宜斟酌できるようになっている．

このシリーズが21世紀に活躍していく栄養士・管理栄養士の養成に活用され，また食に関心のある方々の学びの手助けとなれば幸いである．

新 食品・栄養科学シリーズ
企画・編集委員

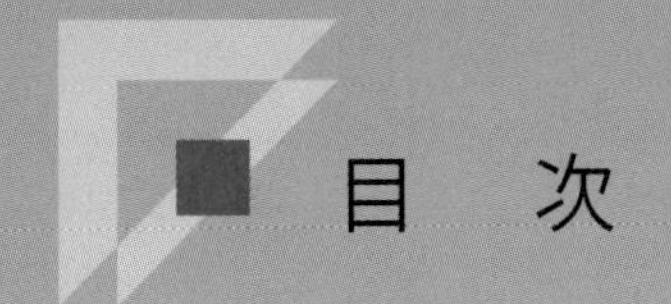

目　次

5 新生児期，乳児期

6 成長期（幼児期，学童期，思春期）

10 環境と栄養

1 栄養ケア・マネジメント

■ ■ ■ ■ ■ 1章を理解するためのポイント ■ ■ ■ ■ ■

Point 1
栄養ケア・マネジメントを実践する過程とそれぞれの内容を理解しよう．

Point 2
栄養アセスメントを実施する対象者や，検査項目について理解しよう．

Point 3
栄養ケア・マネジメントでたてる目標の期間ごとの違いや評価項目とそのデザインについて理解しよう．

1.1 栄養ケア・マネジメントの定義

人は，生命活動に必要なエネルギーや栄養素を食べ物から摂取し，消化・吸収・代謝することで生命体を維持し日常生活を営んでいる．この一連の現象を栄養という．栄養ケア・マネジメントとは，個人または集団の健康状態を高めていくため，効率よく系統的に栄養に関するサービスを行うシステムをいう．

栄養ケア・マネジメントの目的は，人がさまざまな社会生活を営んでいくなかで，最適な栄養状態，健康状態を維持することにある．つまり性・年齢・体格および病状・病態などそれぞれの状況に応じた適切な栄養素を補給することによって，ADL や QOL を向上させることである．この目的を達成するために管理栄養士・栄養士は，対象者の栄養アセスメントを行い，栄養状態の現状を正しく把握するとともに，必要な栄養素の補給を計画し実行する．また，その結果を適切に評価し，今後の補給計画に役立てる．

ADL
activities of daily living，日常生活動作．

QOL
quality of life，生活の質．

1.2 栄養ケア・マネジメントの過程

栄養ケア・マネジメントを適切に行うには，図 1.1 に示すように①栄養スクリーニング，②栄養アセスメント，③栄養ケア計画，④栄養ケアの実施，⑤モ

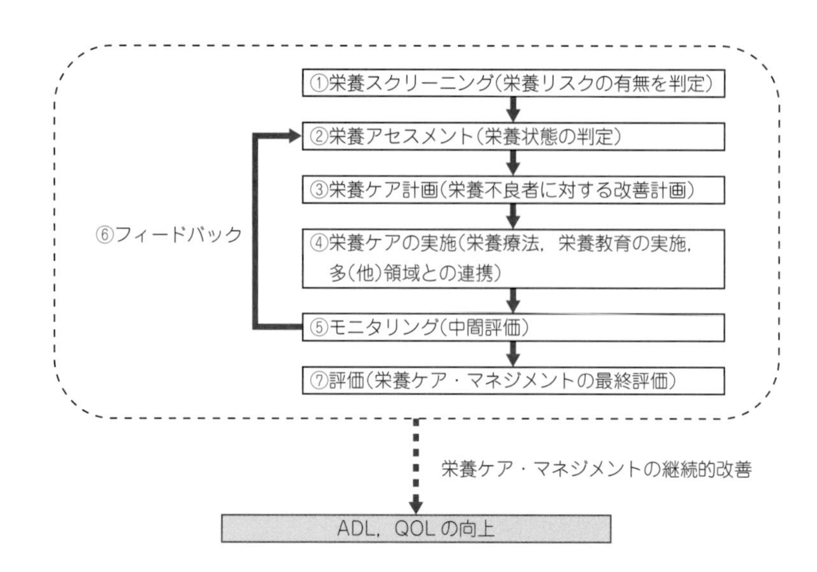

図1.1　栄養ケア・マネジメントの過程

ニタリング，⑥フィードバック，⑦評価からなる一連の流れで実施する．

これは，事業活動において生産管理や品質管理を継続的に改善していくための手法であるPDCAサイクルと同様の考え方である．**PDCAサイクル**とは，P(Plan，計画)→D(Do，実施)→C(Check，評価)→A(Act，改善)の4段階を繰り返すことにより，業務の効率化や最適化を図ることができる合理的な管理法として，さまざまな領域で広く採り入れられている．栄養ケア・マネジメントの場においても，対象者の栄養障害の程度を把握し，どのように改善していくか計画を立て(P)，計画に沿って実施し(D)，実施した結果を評価して(C)，改善へと進めていくことで(A)，対象者の栄養状態を効率よく順序立てて改善することが可能となる．

(1) 栄養スクリーニング

栄養スクリーニングとは，対象者の栄養状態のリスクの有無を判定する過程であり，栄養アセスメントの前段階に行われる．すなわち，すべての対象者に栄養アセスメントを実施するのではなく，栄養スクリーニングにより栄養リスクがあると判断された対象者に，栄養アセスメントによる詳細な評価を実施する．栄養スクリーニングには，簡便で侵襲性がなく，**妥当性**と**信頼性**が高く，また**感度**と**特異度**が高い項目を用いるべきである．

栄養スクリーニングには，**主観的包括的栄養アセスメント(SGA)**(図1.2)や**簡易栄養状態評価表(MNA)**などが用いられることが多く，体重や食事摂取量の変化，消化器症状の有無，身体機能の低下などについて調査する．たとえば，健康診断時や病院などの外来受診時，施設への入所時などに実施され，栄養状態のリスクの有無を迅速に判断する．

妥当性
スクリーニングの結果と真の栄養状態が一致すること．

信頼性
誰が行っても同様の結果が得られること．

感度
陽性を正しく陽性と判断する確率．

特異度
陰性を正しく陰性と判断する確率．

SGA
subjective global assessment，主観的包括的評価．

主観的包括的栄養アセスメント(SGA)の評価項目
病歴(体重の変化，食事摂取状況の変化，消化器症状，基礎疾患と栄養必要量の関係)，簡単な身体所見(皮下脂肪や筋肉量の減少，くるぶし，仙骨部の浮腫，腹水)，栄養状況の主観的評価を項目に含む．血液検査といった調査項目は含まれない．

MNA
mini nutritional assessment，簡易栄養状態評価表．
高齢者の栄養リスクを判断するために用いられる．第8章，p.172，図8.2を参照．

主観的包括的栄養アセスメント
1. 病歴
　(1)体重変化
　　過去６か月間の体重減少：＿＿＿＿kg （＿＿%）
　　過去２週間の体重変化：□増加　□不変　□減少
　(2)食事摂取量の変化(通常時との比較)
　　□変化なし
　　□変化あり　期間：＿＿＿＿週間
　　　タイプ：□経口栄養不足　□経腸/静脈栄養充足　□経腸/静脈栄養不足　□絶食
　(3)消化器症状(2週間以上継続)
　　□なし　□悪心　□嘔吐　□下痢　□食欲不振
　(4)身体機能低下
　　□機能低下なし
　　□機能低下あり　期間：＿＿＿＿週間
　　　タイプ：□制限はあるが労働可能　□歩行可能　□寝たきり

2. 身体所見(スコア評価：0＝正常，1＋＝軽度，2＋＝中等度，3＋＝高度)
　　皮下脂肪量減少(上腕三頭筋，胸部)：
　　骨格筋量減少(大腿四頭筋，三角筋)：
　　足首の浮腫：＿＿＿　仙骨部の浮腫：＿＿＿　腹水：＿＿＿

3. 主観的包括的評価(いずれかを選択)
　　□A. 栄養状態良好　□B. 中等度栄養障害　□C. 高度栄養障害

図1.2　主観的包括的栄養アセスメント
A.S. Detsky, et al., *JPEN* **11**. 8, (1987). を改変.

(2) 栄養アセスメント

栄養アセスメントとは，栄養スクリーニングによって栄養リスク有と判断された者について，より詳しい調査を行うことで，その時点における栄養状態を評価(アセスメント)することである．臨床診査(問診，身体所見)，身体計測，臨床検査，食事・食習慣調査などを実施し，対象者の栄養状態を客観的かつ総合的に把握することで，対象者の栄養状態の問題点やそれに関連する要因を特定し，栄養ケア計画をたてる際の根拠を得る．

(3) 栄養ケア計画，実施

栄養アセスメントの結果に基づき，現状の栄養状態とその問題点を踏まえて，どのような方法で栄養ケアを行っていくか計画をたてる．栄養ケア計画は，栄養補給(エネルギーおよび栄養素の補給量および補給方法)，栄養教育(対象者の自己管理能力を育てるための教育方法)，多(他)領域との連携(管理栄養士・栄養士以外の多くの専門家との連携)について策定される．その計画は，対象者の日常生活において肉体的，精神的，あるいは社会的に無理のない実行可能なものでなければならない．十分に練られた栄養ケア計画に基づいて実施する．

(4) モニタリング

モニタリングは，栄養ケア実施の進捗状況を把握し，改善目標に対する効果や達成状況を評価する過程である．栄養アセスメントの指標を用いて状況を評価・検証し，栄養ケア計画に実施上の問題点があれば，新たな計画を立案し改善する(フィードバック)．モニタリングは，栄養ケア・マネジメントの中間評価であり，目標を達成するために重要な過程である．モニタリングによる検証の結果，目標に到達したと判断されれば，関係者で協議して栄養ケアを終了させ，最終評価を行う．

(5) 評価

栄養ケア・マネジメントの終了時に，実施した栄養ケア・マネジメントを評価する．評価は，実施上の問題点の抽出，有効性・効果・効率の解明，業務の標準化・理論化などを行うことで，栄養ケア・マネジメントの質を継続的に改善することを目的としている．

1.3 栄養アセスメントの方法

栄養アセスメントは，栄養ケア・マネジメントを実施するために，対象となる個人または集団の栄養状態を客観的に評価し，総合的な判定を行うことである．栄養状態を評価するため，臨床診査，身体計測，臨床検査，食事・食習慣調査などを実施し，得られた情報を基に対象者の栄養状態を評価し，問題点やそれに関連する要因を特定する．

(1) 栄養アセスメントの方法

栄養アセスメントは，静的栄養アセスメントと動的栄養アセスメントに大別される．表1.1に，それぞれに用いられる指標を示す．

(a) 静的栄養アセスメント

ある一時点における，長期的な栄養状態を判定することを示し，介入前の栄養スクリーニングや栄養アセスメントで用いられる．評価に用いられる指標と

表1.1 栄養アセスメントの指標

静的栄養アセスメント指標	身体計測値	身長・体重：BMI，標準体重比(%)，通常体重比(%)，体重変化率(%)
		皮下脂肪厚：上腕三頭筋皮下脂肪厚(TSF)
		筋囲：上腕周囲(AC)，上腕筋面積(AMA)
		体脂肪率
	血液・生化学検査値	総タンパク質，アルブミン，総コレステロール，コリンエステラーゼ，クレアチニン身長係数(尿中クレアチニン)，末梢血中総リンパ球
	内皮反応	遅延型皮膚過敏反応
動的栄養アセスメント指標	血液・生化学検査値	トランスフェリン，トランスサイレチン，レチノール結合タンパク質，窒素平衡，尿中3-メチルヒスチジン，フィッシャー比
	間接熱量測定値	安静時エネルギー消費量(REE)，呼吸商

TSF
triceps skinfold thickness，上腕三頭筋皮下脂肪厚．

AC
arm circumference，上腕周囲長．

AMA
arm muscle area，上腕筋面積．

しては，身体計測(BMI)，血清アルブミン，免疫能など短期間で変動しにくい検査項目があげられる．

（b）動的栄養アセスメント

介入後における栄養状態の経時的変化から治療効果を評価することであり，モニタリングなどで用いられる．評価に用いられる指標としては，短期間で変動しやすい検査項目があげられ，**血清トランスフェリン**，**血清トランスサイレチン**，**血清レチノール結合タンパク質**など体内での半減期が短いタンパク質や，窒素平衡，エネルギー消費量，呼吸商などが用いられる．

血清トランスフェリン
Tf(transferrin)ともいう．鉄の輸送タンパク質である．

血清トランスサイレチン
TTR(transthyretin)ともいう．レチノール結合タンパク質と結合して複合体を形成し，末梢組織にレチノール(ビタミンA)を輸送する．

血清レチノール結合タンパク質
RBP(retinol binding protein)ともいう．レチノール(ビタミンA)の輸送タンパクである．

（2）臨床診査

対象者の栄養状態を評価するために，視診(身体所見)，問(聞)診などから，主訴，現病歴，既往歴のほか，家族歴，生活習慣，栄養歴，家族構成，職業歴，飲酒歴，喫煙歴など，栄養状態に関連していると思われる事項を調査する．

主訴とは，対象者の訴えの中心となる栄養学的症状であり，**現病歴**とはその症状がいつ頃からはじまり，どのように推移してきたかである．また**既往歴**とは，現在の栄養状態に関連するような疾患(糖尿病，消化器疾患など)の過去または現在における罹患状況であり，薬剤やサプリメントの服薬についても調査する．

栄養歴には，食物摂取状況，食習慣，偏食，欠食，食事量の増減などの食生活歴に加え，体重の過去から現在までの推移や過去6か月間の変化などの体重歴も含まれる．

視診では，体格，頭髪，顔色，顔貌，皮膚，爪，上肢，下肢などの状態を視覚的に観察する．これらは，栄養障害や疾患により特有の変化を生じるものがあるため，栄養状態を判定する手掛かりとなる．とくにビタミンの欠乏症は，ビタミンの血中レベルの測定が日常的に行われないため，身体所見が発見の重要な手掛かりとなる．栄養素の欠乏による身体徴候について図1.3に示す．

（3）身体計測

身体計測により，体格や人体の構成成分を算出することで，栄養状態に関する情報が得られる．簡便な器具を用いた計測では，安価で非侵襲的に行うことができるという特徴があり，X線や画像を用いた検査では，精度の高い体組成の測定が可能である．

（a）身長，体重

身長は，標準体重や**BMI**の算出に使用され，体格や身体発育の評価指標となる．著しい**脊柱弯曲**(わんきょく)などで立位での身長計測が不可能な場合は，メジャーを使用して仰臥位身長を測定する．メジャーでの身長計測ができない場合は**膝高**を計測し，以下の推定式を用いて身長を推定する．

BMI
body mass index，体格指数．

脊柱弯曲
横から見ると背骨がカーブ(弯曲)している状態．体を伸ばした状態で身長を測定することが困難である．

膝高
膝蓋骨上部から踝(しょうぶ)部足底間の距離．

男性 ＝ 64.02 ＋ (膝高 × 2.12) － (年齢 × 0.07)
女性 ＝ 77.88 ＋ (膝高 × 1.77) － (年齢 × 0.10)

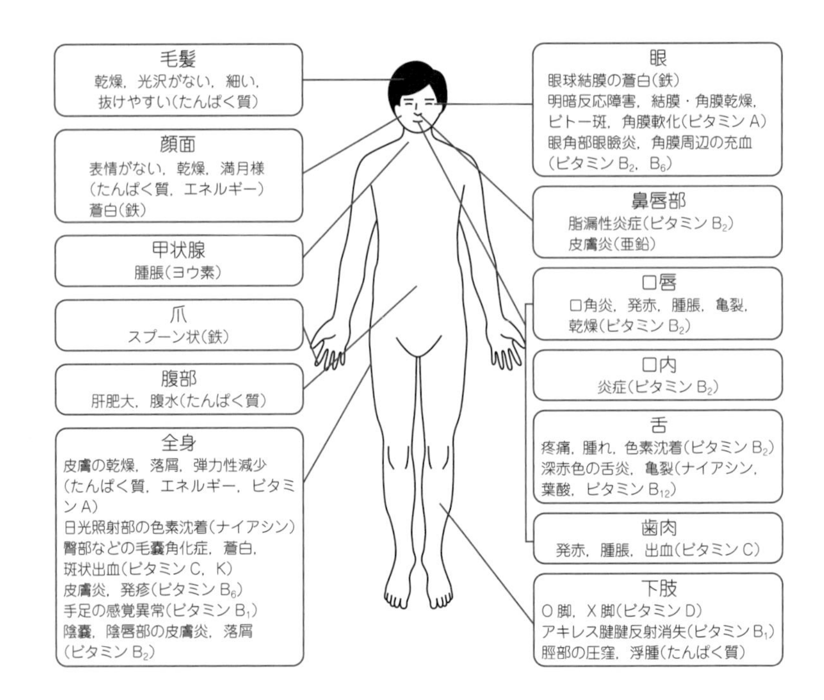

図1.3 栄養素の欠乏による身体徴候

塚原丘美(竹谷 豊ほか 編)，『新・臨床栄養学』，〈栄養科学シリーズNEXT〉講談社(2016)，p.31より改変.

標準体重比(理想体重比)
%標準体重(%理想体重)ともいう．BMI = 22として算出した値.

通常体重比
%通常体重ともいう．通常体重とはやせ型の人が健康であったときの体重で，6か月間ほど変動していない場合の体重をいう.

体重は，BMIや肥満度，標準体重比(理想体重比)，通常体重比，体重変化率の算出に用いられ，栄養状態評価のための重要な指標となる．立位での体重測定が不可能な場合は，車椅子に乗ったままや寝たきりのままで測定できる体重計を利用する．各指標の算出式を以下に示す．また，それぞれの判定基準を表1.2，表1.3に示す.

$$\mathrm{BMI} = \frac{体重(\mathrm{kg})}{身長(\mathrm{m})^2}$$

$$肥満度(\%) = (実測体重 - 標準体重) \div 標準体重 \times 100$$

$$標準体重(理想体重)(\mathrm{kg}) = 身長(\mathrm{m}) \times 身長(\mathrm{m}) \times 22$$

$$標準体重比(理想体重比) = \frac{実測体重}{標準体重} \times 100$$

$$通常体重比 = \frac{実測体重}{通常体重} \times 100$$

$$体重変化率 = \frac{(通常体重 - 実測体重)}{通常体重} \times 100$$

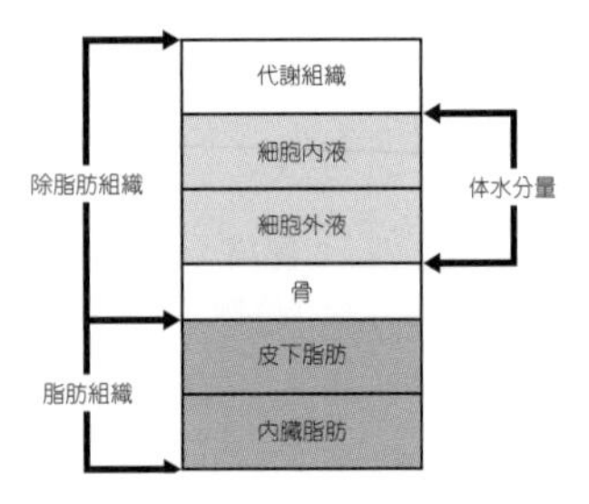

図1.4 身体構成成分

(b) 身体構成成分

身体は図1.4のように，いくつかの構成成分に分けることができ，体重は構成成分の全体を反映している．身体構成成分のうち，脂肪組織重量が増加している状態を肥満という．脂肪組織は，皮下脂肪と内臓脂肪に分けられ，とくに内臓脂肪の蓄積は，さまざまな代謝異常や動脈硬化と関連する．したがって体脂肪量だけでなく，その分布を評価することも重要である.

表1.2 肥満の判定基準

BMI(kg/m^2)	肥満度(%)	判定
< 18.5	< − 16	やせ
≧ 18.5 < 25.0	≧ − 16 < + 14	正常
≧ 25.0 < 30.0	≧ + 14 < + 36	肥満1度
≧ 30.0 < 35.0	≧ + 36 < + 60	肥満2度
≧ 35.0 < 40.0	≧ + 60 < + 82	肥満3度
≧ 40.0	≧ + 82	肥満4度

※ただし肥満(BMI ≧ 25.0)は，医学的に減量を要する状態とは限らない.
※ BMI ≧ 35 を高度肥満と定義する.
日本肥満学会,『肥満症診療ガイドライン 2016』, ライフサイエンス出版(2016)より作成.

表1.3 標準体重比，通常体重比，体重変化率の判定基準

	値(%)	判定
標準体重比	80 ～ 90%	軽度栄養障害
	70 ～ 79%	中等度栄養障害
	0 ～ 69%	高度栄養障害
通常体重比	85 ～ 95%	軽度栄養障害
	75 ～ 84%	中等度栄養障害
	0 ～ 74%	高度栄養障害
体重変化率	≧ 2%/1 週間	栄養障害の可能性
	≧ 5%/1 か月	
	≧ 7.5%/3 か月	
	≧ 10%/6 か月	

小山諭：身体計測方法，日本静脈経腸栄養学会 静脈経腸栄養ハンドブック(日本静脈経腸栄養学会(現日本臨床栄養代謝学会)編), p.113, 2011, 南江堂より許諾を得て抜粋改変し転載.

i）上腕周囲計測

上腕周囲の計測により，骨格筋量や脂肪量を推定することができる．上腕周囲(AC)および上腕三頭筋皮下脂肪厚(TSF)は，利き腕でない方の上腕骨中点で計測する．また AC と TSF を用いて以下の式より上腕筋囲(AMC)，上腕筋面積(AMA)を算出する．AMC と AMA は骨格筋量と，TSF は皮下脂肪量と相関するといわれている．

AMC
arm muscle circumference, 上腕筋囲.

$$\mathrm{AMC(cm)} = \mathrm{AC(cm)} - 0.314 \times \mathrm{TSF(mm)}$$

$$\mathrm{AMA(cm^2)} = \frac{[\mathrm{AC(cm)} - 0.314 \times \mathrm{TSF}]^2}{4 \times 3.14\ \mathrm{(mm)}}$$

日本栄養アセスメント研究会が作成した JARD2001 が，一般的にこれらの基準値として用いられている(表1.4).

JARD2001
Japanese Anthropometric Reference Data 2001. 日本栄養アセスメント研究会が2001年に作成した日本人の身体計測の標準値.

ii）ウエスト周囲長

内臓脂肪蓄積の診断には，臍レベルの CT 断層像や MRI 断層像などによる画像診断が推奨されているが，内臓脂肪蓄積を推定する指標としてウエスト周囲長が用いられている．立位，軽呼気時，臍レベルで測定される．男性 85 cm 以上，女性 90 cm 以上で，内臓脂肪面積 100 cm^2 以上に相当するとされている．

iii）機器による測定

① 生体インピーダンス法(BIA)

身体構成成分を推定する方法である．生体に微弱な電流を流すと，電流は水を含む骨格筋や内臓などの除脂肪組織を流れるが，脂肪組織では流れないことを利用している．

BIA
bioelectric impedance analysis，生体インピーダンス法.

② 二重エネルギー X 線吸収測定法(DEXA)

身体各部位および全身の骨塩量，脂肪量，除脂肪量を算定する方法である．X 線を 2 つのエネルギーに分離して照射し，生体内を X 線が通過するときの減衰率を測定する．測定精度が高いため，体組成分析のゴールドスタンダードとなっている．

DEXA
dual energy X-ray absorptiometry，二重エネルギー x 線吸収測定法．

(4) 臨床検査

臨床検査では，対象者から血液や尿を採取し，これらの成分を分析することで，疾病や栄養状態を客観的に評価する．栄養素摂取の過不足が身体徴候として現れるまでに，かなりの期間を要するのに対し，臨床検査値は問題点を早期に見出すことが可能である．血液や尿の検査のほか，心電図検査や呼吸機能検査なども行われる．

ゴールドスタンダード
高い精度で診断や評価ができると認められた評価基準，標準基準（criterion standard）や参照基準(reference standard)ともいう．

(a) 基礎知識

i) 基準値

対象者の栄養状態を判定する際の目安として用いられる．健常人(健康で疾病を有さない人)の集団に対して検査を行った場合，測定値から「平均値 ± 標準偏差(2SD)」を求め，健常人の 95%の人が含まれる範囲を基準範囲，平均値を基準値という．

ii) 数値の解釈

基準値は，健常人の集団を対象とした「物差し」であり，検体採取や測定法，

Plus One Point

基準値と正規分布

基準値は，正規分布または対数正規分布を示し，基準範囲の両端の 2.5%は，健常人であっても基準値から外れる．

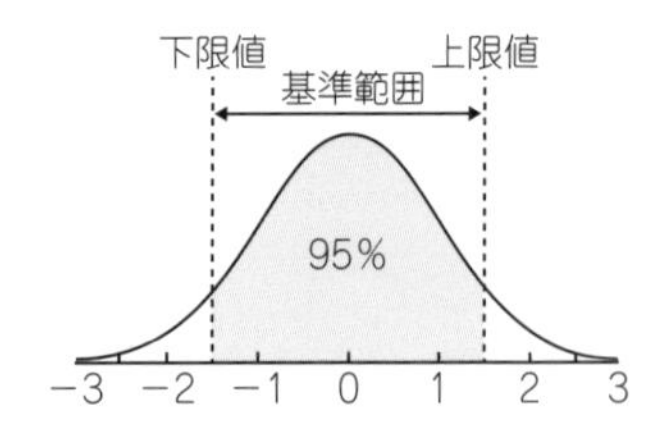

表 1.4 日本人の新身体計測基準値(中央値)

年齢(歳)	男 上腕三頭筋皮下脂肪厚(mm)	男 上腕囲(cm)	男 上腕筋囲(cm)	女 上腕三頭筋皮下脂肪厚(mm)	女 上腕囲(cm)	女 上腕筋囲(cm)
18 ～ 24	10.00	27.00	23.23	14.00	24.60	19.90
25 ～ 29	11.00	27.35	23.69	14.00	24.25	19.47
30 ～ 34	13.00	28.60	24.41	14.00	24.30	19.90
35 ～ 39	12.00	28.00	24.10	15.00	25.00	20.23
40 ～ 44	11.00	27.98	24.36	15.50	26.40	21.09
45 ～ 49	10.17	27.80	24.00	16.00	26.00	20.60
50 ～ 54	10.00	27.60	23.82	14.50	25.60	20.78
55 ～ 59	9.00	27.00	23.68	16.00	26.20	20.52
60 ～ 64	9.00	26.75	23.35	15.10	25.70	20.56
65 ～ 69	10.00	27.50	24.04	20.00	26.20	20.08
70 ～ 74	10.00	26.80	23.57	16.00	25.60	20.28
75 ～ 79	9.25	26.20	22.86	14.00	24.78	20.16
80 ～ 84	10.00	25.00	21.80	12.50	24.00	19.96
85 ～	8.00	24.00	21.43	10.00	22.60	19.25
計	10.00	27.20	23.73	15.00	25.20	20.18

日本栄養アセスメント研究会身体計測基準値検討委員会，「日本人の新身体計測基準値(JARD2001)」，栄養評価と治療．19，メディカルビュー社(2002)をもとに作成．

統計処理法などの条件が統一された数値である．しかし検査項目によっては，患者の体調や食事摂取状況などの生理的変動をうけやすいものもあることから，一度だけの検査値で判断するのではなく，数回測定して判断する必要がある．また，検査の前日から当日の生活行動などを問診によって確認したうえで数値を読むことも必要である．

（b）栄養アセスメントに用いられるおもな臨床検査項目

ｉ）たんぱく質代謝

① 血清タンパク質

血清中のタンパク質含有量は，栄養状態の指標として用いられる．血清総タンパク質は，血清中に存在する数千種類のタンパク質の総量であるが，おもにアルブミンとグロブリン（おもにγ-グロブリン）の影響をうける．グロブリンは，感染症，肝機能障害，腎機能障害，自己免疫疾患などさまざまな要因で変動するため，血清総タンパク質のみで栄養状態を解釈することは困難である．

アルブミンは，血清中で最も含有量の多いタンパク質であり，血中半減期は14～21日である．アルブミンは，栄養スクリーニングの際に栄養状態の指標として用いられることが多いが，短期間の栄養状態を評価するには不適当である．また，肝機能障害，腎機能障害，心機能障害など，栄養状態以外のさまざまな要素の影響をうけるため，栄養評価に用いる際は注意が必要である．

血中半減期が短いタンパク質（RTP）として，トランスフェリン，トランスサイレチン，レチノール結合タンパク質がある．これらは短期間の栄養状態の指標として有用であり，動的栄養アセスメントに用いられる．表1.5にアルブミンとRTPの判定基準を示す．

② 窒素出納

摂取エネルギーが不足すると，体脂肪の分解によるエネルギー産生に加えて，体タンパク質の分解により生じたアミノ酸からエネルギーを産生する．アミノ酸の最終代謝産物である尿素は尿中に排泄されるので，24時間尿中尿素窒素排泄量と食事から摂取したたんぱく質中の窒素量の差を調べることでたんぱく質代謝状態を推定できる．健常な成人が通常の食事を摂取している場合，原則として窒素出納は0になる．以下に窒素出納の式を示す．

窒素出納（g/日）＝〔たんぱく質摂取量（g/日）／6.25〕－〔尿中尿素窒素排泄量（g/日）＋4〕

③ 尿中3-メチルヒスチジン

3-メチルヒスチジンとは，筋原線維タンパク質のアクチンとミオシンの構成アミノ酸であり，筋タンパク質の分解により血中に放出され，尿中に排泄される．よって，尿中3-メチルヒスチジン排泄量は，筋肉量や筋タンパク質の分解を反映する．

Plus One Point

アルブミン，グロブリンの割合

血清総タンパク質の内，アルブミンは約60%，γ-グロブリンは約20%を占める．

RTP

rapid turnover protein，急速代謝回転タンパク質．トランスフェリン，トランスサイレチンレチノール結合タンパク質がある．これらのタンパク質は，アルブミンと同様に肝臓にて合成される．

表 1.5　栄養アセスメントに利用される血清タンパク質

	基準値	低たんぱく質栄養状態の判定			半減期（日）
		軽度	中等度	高度	
アルブミン　g/dL	3.5 ～ 5.5	3.1 ～ 3.4	2.1 ～ 3.0	2.0 以下	17 ～ 22
トランスフェリン　mg/dL	201 以上	151 ～ 200	101 ～ 150	100 以下	7 ～ 10
トランスサイレチン（プレアルブミン）　mg/dL	16 ～ 40	11 ～ 15	6 ～ 10	5 以下	2
レチノール結合タンパク質　mg/dL	2.7 ～ 7.6	—	—	—	0.4 ～ 0.7

④ クレアチニン身長係数

クレアチニンの 24 時間尿中排泄量は筋肉量に比例し，成人では食事性因子や尿量などに影響されることなく，ほぼ一定である．よって，標準的な 24 時間尿中クレアチニン排泄量に対する 24 時間尿中クレアチニン排泄量の実測値の割合を算出することで，筋肉量を評価することができる．24 時間尿中クレアチニン排泄量の標準値は，性別・身長別に基準値が定められているが，簡便な方法として男性 23 mg/kg，女性 18 mg/kg に標準体重を乗じて算出しても良い．クレアチニン身長係数が 60 ～ 80％で中等度，60％以下で高度の栄養障害と判定される．

ii）脂質代謝

中性脂肪，総コレステロール，LDL コレステロール，HDL コレステロールは，脂質異常症の判定指標として用いられる．脂質は，中性脂肪（トリグリセリド）として生体内に貯蔵され，エネルギー供給不足の際に主要なエネルギー源となる．よって血中脂質は，エネルギー摂取状況の判定にも利用される．一般的に低栄養状態では，血清中性脂肪，総コレステロールが低下する．

iii）糖質代謝

糖質代謝の評価指標として，**空腹時血糖値，糖負荷試験（75 gOGTT），インスリン，尿糖，尿ケトン体**などが用いられる．また高血糖の状態が持続すると，ヘモグロビンにグルコースが結合した**グリコヘモグロビン**が出現する．グリコヘモグロビンのなかでもっとも多くを占めるのが **HbA1c** であり，過去 1 ～ 2 か月間の血糖状態を反映する．

iv）血球成分

赤血球数，血色素（ヘモグロビン）量，ヘマトクリット値は，貧血の判定に用いられる．また白血球数は，炎症や感染症で増加する．

viii）免疫機能

低栄養状態では感染症にかかるリスクが増大するため，免疫機能に関する検査は対象者の栄養状態を評価するうえで重要である．

リンパ球は，抗体産生，皮膚遅延型過敏反応，同種移植片拒絶反応などの免疫応答を担っており，全身の栄養状態の悪化に伴って数値が低下する．

皮膚遅延型過敏反応とは，特定抗原に対する細胞性免疫能を推定する簡易な検査である．低栄養状態では細胞性免疫能が低下するため，皮膚遅延型過敏反応が減弱する．

ix）血圧

高血圧の診断では，診察室で測定される血圧に加え，家庭での血圧も重要である．収縮期血圧が 120 mmHg（診察室），115 mmHg（家庭）未満で，かつ拡張期血圧が 80 mmHg（診察室），75 mmHg（家庭）未満の場合，正常血圧とされる．日本高血圧学会により策定された「高血圧治療ガイドライン 2019」では，診察室と家庭での診断が異なる場合は家庭血圧を優先させることとしている．

成人における血圧値の分類
「高血圧治療ガイドライン 2019」概要について，本ガイドラインの概要，日本高血圧学会 HP より．https://www.jpnsh.jp/guideline.html

（5）食事調査

食事調査は，対象者の日常的な食事内容（摂取食品の種類や量，エネルギーおよび栄養素摂取量）や食習慣などを推定することが目的である．食事調査法として，食事記録法，24 時間思い出し法，陰膳法，食物摂取頻度法，食事歴法などがある．それぞれの調査法には，長所と短所があるため，調査の目的や状況にあわせて適宜選択する必要がある．おもな食事摂取状況に関する調査方法を表 1.6 に示す．

食事調査
2 章を参照．

食事調査の多くは，対象者の自己申告に基づいて情報を収集するため，過小・過大申告などの申告誤差が生じる．また，日間変動や季節変動なども存在するため，これらに留意して調査結果を評価する必要がある．

（6）食知識・食行動・食スキル・食環境

栄養ケアにおいて栄養教育を実施する際に，対象者が「食」に対してどのような知識や価値観，嗜好，健康保持のための行動や態度の傾向，食べ物の調理加工技術，対象者を取り巻く食環境などを十分に把握することが必要である．これらの項目は，臨床診査における問診の 1 つとして実施される．

（7）アセスメント結果に基づく問題点（課題）の抽出

栄養アセスメントの各調査により得られた結果（情報）から，それらを系統的・総合的に評価して，対象者の栄養状態の問題点と関連要因を明らかにする．まず，対象者が低栄養状態なのか過栄養状態なのか，また栄養障害の程度について，身体計測や臨床検査の結果を基に判定する．次に栄養障害の要因について，臨床診査，食事調査，食知識・食行動・食スキル・食環境などから抽出する．

1.4 栄養ケア計画，実施

栄養ケア計画では，栄養アセスメントで明らかにされた対象者の栄養状態の問題点と関連要因を整理・分析し，解決すべき優先順位を決め目標を設定する．目標は，実行可能なもので，具体的な数値や行動で示すと良い．また，最終的に対象者自身が自己管理できるような内容とする．

目標を設定する際は，はじめに総括的目標（長期目標）を立て，それを実現するために現実的な目標（中期目標），さらに直近の具体的な目標（短期目標）をそれぞれ設定する．

栄養ケアの目標を設定したら，目標を達成するためにすべきサービスの内容

表1.6 おもな食事摂取状況に関する調査方法

	概要	長所	短所	習慣的な摂取量の評価	利用にあたる留意点
食事記録法	摂取した食物を調査対象者が自分で調査票に記入する．重量を測定する場合(秤量法)と，目安量を記入する場合がある(目安量法) 食品成分表を用いて栄養素摂取量を計算する	・対象者の記憶に依存しない ・ていねいに実施できれば精度が高い	・対象者の負担が大きい ・対象者のやる気や能力に結果が依存しやすい ・調査期間中の食事が通常と異なる可能性がある ・データ整理に手間がかかり，技術を要する ・食品成分表の精度に依存する	多くの栄養素で長期間の調査を行わないと不可能	・データ整理能力に結果が依存する ・習慣的な摂取量を把握するには適さない ・対象者の負担が大きい
24時間思い出し法	前日の食事，または調査時点から遡って24時間分の食物摂取を，調査員が対象者に問診する フードモデルや写真を使って目安量を尋ねる 食品成分表を用いて，栄養素摂取量を計算する	・対象者の負担は比較的小さい ・比較的高い参加率を得られる	・熟練した調査員が必要 ・対象者の記憶に依存する ・データ整理に時間がかかり，技術を要する ・食品成分表の精度に依存する	多くの栄養素で複数回の調査を行わないと不可能	・聞き取り者に特別の訓練を要する ・データ整理能力に結果が依存する ・習慣的な摂取量を把握するには適さない
陰膳法	摂取した食物の実物と同じものを同量集める．食物試料を化学分析して，栄養素摂取量を計算する	・対象者の記憶に依存しない ・食品成分表の精度に依存しない	・対象者の負担が大きい ・調査期間中の食事が通常と異なる可能性がある ・実際に摂取した食品のサンプルを，全部集められない可能性がある ・試料の分析に，手間と費用がかかる		・習慣的な摂取量を把握する能力は乏しい
食物摂取頻度法	数十～百数十項目の食品の摂取頻度を質問票を用いて尋ねる．その回答を基に，食品成分表を用いて栄養素摂取量を計算する	・対象者1人あたりのコストが安い ・データ処理に要する時間と労力が少ない ・標準化に長けている	・対象者の漠然とした記憶に依存する ・得られる結果は質問項目や選択肢に依存する ・食品成分表の精度に依存する ・質問票の精度を評価するための，妥当性研究を行う必要がある	可能	・妥当性を検証した論文が必須．また，その結果に応じた利用に留めるべき (注)ごく簡易な食物摂取頻度調査票でも妥当性を検証した論文はほぼ必須
食事歴法	上記(食物摂取頻度法)に加え，食行動，調理や調味などに関する質問も行い，栄養素摂取量を計算に用いる				
生体指標	血液，尿，毛髪，皮下脂肪などの生体試料を採取して，化学分析する	・対象者の記憶に依存しない ・食品成分表の精度に依存しない	・試料の分析に，手間と費用がかかる ・試料採取時の条件(空腹か否かなど)の影響をうける場合がある．摂取量以外の要因(代謝・吸収，喫煙・飲酒など)の影響をうける場合がある	栄養素によって異なる	・利用可能な栄養素の種類が限られている

を決定する．その内容は，栄養補給，栄養教育，多(他)領域との連携の3つを柱として計画していく．

栄養ケア計画を立てたら，計画に関わるすべての人が分かるよう，また実施後に定量的な評価ができるように，文章によって記録することが重要である．栄養ケア計画書の様式例を図1.5に示す．

(1) 栄養ケア計画の目標

(a) 長期目標

長期目標は，栄養ケアの総括的な最終目標(到達目標)である．対象者が栄養ケアをうけることで，食行動・食習慣や生活習慣が改善し，健康上の問題点が改善されることを目標としており，最終的にQOLの向上を目指す．期間は6か月から1年を目途とする．

(b) 中期目標

中期目標は，長期目標を達成するための目標である．食行動・食習慣や生活習慣の改善は，短期目標を1つ達成すれば良いというものではなく，1つ1つの短期目標を生活習慣として定着させることでもたらされる．そのため中期目標は，短期目標を5，6か月間継続したときに到達する目標として設定する．そのため，期間は数か月から6か月とする．

(c) 短期目標

短期目標は，対象者が最も達成しやすい(実行可能な)食行動・食習慣や生活習慣の改善を設定する．対象者の現段階での能力にあわせた目標とすることで，対象者に改善意欲や達成感，満足感を与えることができ，栄養ケアプログラムの継続へとつながる．期間は数週間から1か月間，長くても3か月以内には効果が得られるものにする．

(2) 栄養補給

対象者の栄養状態や身体活動量を基に，適正なエネルギーや栄養素の補給量を決定する．また，対象者の摂食機能(咀嚼・嚥下機能や消化・吸収機能)を考慮して，補給方法を選択する．補給方法には，経口栄養法，経管(経腸)栄養法，経静脈栄養法がある．

経口栄養法は，上部消化管に閉塞性病変がなく，摂食機能に障害が見られず，口からの摂取が可能な対象者に用いられる方法である．経口栄養法はもっとも自然で生理的な栄養補給法であるため対象者の心理的負担が少なく，食欲と味覚が満たされることで精神的満足感が得られやすい．

経管(経腸)栄養は，咀嚼・嚥下機能や食道部機能の低下・障害がある対象者に用いられる方法であり，カテーテルを用いて経鼻，胃瘻(いろう)，空腸瘻から経腸栄養食品や経腸栄養剤を投与する．

経静脈栄養は，咀嚼・嚥下機能や消化・吸収機能に障害がある対象者に用いられる方法であり，末梢あるいは中心静脈を経由して直接血液中に栄養素を投与する．末梢静脈栄養法は短期間の栄養補給に適応され，長期間におよぶ場合

氏名：　　　　殿	入所（院）日：　　年　　月　　日
	初回作成日：　　年　　月　　日
作成者：	作成（変更）日：　　年　　月　　日

利用者及び家族の意向		説明と同意日 年　　月　　日
解決すべき課題（ニーズ）	低栄養状態のリスク（　低　・　中　・　高　）	サイン
長期目標と期間		続柄

短期目標と期間		栄養ケアの具体的内容	担当者	頻度	期間
①栄養補給・食事					
②栄養食事相談					
③多職種による課題の解決など					
特記事項					

栄養ケア提供経過記録

月　日	サービス提供項目

図 1.5　栄養ケア計画書（施設）（様式例）

厚生労働省，平成 30 年度介護報酬改定について「栄養マネジメント加算及び経口移行加算等に関する事務処理手順例及び様式例の提示について」，(2018 年) より．

は中心静脈栄養が適応される．経静脈栄養法は，経口栄養法や経管栄養法に比べ，感染症にかかりやすい，腸粘膜が萎縮するなどのデメリットがある．

栄養補給法の第一選択肢は経口栄養法であり，経管栄養法，経静脈栄養法の順に選択される．栄養補給法の選択について図1.6に示す．

（3）栄養教育

栄養教育では，対象者が自身の状態を把握し，自発的に食行動・食習慣や生活習慣を望ましい方向に変容させ，健康自己管理能力を向上させるための支援を行う．支援者は，行動科学理論やカウンセリングを応用して，対象者の行動変容を促すよう教育・啓蒙活動を行う．栄養教育は対象者だけでなく，対象者の家族や介護者に対して行う場合もある．

厚生労働省，平成30年度介護報酬改定について，別紙（栄養マネジメント加算及び経口移行加算等に関する事務処理手順例及び様式例の提示について）https://www.mhlw.go.jp/file/06-Seisakujouhou-12300000-Roukenkyoku/0000199126.pdf

（a）行動科学理論

行動科学とは，社会科学的分野（心理学，社会学など）と自然科学分野（医学，人類学など）の両視点から人間の行動を総合的に解明し，法則性を明らかにすることで，人間の行動にかかわるさまざまな問題の解決を目的とする学問である．行動科学理論とは，どのような条件が揃ったときに人が良い行動をとるのか，あるいは悪い行動をとらないのかを体系的に示した理論である．したがって栄養教育に行動科学理論を採り入れることで，対象者の行動変容が容易となり目標達成に導くことができる．

行動科学理論には，対象者個人に働きかけるもの，他者の助けを必要とするもの，対象者を取り巻く環境や組織に働きかけることで効果が期待できるものなど，さまざまな技法が存在する．対象となる個人や集団の行動変容ステージや環境などを把握したうえで，対象の状態に適した技法を選択することが必要である．表1.7は，行動変容ステージに応じた効果的な支援を示している．

（b）カウンセリング

カウンセリングとは，専門的な観点から対人コミュニケーションを通じて問題解決のための援助を行うプロセスである．対象者の自発的な食行動の変容を促すのにふさわしいことから，カウンセリングが栄養教育の場で用いられる．

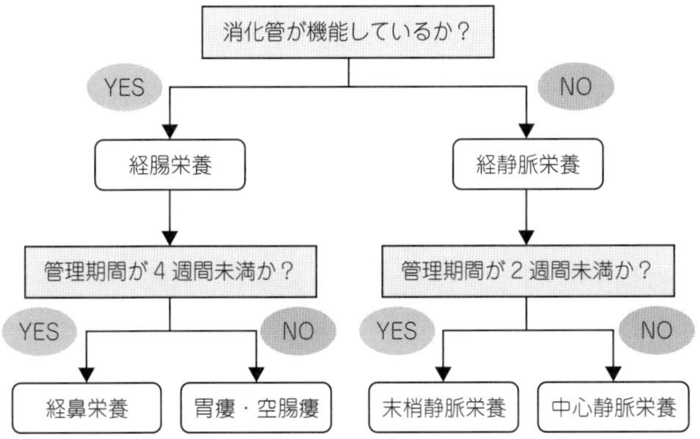

図1.6 栄養補給法の選択

ASPEN Board of Directors. Guidelines for the use of parenteral and enteral nutrition in adult and pediatric patients, *JPEN* 17 (suppl), 1SA-52SA (1993) を改変.

表1.7　行動変容ステージと段階に応じた支援

ステージ	対象者の状態	目標	効果的な支援	
無関心期 （前熟考期）	6か月以内に行動を変える気がない （やる気がない，指導に抵抗する）	自分の問題に気付く 行動変容に関心をもつ	考えや感情を聴く 中立的な情報提供	考え方への働きかけ
関心期 （熟考期）	6か月以内に行動を変える気があるが行動を変えていない （大変そう，効果があるかなどの迷い）	変わることの利点を理解する	行動変化に伴う利益と障害のバランスを考えさせる（変化が自分の利益になることを認識してもらう）	
準備期	1か月以内に行動を変える気がある あるいは少しずつ変え始めている	行動を起こす 決意をする	実行可能な行動目標の提示・設定 セルフモニタリング法の教示	
実行期	行動を変えて6か月以内 （様々な課題が生じやすい，くじけやすい）	行動に取りかかりそれを続ける	良い行動変化を強化・励ます 障害を克服してもらう	
維持期	行動を変えて6か月以上 （自信がついてきている）	効果を確実にする 再発を防止する	再発の防止訓練 ストレス対策 QOLの配慮	行動への働きかけ

カウンセリングは，対象者と支援者の共同作業であり，コミュニケーションを通じて成立することから，両者の間に良好な**信頼関係（ラポール）**を築くことが重要である．そのための心構えとして，① 相手を「固有の人格」として認め尊重すること，② 価値観を交えず相手のありのままの気持ちや考えを受け入れること（**受容**），③ 共感しつつ問題解決を目指して役立とうとすること，④ 温かく落ち着いて誠実に対応することなどがあげられる．

（4）多（他）領域との連携

対象者の栄養状態には，身体状況，摂食機能，食環境に加え，医療状況（疾患，通院，服薬など），精神・心理状況，家庭環境，経済状況，社会的環境など，さまざまな要因が関連している．したがって栄養ケア計画を実施し目標を達成するためには，おもに栄養管理を担当する管理栄養士・栄養士のほかに，医療分野の専門職（医師，歯科医師，薬剤師，看護師，保健師，健康運動指導士，理学療法士，作業療法士，言語聴覚士，臨床心理士など）や福祉分野の専門職（介護福祉士，ケアマネジャーなど）など，多（他）職種の連携が必要である．対象者の栄養状態を包括的に改善するためには，多（他）職種による多方面からのケアと情報交換が求められる．

（5）栄養ケアの実施

栄養ケアを実施する際，管理栄養士・栄養士は，多（他）職種からなる支援者全体をまとめる調整役を担う必要がある．対象者の最終目標であるQOLの向上に向けて，栄養管理チーム内で情報を共有し，提案・協力がうけられる環境を整える．

1.5 モニタリング

モニタリングは，栄養ケアを実施していくなかで，計画に基づき実施されているかを定期的に評価し，改善目標に対する効果や達成状況を評価する過程である．栄養アセスメントの指標を用いて栄養状態の改善状況を評価するほか，対象者の協力を得られているか，予期せぬ合併症の出現や栄養補給法の不適応はないかなど，問題の有無を確認する．現状の実施状況では望ましい効果が得られないと判断された場合，計画の目標や内容を検討し，実行可能な計画に変更する(フィードバック)．

1.6 評価

栄養ケア・マネジメントにおける評価は，栄養ケアプログラムの実施後，実施上の問題点はなかったか，対象者の栄養状態は改善したかなどについて判定し，業務の標準化や理論化を図る目的で行われる．問題ありと判定された場合には，栄養ケア計画を修正・変更することで，継続的に質を高めていく．

(1) 評価の種類

評価の種類には，構造評価(ストラクチャー)，過程(経過)評価(プロセス)，影響評価，結果評価(アウトカム)，総合評価，経済的評価などがある．それぞれの評価を行うためには，評価指標，評価手順，評価期間，評価基準について明確にしておく必要がある．

(a) 構造評価

構造評価では，栄養関連部門の施設構造や設備，人材や人員配置，勤務体制，多(他)職種との連携体制などを評価する．栄養ケアがスムーズに行われない場合の多くは，構造上の問題である場合が多い．問題があれば，業務の流れやその内容，業務の優先性について検討する．

(b) 過程(経過)評価

過程(経過)評価では，栄養ケア計画の手順や実施上の問題を検討する．栄養ケアの手順(流れ)や内容は適切であるか，計画通りに進行しているかなどその過程を評価する．問題があれば，実施途中であっても手順や内容を再検討する．

(c) 影響評価(短期目標)

影響評価では，短期目標として設定された内容(健康状態や栄養状態に影響をおよぼすような活動や行動の変容，環境の変化)がどの程度実施されたかを評価する．目標の達成度によっては，計画の変更を検討する．具体的には，対象者の意識・知識・技術・態度・価値観・行動など，対象者の周囲の反応・支援・理解度，社会資源の利用頻度，環境要因の変化などがあげられる．実施状況について対象者から確認するとともに，体重や臨床検査値などを指標として評価する．

(d) 結果評価(中期・長期目標)

結果評価は，栄養ケアプログラムの進行に伴い，活動や行動などを継続して実施したことで，健康状態や栄養状態がどの程度改善されたか，中期・長期目標に対する達成度を評価する．具体的には，栄養状態，要介護状態区分，合併症数，在院日数，ADL，QOL，患者満足度などがあげられる．

(e) 経済的評価

経済的評価は，栄養ケアプログラムの結果を経済的側面から評価し，財源が効率的に活用されるようプログラムの改善を図るために実施される．投資した保健資材(在院日数，再入院，医薬品利用回数など)に対して，どの程度の効果が認められたか，費用に対する効果や便益を評価する．

費用効果とは，栄養ケアプログラムによって得られた効果に対し，費用がいくらかかったかを示すものである．一定の効果を得るために必要な費用を算出することで，複数の栄養ケアプログラムを比較することができる．

費用便益とは，栄養ケアプログラムによって一定の便益を得るために，費用がいくら必要かを示すものである．便益とは，栄養プログラムの成果を金銭に換算して示したものである．たとえば，栄養プログラムによってどれだけ医療費が削減できたか，どれだけ労働生産性が高まったかなどがあげられる．

(f) 総合評価

栄養ケアプログラムの実施により，目標がどの程度達成されたかを総合的に判断し，計画が適当であったかについて，最終的な成果の評価を行う．具体的には，上述の(a)～(e)の評価を総合して評価する．

(2) 評価のデザイン

栄養ケアプログラムの実施による最終的な結果を客観的に評価するためには，実施前からどのようなデザインで評価するか決めておくことが必要である．評価のデザインには，疫学的手法を用いたさまざまな方法があり，大きく介入研究と観察研究の2つに区分される(**表1.8**)．実施したプログラムが栄養改善にどの程度寄与したか，ほかのプログラムと比較してどうだったかなどを科学的に正しく評価するためには，それぞれの手法の長所と短所を把握して，信頼性の高いデザインを選択することが必要である．また，実践活動で得られた成果を論文としてまとめ，公表することも重要である．

RCT
randomized controlled trial，無作為化比較試験．

(a) 無作為化比較試験(RCT)

無作為化比較試験は，代表的な介入研究であり，対象者を介入群(治療や教育を受ける群)と比較するための対照群(治療や教育を受けない群)に無作為に割り付けて，積極的に介入(食事指導や栄養素の投与など)を行い，結果(治療効果)の有無を比較する研究方法である．

バイアス
偏り，偏見．ここでは別の要因の影響を示す．

この方法は現在，プログラムの評価方法として科学的にもっとも信頼できる方法とされている．介入群と対照群の間で，目的とする要因以外の差をつくらないため，バイアスに左右されにくく，プログラム終了後に評価指標に差が見

表1.8　疫学研究デザインの種類

<table>
<tr><th colspan="3">研究方法</th><th>研究対象</th><th>時間的な視点</th><th>人為的な介入の有無</th></tr>
<tr><td colspan="6">介入研究：人為的に要因を加えたり，除いたりすることにより，その前後の疾病の発症や予後の変化を実験的に確かめる方法</td></tr>
<tr><td rowspan="2"></td><td colspan="2">比無作為化比較試験(非ランダム化比較試験)</td><td rowspan="2"></td><td rowspan="2">前向き</td><td rowspan="2">有</td></tr>
<tr><td colspan="2">無作為化比較試験(ランダム化比較試験)</td></tr>
<tr><td colspan="6">観察研究：曝露要因と疾病との関連を人為的な操作を加えることなく，観察のみによって頻度・分布・関連を明らかにする方法</td></tr>
<tr><td rowspan="5"></td><td colspan="2">記述疫学</td><td>集団</td><td>横断的・後ろ向き</td><td rowspan="5">無</td></tr>
<tr><td rowspan="4">分析疫学</td><td>生態学的研究</td><td>集団</td><td>横断的</td></tr>
<tr><td>横断研究</td><td rowspan="3">個人</td><td>横断的(現在)</td></tr>
<tr><td>症例対象研究
(ケース・コントロール研究)</td><td>後ろ向き(過去)</td></tr>
<tr><td>コホート研究</td><td>前向き(将来)，後ろ向き(過去)</td></tr>
</table>

佐々木　敏，『わかりやすいEBNと栄養疫学』，同文書院(2014)より改変．

られた場合には，プログラムの実施による効果であったと結論付けられる．

(b) コホート研究

コホート研究は，特定の要因に曝露された群とされていない群に分け，両群を一定期間にわたって追跡し，疾患の発生や健康状態への影響を調査する方法である．コホート研究には，研究開始時点から未来に向かって追跡する前向き研究と，研究開始時点から過去に遡って調査する後ろ向き研究がある．

(c) 症例対象研究

症例対象研究とは，疾患の原因を過去に遡って探索する方法である．ある疾患に罹患した患者群(症例群)と，その患者群と性・年齢・社会生活環境などが類似している対照群を設定し，症例群が疾患を罹患する前の時点での事象について両群を比較・検討する．

(d) 事例評価(個別評価)

栄養ケア計画を実施した結果について，個人を対象として個別に評価する方法である．対象者の満足度などの質的な評価には有用であるが，栄養指標の改善など量的指標の評価には向いていない．

(3) 評価結果のフィードバック

評価結果のフィードバックとは評価した結果を，栄養ケア・マネジメントの各過程，さらには全体に対して活用し，必要に応じて修正していくことで，次の栄養ケアプログラムに役立てていく過程を指す．

(a) 栄養ケアプログラムの見直し

栄養ケアプログラムの評価によって，目標に対する達成度や実施過程に問題が生じていることが明らかになった場合には，最終目標を達成できるように，

PDCA サイクルを繰り返しながら，栄養アセスメント，計画，実施を修正し，対象者の健康状態や栄養状態を改善に導く．

（b）栄養ケアプログラムの標準化

系統的な評価によって，栄養ケアプログラムが適切なものであると判断された場合には，1つの標準化モデル（マニュアル）として記録する．このようにデータを蓄積することで，科学的根拠に基づいた栄養管理の提供が可能となる．

（c）栄養ケア・マネジメントの記録

適切な栄養ケア・マネジメントを行うには，実施した実践活動の情報について，多（他）職種も含む栄養管理チームで共有することが重要である．そのためには栄養ケア・マネジメントの記録（報告書）として残し，文書化することが必要である．報告書には，栄養アセスメントの評価（栄養状態や問題点），短期・中期・長期目標と具体的な実施内容，それぞれの評価などを，できるだけ時系列に整理して記録する．また，誰でも理解できるように共通の用語を用い統一された記録方式で作成する．

■出題傾向と対策■

栄養ケア・マネジメントの過程（順序）と，それぞれの内容を理解しよう．また，静的栄養セスメントと動的栄養アセスメントに用いられる指標を整理しておこう．

練 習 問 題

次の文を読み，正しいものには○，誤っているものには×をつけなさい．

重要☞ （1）栄養スクリーニングは，栄養リスクのある対象者を抽出する過程である．

（2）栄養スクリーニングは，簡便で侵襲性のない項目が用いられる．

（3）栄養アセスメントは，従業員や地域住民など健診対象者全員に対して行われる．

重要☞ （4）静的栄養アセスメントは，経時的な栄養状態の変化について判定する．

重要☞ （5）動的栄養アセスメントには，代謝回転の早い指標を用いる．

（6）臨床診査は，対象者の栄養状態を評価するために行う視診，問診である．

（7）上腕周囲の測定により，身長を推定することができる．

（8）血清アルブミンの半減期は，約 10 日である．

（9）秤量法を用いた食事記録法は，申告誤差を生じない．

重要☞ （10）栄養ケア・マネジメントの長期目標は，対象者の QOL 向上である．

（11）栄養教育は，対象者本人だけに行う．

（12）無関心期の支援では，実行可能な行動目標を提示する．

（13）結果評価では，中期・長期目標に対する達成度を評価する．

重要☞ （14）介入研究は，積極的に食事指導や栄養素の投与などを行い，結果の起こり方を比較する研究方法である．

（15）コホート研究は，プログラムの評価方法として科学的にもっとも信頼できる方法である．

2

食事摂取基準の基礎的理解

2章を理解するためのポイント

Point 1

「日本人の食事摂取基準(2020年版)」に示された数値のもつ意味を正しく理解しよう.

Point 2

「日本人の食事摂取基準(2020年版)」で用いられる指標の特徴を理解しよう.

Point 3

個人や集団の食事改善のために「日本人の食事摂取基準(2020年版)」を活用する際の留意点を理解しよう.

食事摂取基準とは，日本人が健康な生活を送れるよう，栄養素の過不足による過剰症・欠乏症や生活習慣病を予防するために「何をどれだけ食べればよいか」を示した食事摂取量のガイドラインである．エネルギー，エネルギー産生栄養素バランスと34種*の栄養素について，基準値と策定理由が記載されている．食事摂取基準は，食事改善や給食管理をはじめとする栄養士・管理栄養士の業務で使用される基準となる．また，食事バランスガイド，学校給食摂取基準，栄養素等表示基準値などは食事摂取基準に基づいて策定されており，食事摂取基準はあらゆる栄養管理の基礎である．食事摂取基準は厚生労働省によって5年おきに改定され，改定作業には多くの研究者から構成される「日本人の食事摂取基準」策定検討会とワーキンググループが携わっている．

今回の改定のポイントは，さらなる高齢化の進展を踏まえ高齢者の低栄養およびフレイル予防を視野に入れて策定したこと，高齢者についてより細かな年齢区分を設定したこと，目標量についてエビデンスレベルを記載したことや若いうちからの生活習慣病予防を目的に目標量の数値を見直したことなどがあげられる．

＊栄養素34種の内訳

- たんぱく質
- n-6系脂肪酸，n-3系脂肪酸
- 炭水化物，食物繊維
- ビタミンA，ビタミンD，ビタミンE，ビタミンK，ビタミンB_1，ビタミンB_2，ナイアシン，ビタミンB_6，ビタミンB_{12}，葉酸，パントテン酸，ビオチン，ビタミンC
- カリウム，カルシウム，マグネシウム，リン，鉄，亜鉛，銅，マンガン，ヨウ素，セレン，クロム，モリブデン
- 脂質，飽和脂肪酸，コレステロール
- ナトリウム

フレイル(frailty)

世界的に統一された概念はないが，食事摂取基準ではフレイルを健常状態と要介護状態の中間的な段階に位置づけている．8章を参照．

食事摂取基準は科学的根拠によって策定されている．科学的根拠に基づいて論理的に考えることで，弾力的な活用が可能となっている．数値を暗記するだけではその数値のもつ意味を正しく理解し，使うことはできない．

食事摂取基準を正しく理解し，活用するためには，「日本人の食事摂取基準(2020年版)」の「総論」を繰り返し丁寧に読み，そこに書かれていることを十分に理解することが求められる．

Plus One Point

表の脚注

「日本人の食事摂取基準(2020年版)」では，抜本的な改定はないが表の脚注(表の下の説明)が増えた．脚注を読むことは，表中の数値の示す意味を理解することに役立つ．脚注をしっかり読んでほしい．

2.1　食事摂取基準の意義

「日本人の食事摂取基準(2020年版)」の基本構造は，総論と各論に分けられる(図2.1)．

総論はさらに「策定方針」，「策定の基本的事項」，「策定の留意事項」，「活用に関する基本的事項」，「今後の課題」に分けられていて，総論を読むことで食事摂取基準の基礎的理解を得ることができる．「策定方針」はわずか3ページほどしかないが，食事摂取基準の目的，内容，対象者，方向性(図2.2)などが記された重要なページである．ここでは各項目を整理して記すので，それを踏まえたうえで「策定方針」を繰り返し読んでほしい．

(1) 目的

国民の健康の保持・増進，生活習慣病の発症予防が目的である．具体的には次の3つである

・摂取不足の回避

・過剰摂取による健康障害の回避

・生活習慣病の発症予防

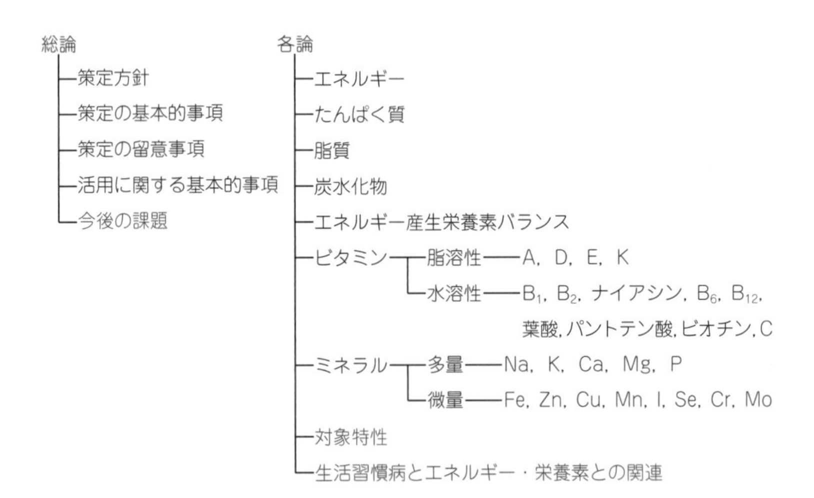

図2.1　日本人の食事摂取基準(2020年版)の基本構造

※赤字は新しく追加された項目．2015年版では参考資料としていたが，2020年版では各論の一部として構成された．

「日本人の食事摂取基準」策定検討会，「日本人の食事摂取基準(2020年版)」，厚生労働省(2019)より作成．

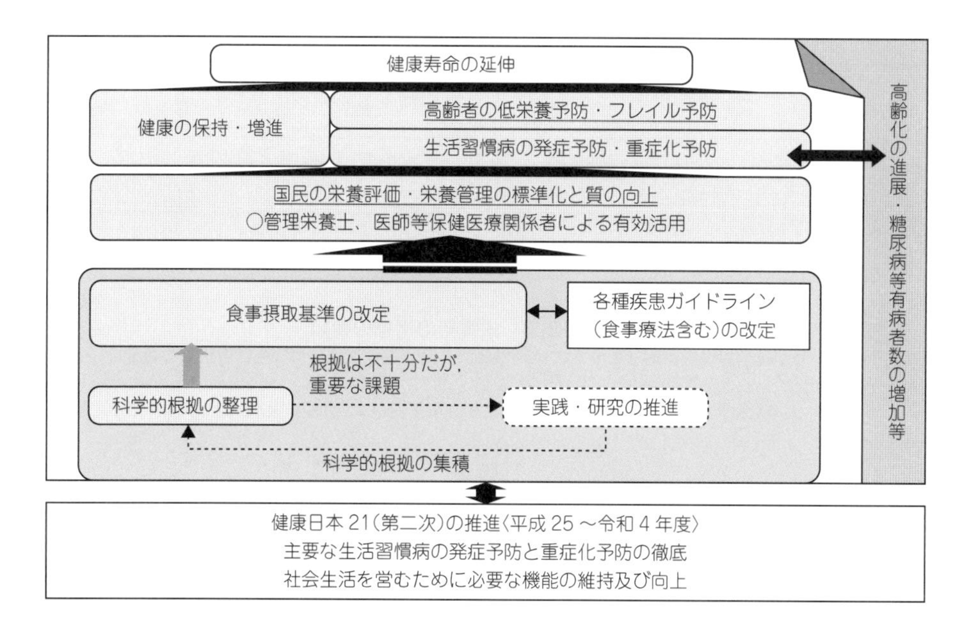

図2.2　日本人の食事摂取基準（2020年版）の方向性
「日本人の食事摂取基準」策定検討会，「日本人の食事摂取基準（2020年版）」，厚生労働省（2019）より．

（2）内容

上記の目的のために参照するエネルギーおよび栄養素の摂取量の基準を示したものが，食事摂取基準の内容である．

（3）対象者

健康な個人ならびに，健康な人びとを中心として構成されている集団を対象とする．加えて生活習慣病等に関するリスクを有している，また，高齢者ではフレイルに関する危険因子を有していても，自立した日常生活を営んでいる者が含まれる．

（4）策定の対象とするエネルギーおよび栄養素

健康増進法に基づいて定められた，熱量および栄養素を策定の対象とする．

（5）指標の目的と種類

指標は，エネルギーの指標と栄養素の指標に大別される．エネルギーの指標は，エネルギー摂取の過不足の回避を目的とした指標である．栄養素の指標は，3つの目的からなる5つの指標で構成される（図2.3）．摂取不足の回避を目的とした推定平均必要量，推奨量，目安量，過剰摂取による健康障害の回避を目的とした耐容上限量，生活習慣病の発症予防を目的とした目標量である．

2.2　食事摂取基準策定の基本的事項

この節では，「総論」の「策定の基本的事項」について解説する．食事摂取基準を策定するにあたり，指標の概要，レビューの方法，年齢区分，参照体位，ライフステージ別の留意点などが記されている．

Plus One Point

科学的根拠に基づいた策定

「日本人の食事摂取基準（2020年版）」では，可能な限り科学的根拠に基づいた策定を行っている．科学的根拠に基づいた策定とは，食事・栄養と健康に関する，さまざまな研究結果が記述された学術論文を世界中から集め，それらを専門家が丁寧に読み，その利用可能性を検討し，有効であると判断したものを用いて行ったことを指す．なお，「日本人の食事摂取基準（2015年版）」の策定には1,816以上もの参考文献が用いられている．

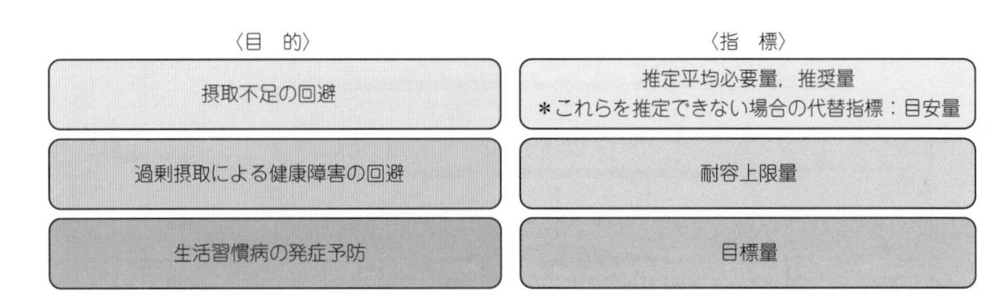

図2.3　栄養素の指標の種類

※十分な科学的根拠がある栄養素については，上記の指標とは別に，生活習慣病の重症化予防およびフレイル予防を目的とした量を設定.
「日本人の食事摂取基準」策定検討会,「日本人の食事摂取基準(2020年版)」, 厚生労働省(2019)より.

疫学研究
実際の人間集団を対象として，健康に関する事象の頻度と分布を調べ，その事象に影響を与える要因を明らかにしようとする研究．たとえば，細胞や動物を用いた実験で，ある栄養素の効果が示された場合は，疫学研究を行うことにより，それは実際に人でも効果を期待できるのか，人にとって現実的に意味があるのか，という疑問に答えることができる.

(1) 指標の概要

「日本人の食事摂取基準(2020年版)」では，エネルギーに関する1つの指標，栄養素に関する5つの指標が設定されている．各指標は，食事摂取基準の目的に対応して設定されている．食事摂取基準を正しく使うためには，各指標の目的，特徴，策定方法を正しく理解することが求められる．食事摂取基準の各指標を理解するための概念図を図2.4に示した．また，栄養素の指標の概念と特徴を表2.1にまとめ，食事摂取基準において策定した栄養素と設定した指標を表2.2に示した．この図表を見ながら，以下に記した各指標の説明を読んでほしい.

(a) エネルギーの指標

エネルギー収支バランスの維持を示す指標として，BMIが採用された．成人における疫学研究から報告された総死亡率がもっとも低かったBMIの範囲と，日本人のBMIの実態などから総合的に検証し，目標とするBMIの範囲を提示するものである．ただし，健康の維持・増進，生活習慣病の発症予防，高

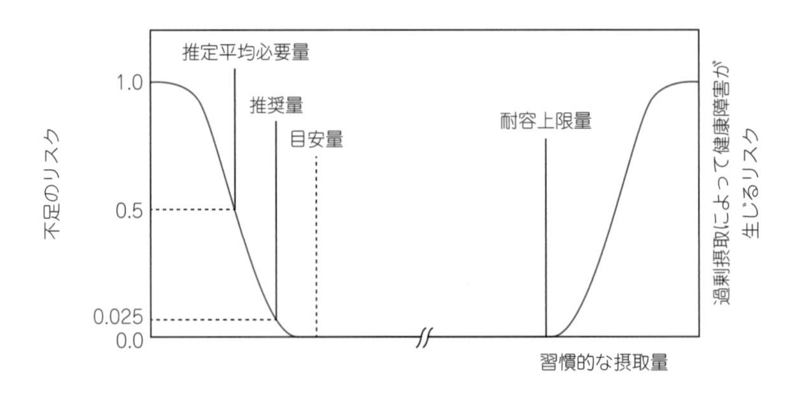

図2.4　食事摂取基準の各指標(推定平均必要量，推奨量，目安量，耐容上限量)を理解するための概念図

「日本人の食事摂取基準」策定検討会，「日本人の食事摂取基準(2020年版)」，厚生労働省(2019)より.

Plus One Point

エネルギー必要量

具体的なエネルギー量を考える際，参考資料として記載された「日本人の食事摂取基準(2015年版)」のエネルギー必要量を参考にする．体重の変化のない状態がもっとも望ましいエネルギー摂取状態と考えると，エネルギー必要量は総エネルギー消費量に等しい．推定エネルギー必要量は次のように算定される.

推定エネルギー必要量(kcal/日) = 基礎代謝量(kcal/日) × 身体活動レベル

また，基礎代謝量は，次のように算定される.

基礎代謝量 = 基礎代謝基準値(kcal/kg体重/日) × 基礎体重(kg) + エネルギー蓄積量 + 負荷量

ただし，エネルギー蓄積量は成長期の小児・乳児に限られ，付加量は妊婦あるいは授乳婦に限られる．ここで用いた基礎代謝基準値と身体活動レベルは実測値に基づいて決定されたものである.

表2.1 栄養素の指標の概念と特徴のまとめ

栄養素の指標の概念と特徴 —値の算定根拠となる研究の特徴—

	推定平均必要量(EAR) 推奨量(RDA) 〔目安量(AI)〕	耐容上限量(UL)	目標量(DG)
値の算定根拠となるおもな研究方法	実験研究，疫学研究(介入研究を含む)	症例報告	疫学研究(介入研究を含む)
対象とする健康障害に関する今までの報告数	極めて少ない～多い	極めて少ない～少ない	多い

栄養素の指標の概念と特徴 —値を考慮するポイント—

	推定平均必要量(EAR) 推奨量(RDA) 〔目安量(AI)〕	耐容上限量(UL)	目標量(DG)
算定された値を考慮する必要性	可能な限り考慮する(回避したい程度によって異なる)	必ず考慮する	関連する様々な要因を検討して考慮する
対象とする健康障害における特定の栄養素の重要度	重要	重要	他に関連する環境要因が多数あるため一定ではない
健康障害が生じるまでの典型的な摂取期間	数か月間	数か月間	数年～数十年間
算定された値を考慮した場合に対象とする健康障害が生じる可能性	推奨量付近，目安量付近であれば，可能性は低い	耐容上限量未満であれば，可能性はほとんどないが，完全には否定できない	ある(ほかの関連要因によっても生じるため)

「日本人の食事摂取基準」策定検討会,「日本人の食事摂取基準(2020年版)」, 厚生労働省(2019)より.

齢におけるフレイルを回避するための要素の1つとしてBMIを扱うことに留め，エネルギー収支バランスは，ほかの要因も含め総合的に判断する．

活用するうえでエネルギー必要量の概数が必要となる．このため，身体活動レベル・性・年齢階級別の推定エネルギー必要量が参考資料として示されている．

（b）推定平均必要量

必要量とは，ある栄養素の栄養状態を判定できる生体指標があるとき，その生体指標の基準値をちょうど満たす摂取量である．

推定平均必要量とは，50％の人が必要量を満たすと推定される摂取量である．

集団の平均必要量は，対象集団における必要量の分布を求めることで算出できる．

ただし，平均必要量を算出した対象集団は，必ずしもほかの集団と特性や分布が一致するわけではなく，この値は推定値となる．推定平均必要量という名称はこの理由による．

生体指標

尿，血液，唾液などの生体試料に含まれる物質の量を，疾病や栄養状態などの生体情報として利用できる指標．食事摂取基準の策定においては，尿，血液中の栄養素，栄養素代謝産物，栄養素が関与する反応生成物などが生体指標として利用される．栄養素摂取量の過不足は摂取量では判定できないので，生体指標を用いる．

Plus One Point

確率論で考える

「真の」望ましい摂取量は，不明である．そのため，食事摂取基準を活用する際には，確率論で考える．「真の」望ましい摂取量は個人によって異なり，同一個人であっても変動する．そのため，「真の」望ましい摂取量は測定することも算定することもできないという基盤に立ち，策定するうえでも活用するうえでも確率論の考え方に基づいている．

推定平均必要量

estimated average requirement，EAR

表2.2 基準を策定した栄養素と指標(1歳以上)[1]

栄養素			推定平均必要量(EAR)	推奨量(RDA)	目安量(AI)	耐容上限量(UL)	目標量(DG)
たんぱく質[2]			○$_{b}$	○$_{b}$	—	—	○[3]
脂質		脂質	—	—	—	—	○[3]
		飽和脂肪酸[4]	—	—	—	—	○[3]
		n-6系脂肪酸	—	—	○	—	—
		n-3系脂肪酸	—	—	○	—	—
		コレステロール[5]	—	—	—	—	—
炭水化物		炭水化物	—	—	—	—	○[3]
		食物繊維	—	—	—	—	○
		糖類	—	—	—	—	—
エネルギー産生栄養素バランス[2]			—	—	—	—	○[3]
ビタミン	脂溶性	ビタミンA	○$_{a}$	○$_{a}$	—	○	—
		ビタミンD[2]	—	—	○	○	—
		ビタミンE	—	—	○	○	—
		ビタミンK	—	—	○	—	—
	水溶性	ビタミンB_1	○$_{c}$	○$_{c}$	—	—	—
		ビタミンB_2	○$_{c}$	○$_{c}$	—	—	—
		ナイアシン	○$_{a}$	○$_{a}$	—	○	—
		ビタミンB_6	○$_{b}$	○$_{b}$	—	○	—
		ビタミンB_{12}	○$_{a}$	○$_{a}$	—	—	—
		葉酸	○$_{a}$	○$_{a}$	—	○[7]	—
		パントテン酸	—	—	○	—	—
		ビオチン	—	—	○	—	—
		ビタミンC	○$_{x}$	○$_{x}$	—	—	—
ミネラル	多量	ナトリウム[6]	○$_{a}$	—	—	—	○
		カリウム	—	—	○	—	○
		カルシウム	○$_{b}$	○$_{b}$	—	○	—
		マグネシウム	○$_{b}$	○$_{b}$	—	○[7]	—
		リン	—	—	○	○	—
	微量	鉄	○$_{x}$	○$_{x}$	—	○	—
		亜鉛	○$_{b}$	○$_{b}$	—	○	—
		銅	○$_{b}$	○$_{b}$	—	○	—
		マンガン	—	—	○	○	—
		ヨウ素	○$_{a}$	○$_{a}$	—	○	—
		セレン	○$_{a}$	○$_{a}$	—	○	—
		クロム	—	—	○	○	—
		モリブデン	○$_{b}$	○$_{b}$	—	○	—

1 一部の年齢区分についてだけ設定した場合も含む.
2 フレイル予防を図るうえでの留意事項を表の脚注として記載.
3 総エネルギー摂取量に占めるべき割合(%エネルギー).
4 脂質異常症の重症化予防を目的としたコレステロールの量と，トランス脂肪酸の摂取に関する参考情報を表の脚注として記載.
5 脂質異常症の重症化予防を目的とした量を飽和脂肪酸の表の脚注に記載.
6 高血圧および慢性腎臓病(CKD)の重症化予防を目的とした量を表の脚注として記載.
7 通常の食品以外の食品からの摂取について定めた.
a 集団内の半数の者に不足または欠乏の症状が現れ得る摂取量をもって推定平均必要量とした栄養素.
b 集団内の半数の者で体内量が維持される摂取量をもって推定平均必要量とした栄養素.
c 集団内の半数の者で体内量が飽和している摂取量をもって推定平均必要量とした栄養素.
x 上記以外の方法で推定平均必要量が定められた栄養素.
「日本人の食事摂取基準」策定検討会,「日本人の食事摂取基準(2020年版)」, 厚生労働省(2019)より.

必要量を満たす確率は，個人の場合，習慣的な摂取量が推定平均必要量付近であれば50％である．

個人において摂取量が推定平均必要量より多くなるほど必要量を満たす確率は高くなり，少なくなるほどその確率は低くなる．

集団の場合，当該集団の平均摂取量が推定平均必要量付近であれば，その集団の50％の人が必要量を満たしている可能性が高い．

集団において摂取量が推定平均必要量より多くなるほど必要量を満たす人の割合が増え，少なくなるほど割合は減る．

ⅰ）推定平均必要量を決める「不足」の定義

このように推定平均必要量とは，栄養素の摂取不足を回避するための指標であるが，この摂取不足とは，必ずしも欠乏症を指すとは限らず，**表2.3**に示すように栄養素によって，それぞれ不足の定義が異なっている．

例として，たんぱく質とビタミンCをあげる．推定平均必要量が「集団内の半数の者で体内量が維持される摂取量」によって決められているたんぱく質は，**表2.4**に示すように出納試験によって集団における窒素平衡維持量がちょうど0になる点を推定平均必要量としている．つまり，体内量が維持される習慣的なたんぱく質摂取量が，推定平均必要量よりも少なければ窒素出納が負になる確率が高くなる．

ビタミンCの推定平均必要量は**表2.3**に示すように「上記以外の方法」で決められており，具体的には，心臓血管系の疾病予防効果と抗酸化作用が期待できる血漿ビタミンC濃度の維持量で決められている．つまり，ビタミンCの推定平均必要量は，欠乏症である壊血病を発症する摂取量ではなく，ビタミンCによる予防効果と抗酸化作用を期待できる摂取量を対象として策定された*．この確率は，習慣的なビタミンC摂取量が推定平均必要量よりも少なければ低くなる．これらから，ビタミンCの推定平均必要量は欠乏症が観察された量や飽和量が維持される量ではない．そのため,考え方としては目標量に近い．

このように，リスクが生じる確率が摂取量の低下によってどの程度高くなるかについては，栄養素によって異なる．

出納試験
栄養素の含有量が異なる試験食を対象者に食べてもらい，摂取量と排泄量(尿，糞便など)の両方を同時に測定し，その差を明らかにする試験．たんぱく質など食事摂取基準で出納実験によって必要量を算定している栄養素は，摂取量と排泄量のバランスがとれるときの摂取量(ちょうど0となる)を必要量としている．

＊ビタミンCに関しては，壊血病を予防するためには6～12 mg/日の摂取で十分であるが，生活習慣病の発症予防の観点から，抗酸化能を十分に発揮できると考えられる血漿中ビタミンC濃度を維持する摂取量を推定平均必要量とした．

表2.3　推定平均必要量を策定するための不足の定義

不足の定義	栄養素
集団内の半数の者に不足または欠乏の症状が現れ得る摂取量をもって推定平均必要量とした栄養素	ビタミンA，ナイアシン，ビタミンB_{12}，葉酸，ナトリウム，ヨウ素，セレン
集団内の半数の者で体内量が維持される摂取量をもって推定平均必要量とした栄養素	たんぱく質，ビタミンB_6，カルシウム，マグネシウム，亜鉛，銅，モリブデン
集団内の半数の者で体内量が飽和している摂取量をもって推定平均必要量とした栄養素	ビタミンB_1，ビタミンB_2
上記以外の方法で推定平均必要量が定められた栄養素	ビタミンC，鉄

表2.4　推定平均必要量を決めるために用いた研究方法と推定平均必要量の定義

栄養素名			研究方法			推定平均必要量の定義
			出納試験	要因加算法	その他	
たんぱく質			○			窒素の出納バランスがとれる摂取量
ビタミン	脂溶性	ビタミンA		○		欠乏症を発症しない肝臓ビタミンA貯蔵量を維持できる摂取量
	水溶性	ビタミンB_1			○	尿中排泄量が急激に増加する変曲点(飽和量)を示す摂取量
		ビタミンB_2			○	尿中排泄量が急激に増加する変曲点(飽和量)を示す摂取量
		ナイアシン			○	ペラグラ発症の指標となる尿中MNA排泄量を与える摂取量
		ビタミンB_6			○	欠乏症を発症しない血漿PLP濃度を維持できる摂取量
		ビタミンB_{12}		○		悪性貧血患者の血液学的性状および血清ビタミンB_{12}濃度を適正に維持できる摂取量
		葉酸			○	赤血球中葉酸濃度を維持できる摂取量
		ビタミンC			○	心臓血管系の疾病予防効果ならびに有効な抗酸化作用を期待できる血漿ビタミンC濃度を与える摂取量
ミネラル	多量	ナトリウム		○		便，尿，皮膚からのナトリウム不可避損失量を補う摂取量
		カルシウム		○		体内蓄積量，尿中排泄量，経皮的損失量の合計を見かけの吸収率で割った値
		マグネシウム	○			出納が0になる摂取量
	微量	鉄		○		基本的損失量を吸収率で割った値
		亜鉛		○		関係式から導いた排泄と吸収のバランスが取れる点
		銅			○	銅の栄養状態を示す指標に変化が認められないと考えられる最低の摂取量
		ヨウ素			○	甲状腺へのヨウ素蓄積量
		セレン			○	関係式から導いた血漿グルタチオンペルオキシダーゼ活性値が飽和の2/3となる摂取量
		モリブデン	○			出納の平衡が維持される摂取量に，汗，皮膚などからの損失量を加えた値

ii）推定平均必要量の科学的根拠

不足の定義が異なることで，推定平均必要量の科学的根拠も栄養素によって異なる．

推定平均必要量の科学的根拠となる研究方法は，① 出納試験，② 要因加算法，③ その他(血液，尿，臓器，酵素活性など)の3つに分けられる(**表2.4**)．

表2.4を見ると，出納試験(たんぱく質，マグネシウム，モリブデン)と要因加算法(ナトリウム，カルシウム，鉄)を根拠に決めている栄養素は少ないことがわかる．

出納試験とは，ヒトを対象に摂取量と排泄量の差の過不足を調べる方法である．ヒトを対象とした実験結果を利用できなくても，摂取した栄養素が体内でどのように使われるかわかっていれば，その要因ごとに足すことで推定平均必要量を決めることができる．この方法を要因加算法という．

たとえば，要因加算法を用いて算出された栄養素にカルシウムがある．カルシウムの推定平均必要量は，体内カルシウム蓄積量，尿中排泄量，経皮的損失量，見かけのカルシウム吸収率を用いて算出された．

要因加算法で用いる各要因の値は代表値であり，その値が少し異なると計算結果が大きく変わることがある．

出納試験などヒトを対象とした実験では，摂取量と生体指標との関係を実測しているため，この方法で算出した推定平均必要量の信頼度は高く，要因加算法によって求めた推定平均必要量の信頼度は低くなる．

（c）推奨量

ある対象集団の必要量の分布に基づき，母集団に属するほとんどの人(97～98%)が充足している量を推奨量という．

推定平均必要量は，実験などによる測定値の分布に基づいており，個人の必要量と人数の関係が正規分布であると仮定すれば，「推定必要量の平均値＋2×推定必要量の標準偏差」の範囲に97～98%が含まれることになる．

実際には推定必要量の標準偏差を実験から正確に求めることは稀であるため，表2.5に示した推定値を用いざるを得ない．したがって，推奨量は次式として求められる．

推奨量 ＝ 推定平均必要量 × (1 ＋ 2 × 変動係数)
　　　 ＝ 推定平均必要量 × 推奨量算定係数

（d）目安量

栄養素によっては，不足状態を観察することができない，または科学的根拠が不足しているなどの理由によって，推定平均必要量および推奨量を算定できないことがある．この場合に限り，ある一定の栄養状態を維持するのに十分な量として目安量を算定する．目安量は，不足が観察されない集団を対象とした

推奨量
recommended dietary allowance, RDA

標準偏差
当該集団の測定値のばらつき具合を表す指標である．標準偏差が小さいほどばらつきが小さく，大きいほどばらつきは大きくなる．正規分布では，平均±標準偏差の範囲に約68%，平均±2×標準偏差の範囲に約95%が含まれる．標準偏差を平均値で割った値を変動係数という．

変動係数
分布の散らばり具合を平均値により標準化した値である．平均値の異なる値のバラつきの程度を比較する場合に用いられる．変動係数は，標準偏差÷当該栄養素必要量の平均値により計算される．

目安量
adequate intake, AI

表2.5　推定平均必要量から推奨量を推定するために用いられた変動係数と推奨量算定係数の一覧

変動係数	推奨量算定係数	栄養素
10%	1.2	ビタミン B_1，ビタミン B_2，ナイアシン，ビタミン B_6，ビタミン B_{12}，葉酸，ビタミンC，カルシウム，マグネシウム，鉄(6歳以上)，亜鉛，銅，セレン
12.5%	1.25	たんぱく質
15%	1.3	モリブデン
20%	1.4	ビタミンA，鉄(6か月～5歳)，ヨウ素

「日本人の食事摂取基準」策定検討会，「日本人の食事摂取基準(2020年版)」，厚生労働省(2019)より．

表2.6　成人の目安量が示されている栄養素とその算定方法

栄養素名			算定方法
脂質		n-6系脂肪酸	国民健康・栄養調査の摂取量の中央値
		n-3系脂肪酸	国民健康・栄養調査の摂取量の中央値
ビタミン	脂溶性	ビタミンD	骨密度低下予防に必要な血中25-ヒドロキシビタミン濃度を維持する摂取量と摂取実態
		ビタミンE	国民健康・栄養調査の摂取量の中央値
		ビタミンK	日本人を対象とした食事調査
	水溶性	パントテン酸	国民健康・栄養調査の摂取量の中央値
		ビオチン	トータルダイエット法
ミネラル	多量	カリウム	不可避損失量，国民健康・栄養調査の中央値
		リン	国民健康・栄養調査の摂取量の中央値
	微量	マンガン	日本人を対象とした食事調査
		クロム	日本人を対象とした食事調査

疫学研究に基づいて算定される(**表2.6**).

ビタミンDでは，生体指標を維持していると考えられる集団において，栄養素摂取量の**中央値**が目安量とされた．n-6系脂肪酸，n-3系脂肪酸，ビタミンE，ビタミンK，パントテン酸，ビオチン，カリウム，リン，マンガン，クロムでは，不足している人がほとんどいない集団を対象とした調査結果を用い，栄養素摂取量の分布の中央値が目安量とされた．乳児では，必要量に関する科学的根拠が不足しているため，健康な乳児を対象とした調査を行い，母乳中栄養素濃度と哺乳量から目安量が算出された．これは，健康な乳児が日頃から摂取している量を摂取すれば，不足にはならないはずという考えに基づいている．

目安量は不足者がほとんどいない集団の中央値であるため，推奨量よりも大きい値となる．しかし，推奨量よりどの程度大きいのかについては不明である．また，個人の習慣的な摂取量や集団の平均摂取量が目安量より少なくても，不足しているかどうかは分からない．目安量はその算定方法の性質上，「摂取しなければいけない」量ではなく，「摂取をめざす」量である．

(e) 耐容上限量

過剰摂取による健康障害をもたらすリスクがないとみなされる習慣的な摂取量の上限を**耐容上限量**という．習慣的な摂取量が耐容上限量より多くなるほど，過剰摂取による健康障害のリスクが高くなる．耐容上限量の策定には，**健康障害非発現量(NOAEL)**と**最低健康障害発現量(LOAEL)**が用いられる．しかし，治療目的のための大量投与の報告や，サプリメントなどの過剰摂取による健康障害報告といった症例報告に限られるため，健康障害非発現量および最低健康障害発現量に関するデータは少ない．このようにデータ数が少ないこと，利用できるデータは患者など特殊集団を対象としたものが多いことを考慮して，健

中央値
その集団の測定値を順番に並べたとき，ちょうど中央に位置する値を中央値という．分布が正規分布を示せば，中央値は平均値と一致する．栄養素摂取量の分布では正方向にゆがんだ分布を示すことが多い．この場合は，平均値よりも中央値のほうが分布の中心的傾向をよく表す．

耐容上限量
tolerable upper intake level，UL

NOAEL
no observed adverse effect level，健康障害非発現量．
健康障害が発現しないことが知られている量の最大値．

LOAEL
lowest observed adverse effect level，最低健康障害発現量．
健康障害が発現することが知られている量の最小値．

表2.7 耐容上限量が策定された栄養素で，その算定のために用いられた不確実性因子

不確実性因子	栄養素
1	ビタミンE，マグネシウム[1]，マンガン，ヨウ素(成人)[2]
1.2	カルシウム，リン
1.5	亜鉛，銅，ヨウ素(小児)
1.8	ビタミンD(乳児)
2	鉄(成人)，セレン，クロム[1]，モリブデン
2.5	ビタミンD(成人)
3	ヨウ素(乳児)
5	ビタミンA(成人)，ナイアシン，ビタミンB_6，葉酸[1]
10	ビタミンA(乳児)，ヨウ素(成人)[3]
30	鉄(小児)

1 通常の食品以外の食品からの摂取について設定．
2 健康障害非発現量を用いた場合．
3 最低健康障害発現量を用いた場合．
「日本人の食事摂取基準」策定検討会，「日本人の食事摂取基準(2020年版)」，厚生労働省(2019)より．

康障害非発現量あるいは最低健康障害発現量を**不確実性因子**(UF)で除した値が耐容上限量として設定された．栄養素によって過剰摂取による健康障害の程度や発生頻度が異なるため，不確実性因子の数値はそれぞれ異なる(**表2.7**)．以上のように，耐容上限量は，限られた科学的根拠に基づいて策定されたため，「これを超えて摂取してはならない量」ではなく，「できるだけ接近することを回避する量」であると理解できる．また，耐容上限量は習慣的な摂取量に対する数値であるので，ある1日の摂取量が耐容上限量を超えることがあっても健康障害が現れることはない．

不確実性因子
uncertain factor，UF

「日本人の食事摂取基準(2020年版)」では，約半数の栄養素について耐容上限量が策定されていない(**表2.2**)．つまり，① 大量に摂取しても健康障害が現れない栄養素，② 健康障害が現れる可能性のある栄養素に大別される．前者の例としてビタミンB_2とビタミンB_{12}があるが，吸収量に限界があり，一定量以上を摂取しても吸収されにくいため，多量摂取による影響をうけにくく，耐容上限量を策定する必要性が低い．後者の例としてパントテン酸とビオチンがあり，動物実験では過剰摂取による健康障害が明らかとなっているが，耐容上限量の策定に必要なデータが得られていないため，耐容上限量を策定する必要性はあるものの策定することができない．

(f) 目標量

生活習慣病の発症予防を目的として，現在の日本人が当面の目標とすべき摂取量が**目標量**である．疫学研究によって得られた知見を中心とし，実験栄養学的な知見を加味して策定される．栄養素摂取量と生活習慣病のリスクとの関連

目標量
tentative dietary goal for preventing life-style related diseases, DG

には，ある閾値が存在しない場合が多いため，諸外国の食事摂取基準や疾病予防ガイドライン，現在の日本人の摂取量・食品構成・嗜好性などを考慮し，実行可能性を重視して設定された．「日本人の食事摂取基準(2020年版)」では，各栄養素の特徴を考慮して次の3種類の算定方法が用いられた．

i）望ましいと考えられる摂取量よりも現在の日本人の摂取量が少ない場合

実現可能性を考慮し，望ましいと考えられる摂取量と現在の摂取量との中間値が用いられた．食物繊維とカリウムが相当する．

ii）望ましいと考えられる摂取量よりも現在の日本人の摂取量が多い場合

範囲の上の値だけが算定された．飽和脂肪酸，ナトリウムが相当する．

iii）生活習慣病の発症予防を目的とした複合的な指標

構成比率を算定し，エネルギー産生栄養素バランスが相当する．

生活習慣病の原因は多数あり，食事はその一部でしかないため，目標量だけを厳しく守ることは生活習慣病予防の観点からは正しいことではない．また，生活習慣病は非常に長い年月の生活習慣の結果として発症することから，短期間に強く管理するものではなく，長期間を見据えた管理が重要である．なお，生活習慣病の重症化予防およびフレイル予防を目的として摂取量の基準を設定できる栄養素については，発症予防を目的とした量(目標量)とは区別して示す．成人を対象とした目標量の策定根拠を**表2.8**に示した．

表2.8　成人の目標量が示されている栄養素と生活習慣病との関係，および目標量の算定方法

栄養素名	生活習慣病	算定方法
たんぱく質*1	—	上限値は20％エネルギー，下限値は推奨量以上
脂質*1	—	上限値は飽和脂肪酸の目標量，下限値は各脂肪酸と目安量や目標量の合計値
飽和脂肪酸	心筋梗塞，脳卒中*3	国民健康・栄養調査の中央値(上限値)
炭水化物*1	—	たんぱく質および脂質の目標量の残余
食物繊維	数多くの生活習慣病	生活習慣病予防に望ましい摂取量と国民健康・栄養調査の中央値との中間値
主要栄養素バランス*2	—	—
ナトリウム	慢性腎不全，胃がん	WHOガイドラインと国民健康・栄養調査の中央値との中間値
カリウム	高血圧	WHOガイドラインと国民健康・栄養調査の中央値との中間値

*1　明確な生活習慣病が報告されていない．
*2　主要栄養素バランスは，たんぱく質，脂質，炭水化物とそれらの構成成分が総エネルギー摂取量に占めるべき割合であるため，たんぱく質，脂質，炭水化物の目標量を参照．
*3　循環器疾患の発症および死亡に直結する影響は十分ではないものの，その重要なリスク因子の1つである血中総コレステロールおよびLDLコレステロールへの影響は明らかである．

（2）レビューの方法

冒頭でも述べたように，「日本人の食事摂取基準(2020年版)」は，科学的根拠に基づいてつくられている．科学的根拠とは，数多くの研究(ほとんどは学術論文)の結果のことである．具体的には国内外の学術論文や入手可能な学術資料をできる限り多く集めて，その研究の結果をシステマティック・レビューの手法を用いて策定されている．エネルギーおよび栄養素と生活習慣病の発症予防・重症化予防に関するレビューは，リサーチクエスチョンを立て，PICO形式を用いて構造化して検索を行った．一定の検索条件下で収集した1つひとつの研究結果を評価して総合的に1つの結論を導くメタ・アナリシスなどがある場合は優先的に参考にすることとした．実際には，それぞれの研究の内容を詳細に検討し，現時点で利用可能な情報で，もっとも信頼度の高い情報を用いるように留意した．

さらに，食事摂取基準のように，「定性的な文章」ではなく，「量」の算定を目的とするガイドラインにおいては，通常のメタ・アナリシスよりも量・反応関係メタ・アナリシスから得られる情報の利用価値が高い．そこで，今回の策定では目標量に限って，**表2.9**のような基準でエビデンスレベルを付すことにした．D1のエビデンスレベルがもっとも高く，介入研究やコホート研究をまとめたメタ・アナリシス，介入研究またはコホート研究が該当する．

（3）年齢区分

表2.10に示す年齢区分を用る．乳児は，基本的に「0～5か月」と「6～11か月」の2つの区分が用いられた．しかし，成長にあわせた詳細な区分設定を要

システマティック・レビュー
あるリサーチクエスチョンに関する研究論文を探し，それらの結果を評価して総合的に1つの結果を導き出す研究のことをいう．

リサーチクエスチョン
研究の目的，つまり研究者が研究論文から答えを得ようとする問題のことをいう．

PICO形式
リサーチクエスチョンを立てる際に検索しやすいように構成要素を定式化したもの．
P(patient)：対象となる患者集団
I(intervention)：治療などの介入
C(comparison)：比較となる介入
O(outcome)：介入による影響

メタ・アナリシス
疫学研究の方法の一つである．よく似た方法の研究がたくさん存在するとき，1つひとつの研究データを数量的に統合し，解析する方法である．複数の研究結果を統合的に評価するため，エビデンスの信頼度が高い．

コホート研究
疫学研究の方法の1つである．集団を長期間追跡し，どのような要因をもつ人たちがどのような疾病に罹りやすいのかを調べることで，その要因の有無と疾病発症リスクとの関連を明らかにすることができる．

表2.9　目標量の算定に付したエビデンスレベル[1,2]

エビデンスレベル	数値の算定に用いられた根拠	栄養素
D1	介入研究またはコホート研究のメタ・アナリシス，ならびにその他の介入研究またはコホート研究に基づく	たんぱく質，飽和脂肪酸，食物繊維，ナトリウム(食塩相当量)，カリウム
D2	複数の介入研究またはコホート研究に基づく	―
D3	日本人の摂取量等分布に関する観察研究(記述疫学研究)に基づく	脂質
D4	ほかの国・団体の食事摂取基準またはそれに類似する基準に基づく	―
D5	その他	炭水化物[3]

1　複数のエビデンスレベルが該当する場合は上位のレベルとする．
2　目標量は食事摂取基準として十分な科学的根拠がある栄養素について策定するものであり，エビデンスレベルはあくまでも参考情報である点に留意すべきである．
3　炭水化物の目標量は，総エネルギー摂取量(100%エネルギー)のうち，たんぱく質および脂質が占めるべき割合を差し引いた値である．
「日本人の食事摂取基準」策定検討会,「日本人の食事摂取基準(2020年版)」, 厚生労働省(2019)より．

表2.10　年齢区分

年齢
0～5　(月)※
6～11　(月)※
1～2　(歳)
3～5　(歳)
6～7　(歳)
8～9　(歳)
10～11（歳）
12～14（歳）
15～17（歳）
18～29（歳）
30～49（歳）
50～64（歳）
65～74（歳）
75以上（歳）

※エネルギーおよびたんぱく質については,「0～5か月」,「6～8か月」,「9～11か月」の3つの区分で表した.
「日本人の食事摂取基準」策定検討会,「日本人の食事摂取基準(2020年版)」,厚生労働省(2019)より.

求するエネルギーおよびたんぱく質については,「0～5か月」,「6～8か月」,「9～11か月」の3つの区分が用いられる. 1～17歳を小児, 18歳以上を成人とした. 高齢者については, 65～74歳, 75歳以上の2つの区分とした.

(4) 参照体位

食事摂取基準の策定において参照する体位(身長・体重)は, 日本人として望ましい体位ということではなく, 平均的な体位の人を想定した参照値として提示された. 0～17歳は, 日本内分泌学会・日本成長学会合同標準値委員会による小児の体格評価に用いる身長, 体重の基準値を基に, 中央値が引用された. 18歳以上については, 平成28年国民健康・栄養調査における性および年齢階級の中央値が用いられた. 性および年齢階級ごとの参照体位を表2.11に示した.

(5) ライフステージ別の留意点

食事摂取基準で指標の数値を策定した根拠論文の多くは, 成人を対象としたものである. したがって, 成人以外のライフステージは成人の値から外挿して(p.35外挿方法を参照), 目安量の数値を決めている. 注意すべきライフステージとして, 妊婦･授乳婦, 乳児, 小児, 高齢者についてまとめている. とくに,

参照値
食事摂取基準の数値を算出する際に用いられる. 外挿に用いる身長, 体重のほか, 推定平均必要量の算定に用いる体重1 kgあたりの摂取量, エネルギー1,000 kcalあたりの摂取量, 耐容上限量の算定に用いる体重1 kgあたりの摂取量がある.

国民健康・栄養調査
国民の健康増進を推進するために必要な基礎資料として身体状況, 栄養素摂取量, 生活習慣などを調べる調査である. 前身の国民栄養調査が昭和20年に始まって以来, 厚生労働省が毎年, 調査を行っている. 平成30年国民健康・栄養調査では, 約5,700人を対象とした栄養素摂取状況調査が行われた.

表2.11　参照体位(参照身長, 参照体重)*1

性　別	男　性		女　性*2	
年齢等	参照身長(cm)	参照体重(kg)	参照身長(cm)	参照体重(kg)
0～5　(月)	61.5	6.3	60.1	5.9
6～11　(月)	71.6	8.8	70.2	8.1
6～8　(月)	69.8	8.4	68.3	7.8
9～11　(月)	73.2	9.1	71.9	8.4
1～2　(歳)	85.8	11.5	84.6	11.0
3～5　(歳)	103.6	16.5	103.2	16.1
6～7　(歳)	119.5	22.2	118.3	21.9
8～9　(歳)	130.4	28.0	130.4	27.4
10～11　(歳)	142.0	35.6	144.0	36.3
12～14　(歳)	160.5	49.0	155.1	47.5
15～17　(歳)	170.1	59.7	157.7	51.9
18～29　(歳)	171.0	64.5	158.0	50.3
30～49　(歳)	171.0	68.1	158.0	53.0
50～64　(歳)	169.0	68.0	155.8	53.8
65～74　(歳)	165.2	65.0	152.0	52.1
75以上　(歳)	160.8	59.6	148.0	48.8

*1　0～17歳は, 日本小児内分泌学会・日本成長学会合同標準値委員会による小児の体格評価に用いる身長, 体重の標準値を基に, 年齢区分に応じて, 当該月齢および年齢区分の中央時点における中央値を引用した. ただし, 公表数値が年齢区分と合致しない場合は, 同様の方法で算出した値を用いた. 18歳以上は, 平成28年国民健康・栄養調査における当該の性および年齢区分における身長・体重の中央値を用いた.
*2　妊婦, 授乳婦を除く.
「日本人の食事摂取基準」策定検討会,「日本人の食事摂取基準(2020年版)」, 厚生労働省(2019)より.

小児や高齢者では成人の値を元にして数値を決めているため，数値の信頼度が低くなるという点に留意する．各論の最後に対象特性としてライフステージ別でわかりやすくまとめてあるので，しっかりと読んでおくことをおすすめする．

（a）妊婦・授乳婦

推定平均必要量および推奨量の設定が可能な栄養素については，非妊娠時，非授乳時の値の付加量として設定された．妊娠期間を細分化して考える必要がある場合は，妊娠初期（～13週6日），妊娠中期（14週0日～27週6日），妊娠後期（28週0日～）に3分割された．妊婦，授乳婦において耐容上限量を厳しく考えることが望まれるが，策定のための報告が少なく，科学的根拠が乏しいため，算定できない栄養素が多く，量的な基準は示されなかった．

（b）乳児

6か月未満の乳児において，推定平均必要量や推奨量を決定するための実験は行えない．しかし，健康な乳児が摂取する母乳の質と量は望ましい栄養状態を与えると考えられることから，母乳中の栄養素濃度と健康な乳児の母乳摂取量から目安量が算定された．6～11か月の乳児では，0～5か月の乳児および1～2歳の小児の値から外挿して求められた．

（c）小児

十分な資料が存在しない栄養素については，成人の値から外挿して求められた．情報が乏しいために耐容上限量を算定できなかった栄養素が多く存在している．多量摂取による健康障害が生じないという意味ではないことに注意する．

（d）高齢者

高齢者では，咀嚼能力，消化・吸収率，運動量，摂取量などに個人差が大きく，多くの人が何らかの疾患を有している．年齢だけではなく，個人の特徴に注意を払う必要がある．

2.3　食事摂取基準策定の留意事項

（1）摂取源

食事として経口摂取されるものに含まれるエネルギーと栄養素を対象とする．耐容上限量では，いわゆる健康食品やサプリメント（通常の食品以外）も対象に含む*．ただし，葉酸の推定平均必要量についてのみ，妊娠を計画している女性，妊娠の可能性がある女性および妊娠初期の妊婦は胎児の神経管閉鎖障害のリスク低減のため，通常の食品以外から葉酸を400 µg/日摂取することが望まれる．

*耐容上限量以外の指標については、通常の食品からの摂取を基本とする．

葉酸
4章を参照．

（2）摂取期間

習慣的な摂取量について「1日あたり」を単位として示している．

（3）外挿方法

食事摂取基準で用いる指標を算定するうえで，現実には，ある限られた性および年齢階級で観察された結果が用いられる．したがって，ほかの性および年齢階級で食事摂取基準を設けるためには，参照値を外挿した値を用いる必要がある．

「日本人の食事摂取基準(2020年版)」は，推定平均必要量あるいは目安量の参照値が1日あたりの摂取量として与えられる場合，エネルギー代謝効率と体表面積のあいだに高い相関があり，体重比の0.75乗で体表面積を推定することができるため，体表面積比を用いる．その外挿方法は次式で表わされる*1.

$$X = X_0 \times (W/W_0)^{0.75} \times (1 + G)$$

推定平均必要量または目安量の参照値が体重1kgあたりの摂取量として与えられている場合は，次式を用いて外挿する*2.

$$X = X_0 \times W \times (1 + G)$$

小児の場合は，① 成長に利用される量，② 成長に伴って体内に蓄積される量を加味する必要があるため，**表2.12**に示した成長因子を考慮する．

耐容上限量を外挿によって算出する場合も，参照値が体重1kgあたりの摂取量として与えられているか，1日あたりの摂取量として与えられているのかによって，用いる外挿式が異なる．いずれの場合においても，成長因子は考慮しない．

耐容上限量の参照値が体重1kgあたりの摂取量として与えられている場合は，次式を用いて外挿する*3.

$$X = X_0 \times W$$

耐容上限量の参照値が1日あたりの摂取量として与えられている場合は，次式を用いて外挿する*4.

$$X = X_0 \times (W / W_0)$$

*1 $X = X_0 \times (W/W0)^{0.75} \times (1 + G)$
X＝求めたい年齢階級の推定平均必要量または目安量(1日あたり摂取量)
X_0＝推定平均必要量または目安量の参照値(1日あたり摂取量)
W＝求めたい年齢階級の参照体重
W_0＝参照値が得られた研究の対象者の体重の代表値
G＝成長因子

*2 $X = X_0 \times W \times (1 + G)$
X＝求めたい年齢階級の推定平均必要量または目安量(1日あたり摂取量)
X_0＝推定平均必要量または目安量の参照値(体重1kgあたり摂取量)
W＝求めたい年齢階級の参照体重
G＝成長因子

*3 $X = X_0 \times W$
X＝求めたい年齢階級の耐容上限量(1日あたり摂取量)
X_0＝耐容上限量の参照値(体重1kgあたり摂取量)
W＝求めたい年齢階級の参照体重

*4 $X = X_0 \times (W/W_0)$
X＝求めたい年齢階級の耐容上限量(1日あたり摂取量)
X_0＝耐容上限量の参照値(1日あたり摂取量)
W＝求めたい年齢階級の参照体重
W_0＝参照値が得られた研究の対象者の体重の代表値

2.4 食事摂取基準の活用に関する基本的事項

ここでは，総論の「活用に関する基本的事項」について解説する．食事摂取基準でいう「活用」とは，「食事摂取基準を使う」ということである．活用方法について① 個人，② 集団，③ 給食管理，の3つに大きく分けられる．個人や集団では食事改善のため，給食管理では給食提供のために食事摂取基準を使うことになる．それぞれの場合について，食事摂取基準を用いたアセスメント方法も変わってくる．「活用の基本的事項」では，食事摂取基準の活用を念頭に置いて，活用のための基本的な考え方と留意点がまとめられている．「策定の基本的事項・留意事項」と「活用の基本的事項」は互いに深く関係するものであり，食事摂取基準を使いこなすためにはどちらも深く理解する必要がある．

（1）活用の基本的考え方

食事改善に食事摂取基準を活用する場合は，PDCAサイクルに基づく活用を基本とする．まず，食事摂取状況のアセスメントによって食事評価を行い，食事評価に基づいて食事改善計画を立案し（Plan），食事改善を実施し（Do），食事評価による検証を行い（Check），その検証結果を踏まえて新たな計画や実施内容を改善する（Act），というサイクルを繰り返すものである（図2.5）．食事評価のみならず食事評価による検証（Check）においても習慣的な摂取量と食事摂取基準の数値とを照らしあわせて評価する必要がある．

（2）食事摂取状況のアセスメントの方法と留意点

日常の栄養素の摂取量を把握するために，食事調査を行う．その摂取量を食事摂取基準と比較することによって，摂取量の評価ができる．食事摂取状況に関する食事調査法には，陰膳法，食事記録法，24時間食事思い出し法，食物摂取頻度法，生体指標などさまざまな種類がある．食事摂取基準は習慣的な摂取量の基準を示したものであり，実際の摂取量も習慣的なものでなくてはならない．そのとき，各食事調査法の長所と短所を理解したうえで食事調査の目的や状況にあった方法を選択する必要がある．また，いずれの食事調査法においても，測定誤差の種類とその特徴，精度を理解しておくことが重要である．とくに測定誤差に影響をおよぼすのは，過少申告・過大申告，日間変動である．

（a）過少申告・過大申告

ほとんどの食事調査法では，対象者が摂取した食品を申告する方法のため，

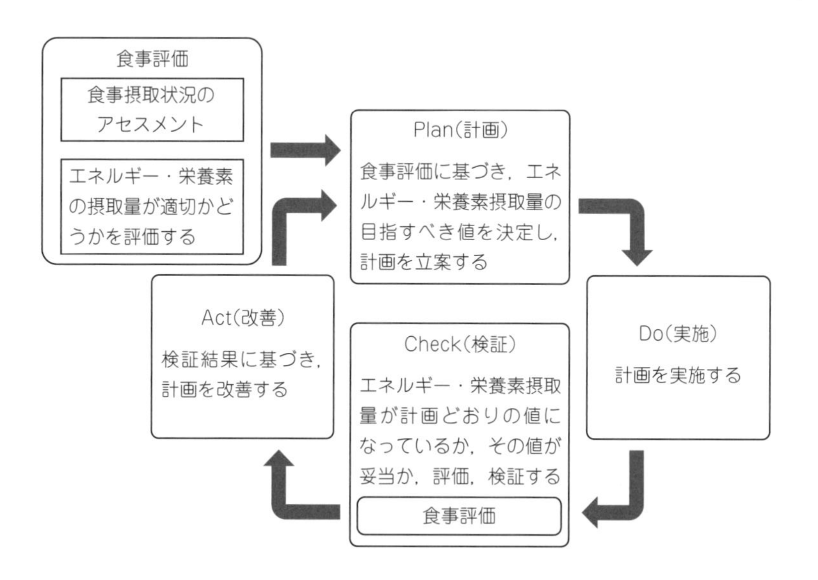

図2.5　食事摂取基準の活用とPDCAサイクル
「日本人の食事摂取基準」策定検討会，「日本人の食事摂取基準（2020年版）」，厚生労働省（2019）より作成．

表2.12　推定平均必要量または目安量の推定に用いた成長因子

年齢等	成長因子
6～11か月	0.30
1～2歳	0.30
3～14歳	0.15
15～17歳（男児）	0.15
15～17歳（女児）	0
18歳以上	0

「日本人の食事摂取基準」策定検討会，「日本人の食事摂取基準（2020年版）」，厚生労働省（2019）より作成．

食事調査法
個人あるいは集団の栄養素等摂取量を明らかにするために行う調査．24時間思い出し法，食事記録法では，ある1日の食事を調べる．食物摂取頻度調査法，食事歴法では，一定期間の食事摂取状況を調べることができる．陰膳法はある1日の食事中の栄養素量を分析する方法である．生体指標からはある栄養素の摂取量を推定することができる．精度が高くなるほどに対象者の負担は大きくなり，実施者の手間もかかる．調査法によって長所と短所が異なるため，これらを正しく理解したうえで，目的と対象者に合致する方法を選択する必要がある．

申告誤差が生じる．申告誤差のなかでも重大なものは，**過少申告**と**過大申告**である．とくに，エネルギー摂取量について，真の摂取量よりも少ない量を申告する過少申告の出現頻度が多い．日本人の集団平均値として男性11％程度，女性15％程度の過少申告が存在することが報告されている．また，過少申告・過大申告の程度は肥満度の影響を強くうけることが知られており，BMIの低い群で過大申告の傾向，BMIの高い群で過少申告の傾向が認められている．

（b）エネルギー調整

一般にエネルギー源となるたんぱく質，脂質，炭水化物の摂取量は，エネルギー摂取量と正相関する．また，エネルギー源とはならないビタミンやミネラル，食物繊維などの摂取量もエネルギー摂取量と相関するとの報告がある．そのため，栄養素摂取量の過小・過大申告はエネルギー摂取量の過少・過大申告に強く相関する．また，栄養素摂取量の日間変動はエネルギー摂取量の日間変動とも一致する．このことから，エネルギー摂取量の過少・過大申告および日間変動による影響をできる限り小さくして栄養素摂取量を評価することが求められる．そのためには，すでに記したように食事調査をする前に各食事調査法の特徴を十分理解したうえで測定誤差をできるだけ小さくするよう努めることが必要である．

このほか，食事調査によって得た摂取量から計算によってエネルギーを調整する方法がある．エネルギー調整法の代表的なものに，栄養素密度法，残差法がある．**栄養素密度法**は，エネルギー調整を行いたい栄養素の摂取量をエネルギー摂取量で割った値で算出される．**残差法**は，集団のエネルギー摂取量を独立変数，エネルギー調整を行いたい栄養素の摂取量を従属変数として一次回帰式を得て，実際の栄養素摂取量と一次回帰式で求めた栄養素摂取量との差（残差）を求め，残差に集団の栄養素摂取量の平均値を足しあわせることで算出できる．エネルギー摂取量とは独立した（無相関）栄養素を算出することができる．

残差法
エネルギー摂取量と注目している栄養素摂取量から回帰式を求め，それぞれの対象者の差より，個人がどの程度の栄養素を摂取しているかを予測する方法．

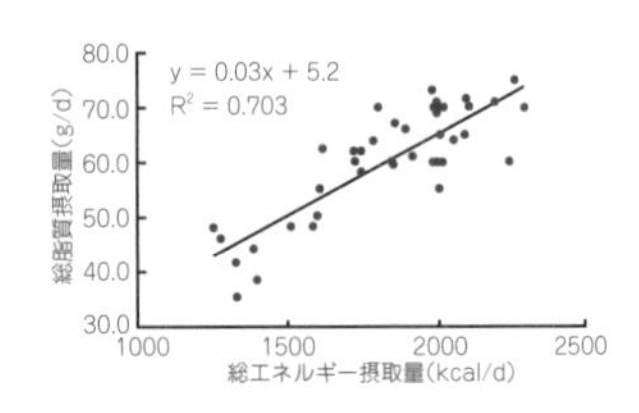

（c）日間変動

同一個人内において日によって変動する現象のことを**日間変動**という．栄養素の摂取量は日間変動があるため，1日の摂取量でその人の習慣的な摂取量を把握することは難しい．また，日間変動の大きさは，栄養素によっても異なる．**図2.6**に示すように，ほぼすべての栄養素の日間変動はエネルギーの日間変動よりも大きく，多量栄養素よりも微量栄養素の方が日間変動は大きい．日間変動が大きい栄養素ほど習慣的な（平均的な）摂取量を知るために必要な食事調査の日数が多くなる．**表2.13**に示すように，±10％の精度を得るためには，エネルギー，たんぱく質，炭水化物については3～5日の調査でよいが，ビタミン類では数十日の調査を要する．そのため，個人の習慣的な栄養素摂取量を正確に知るためには複数日の調査が必要となる．

（d）身体状況調査

身体状況のなかでも体重ならびにBMIは，エネルギー管理の観点からもっ

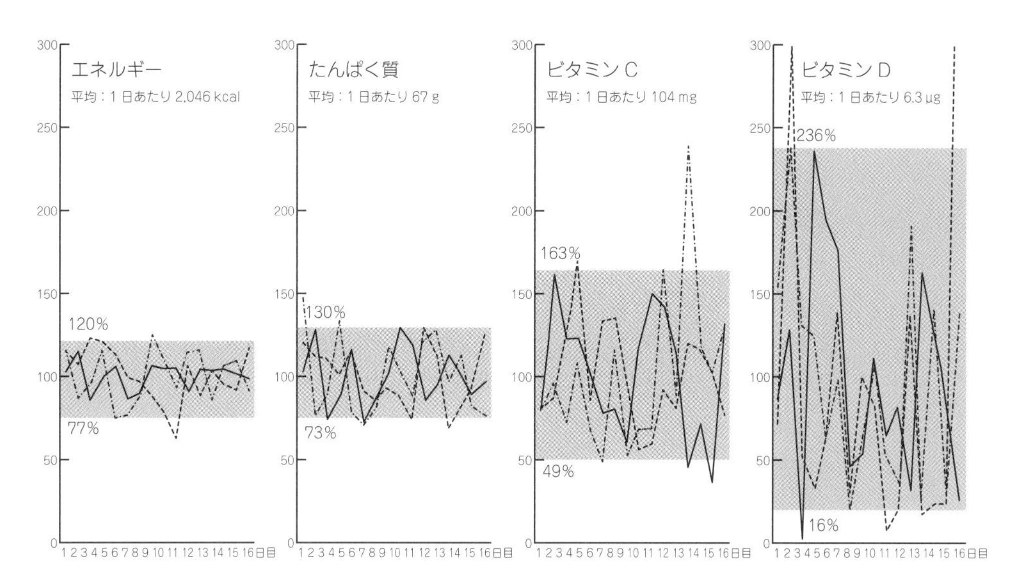

図 2.6　栄養素摂取量における日間変動

※健康な成人女性3人においてエネルギー，たんぱく質，ビタミンC，ビタミンD摂取量で観察された結果

※赤色のついた部分（およびその数値）は正規分布を仮定した場合に95％のデータが存在する区間．

「日本人の食事摂取基準」策定検討会，「日本人の食事摂取基準（2020年版）」，厚生労働省（2019）より．

表 2.13　日本人の成人において，習慣的な摂取量の± 5％または± 10％の範囲に入る摂取量を個人レベルで得るために必要な調査日数[*1]

許容する誤差範囲	± 5%				± 10%			
性　別	女　性		男　性		女　性		男　性	
年齢範囲　（歳）	30 ～ 49	50 ～ 69	30 ～ 49	50 ～ 76	30 ～ 49	50 ～ 69	30 ～ 49	50 ～ 76
対象者数　（人）	58	63	54	67	58	63	54	67
エネルギー　（kcal/日）	16	13	17	13	4	3	4	3
たんぱく質　（g/日）	25	21	25	22	6	5	6	5
脂質　（g/日）	47	47	53	49	12	12	13	12
飽和脂肪酸　（g/日）	64	64	78	65	16	16	20	16
多価不飽和脂肪酸（g/日）	62	62	64	61	16	15	16	15
コレステロール（mg/日）	107	101	92	87	27	25	23	22
炭水化物　（g/日）	16	13	17	15	4	3	4	4
食物繊維　（g/日）	44	40	45	36	11	10	11	9
β-カロテン　（μg/日）	273	148	246	167	68	37	61	42
ビタミンC　（mg/日）	104	72	108	97	26	18	27	24
ナトリウム　（mg/日）	44	45	49	45	11	11	12	11
カリウム　（mg/日）	29	27	26	22	7	7	6	5
カルシウム　（mg/日）	58	45	61	46	14	11	15	12
鉄　（mg/日）	47	42	47	38	12	11	12	9

＊1　16日間秤量食事記録法による．

「日本人の食事摂取基準」策定検討会，「日本人の食事摂取基準（2020年版）」，厚生労働省（2019）より．

とも重要な指標である.

(e) 臨床症状・臨床検査の利用

栄養素摂取量の過不足の指標として，臨床症状および臨床検査値が利用できる．しかし，その症状や検査値は対象とする栄養素以外の影響もうけるため，慎重な解釈と利用が必要である.

(f) 食品成分表の利用

ほとんどの食事調査では，食品成分表を用いてエネルギーおよび栄養素摂取量を算出する．実際には，「日本食品標準成分表2020年版(八訂)」(以下，食品成分表)をデータベースとして利用したソフトウェアを用いる．食品成分表を利用する留意点として，食品成分表と食事摂取基準とのあいだで定義の異なる栄養素が存在することがある．食品成分表にはビタミンEとしてα，β，γ，δの各トコフェロール含量が記載されているが，食事摂取基準ではα－トコフェロールのみを用いる．食品成分表に記載されるナイアシンには，ニコチン酸相当量を指すナイアシンと，これにトリプトファンから生合成されるナイアシンを足した合計量を指す，ナイアシン当量の2つが記載されているが，食事摂取基準ではナイアシン当量のみを用いる.

食品成分表の収載値は，あくまで標準的な成分値である．食品は植物，動物，菌類といった生物に由来するため，品種や生育環境などの要因によって含有量は変動する．多量栄養素の誤差は小さいと考えてよいが，微量栄養素については算出値には誤差が含まれていることに留意する.

食品成分表では，一部の食品について，「焼き」，「ゆで」といった調理後の成分値が収載されている．微量栄養素では調理損耗が無視できない値となることがあるため，できるだけ調理した食品の収載値を用いるほうが，実際の摂取量に近い値が得られる．しかし，すべての食品について調理後の成分値が収載されているわけではなく，調理条件によっても調理損耗は異なる．しかし，それを考慮してすべての計算を行うことは実際には非常に難しい．したがって，食事摂取基準を活用する際には，食事調査で算出した値は誤差を含むことに留意する.

(3) 指標別に見た活用上の留意点

食事摂取基準で示された指標の特性，数値の信頼度，栄養素の特性はそれぞれ異なる．そこで，食事摂取基準を活用する際には，どの栄養素から考慮していくのか優先順位を考える必要がある．この優先順位は対象者・対象集団の健康状態と食事摂取状況，食事摂取基準を用いる目的に応じて変わるものであり，これらの特性や状況を総合的に把握し，判断することになる．推定平均必要量を用いて栄養素の摂取不足を評価する場合，推定平均必要量(p.25)で述べたように，不足の問題の大きさは栄養素によって異なることを理解したうえで活用する.

食事摂取基準を活用するうえで，基本となるのは，エネルギー摂取の過不足

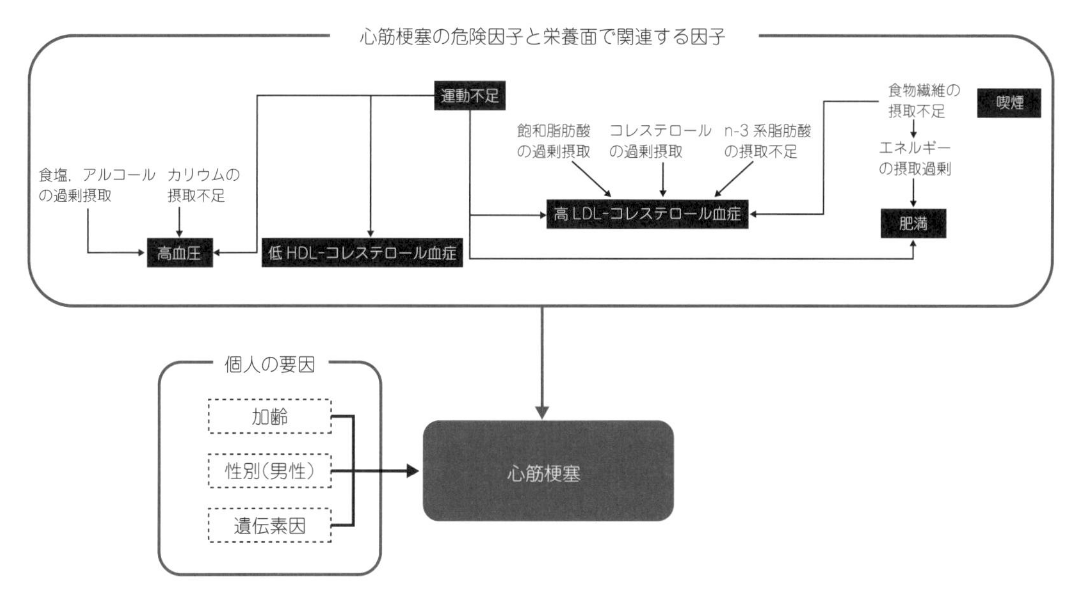

図 2.7 心筋梗塞に関連する生活習慣因子

※内容は，今回の策定内容とは関係ない．生活習慣病に関連する疾患の要因の例である．
※矢印の方向は，栄養面の関連因子が心筋梗塞の危険因子に働きかけることを示している．
「日本人の食事摂取基準」策定検討会，「日本人の食事摂取基準（2020 年版）」，厚生労働省（2019）より改変．

を防ぐこと，栄養素の摂取不足を防ぐことである．これを踏まえたうえで，生活習慣病の発症予防を目指すことになる．

目標量は生活習慣病の発症予防を目指した指標であるが，生活習慣病の要因は多数あり，食事はその一部に過ぎない．たとえば，**図 2.7** に示したように心筋梗塞では，肥満，高血圧，脂質異常症，喫煙，運動不足など多くの危険因子が存在する．栄養面においては，食塩の過剰摂取，飽和脂肪酸の過剰摂取など多くの関連因子が存在する．したがって，対象者や対象集団における疾患のリスクの程度，関連因子の状況や割合を把握したうえで，どの栄養素摂取量の改善を目指すのか，総合的に判断することになる．

（4） 目的に応じた活用上の留意点

（a） 個人の食事改善を目的とした活用

食事摂取基準を活用し，食事摂取状況のアセスメントを行い，個人の摂取量から摂取不足や過剰摂取の可能性等を推定する．その結果に基づき，目的とする目標値を提案し，食事改善の計画，実施につなげる．

食事摂取状況アセスメントの結果を扱う際には，日間変動が存在するために，習慣的な摂取量を把握することは難しく，大きな測定誤差が含まれた値であることを理解する．

個人の食事改善を目的に食事摂取基準を活用したアセスメントおよび食事の計画と実施の概要を**図2.8**にまとめた．エネルギー摂取量の過不足の評価には，食事調査で求めたエネルギー摂取量ではなく成人では BMI または体重変化量

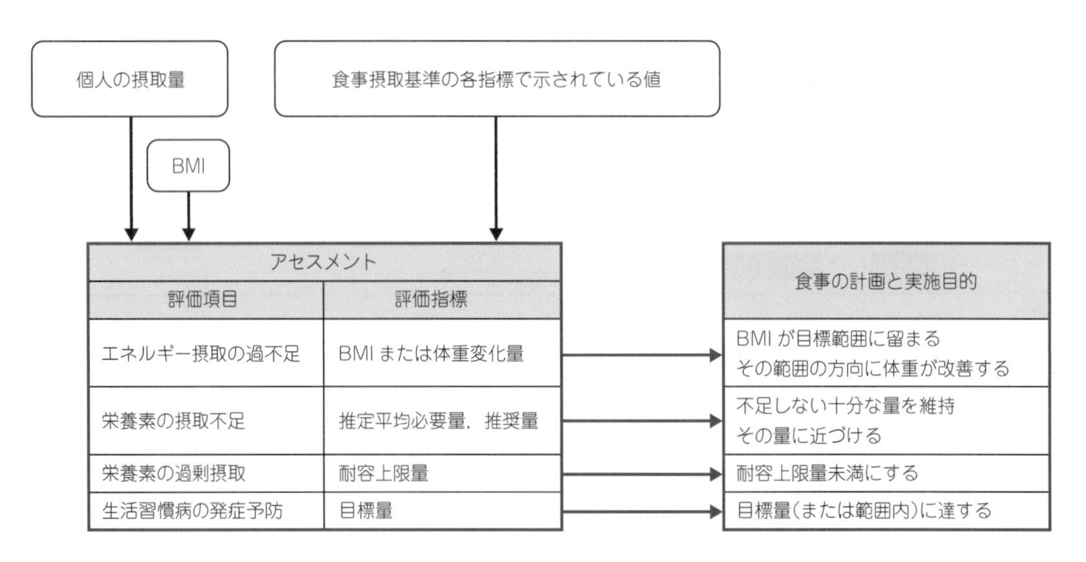

図2.8　食事改善(個人)を目的とした食事摂取基準の活用による食事摂取状況のアセスメントと食事改善の計画と実施
※個人の摂取量には，大きな推定誤差がある．特に日間変動が大きい
「日本人の食事摂取基準」策定検討会，「日本人の食事摂取基準(2020年版)」，厚生労働省(2019)より作成．

乳幼児身体発育曲線
5章，6章を参照．

を用いて，BMI が目標とする範囲内にあるか，また，体重増減の有無について評価する．BMI が範囲外の場合は目標とする範囲内に留まるよう計画を立てる．乳児および小児では身体発育曲線(成長曲線)を用いる．発育曲線に計測した身長や体重をプロットし，測定値が3～97パーセンタイル値の範囲に入っているか評価する．測定値が範囲外であっても成長曲線のカーブに沿って成長していれば問題はない．身体発育曲線(成長曲線)の傾きが大きく外れる，横に寝てくるなどないか定期的にプロットし，観察することが望ましい．

栄養素の摂取不足の回避を目的とした評価を行う場合，摂取量が推奨量付近かそれ以上であれば不足のリスクはほとんどないと判断し，現在の摂取量を維持させる．推定平均必要量以上だが推奨量に満たない場合は，推奨量に近づくよう計画を立てる．ただし，数値の信頼度，栄養素の特性，ほかの栄養素の摂取状況なども考慮して，総合的に判断する．推定平均必要量未満の場合は，不足の確率が50%以上であるため，摂取量を増やすための対応を行う．摂取量が目安量付近かそれ以上であれば，現在の摂取量を維持させる．しかし，目安量未満であっても，不足のリスクを推定することはできない．目安量を大きく下回っている場合には，総合的な判断により，摂取量の改善の必要性を検討する．

耐容上限量を超えて摂取している場合は，過剰摂取と判断し，速やかに耐容上限量未満にするための計画を立て，実施する．

生活習慣病の発症予防を目的とした評価を行う場合には，目標量を用いる．目標量の範囲外の量を摂取している場合は，範囲内に入ることを目的とした計画を立てる．ただし，目標量の特徴，予防を目的としている生活習慣病の関連因子の存在と状況を把握し，総合的に考慮したうえで，対象とする栄養素の摂取量の改善の程度を判断する．長い年月にわたって実施可能な改善計画の立案と実施が望ましい．

（b）集団の食事改善を目的とした活用

食事摂取基準を活用して，食事摂取状況のアセスメントを行い，集団の摂取量の分布から摂取不足や過剰摂取がある人の割合などを推定する．その結果に基づいて目的とする目標値を提案し，食事改善の計画，実施につなげる．集団の食事改善を目的に食事摂取基準を活用したアセスメントおよび食事の計画と実施の概要を図2.9にまとめた．

エネルギー摂取量の過不足の評価にはBMIの分布を用い，BMIが目標とする範囲内にある人(または目標とする範囲外にある人)の割合を算出する．この割合を増やす(または減らす)ことを目的とした計画を立てる．数か月以上の長期的なフォローが必要である．

栄養素については，食事調査法によって得られる摂取量の分布を用いる．ただし，測定誤差の存在，とくに過少申告・過大申告が結果に影響する意味と程度を理解する必要がある．

栄養素の摂取不足の回避を目的とした食事改善の計画および実施を行う場合，推定平均必要量または目安量を用いる．推定平均必要量を用いる場合は，摂取量の分布から推定平均必要量を下回って摂取している人の割合を算出し，その割合を少なくするための計画を立てる．集団の評価に推奨量は用いない．

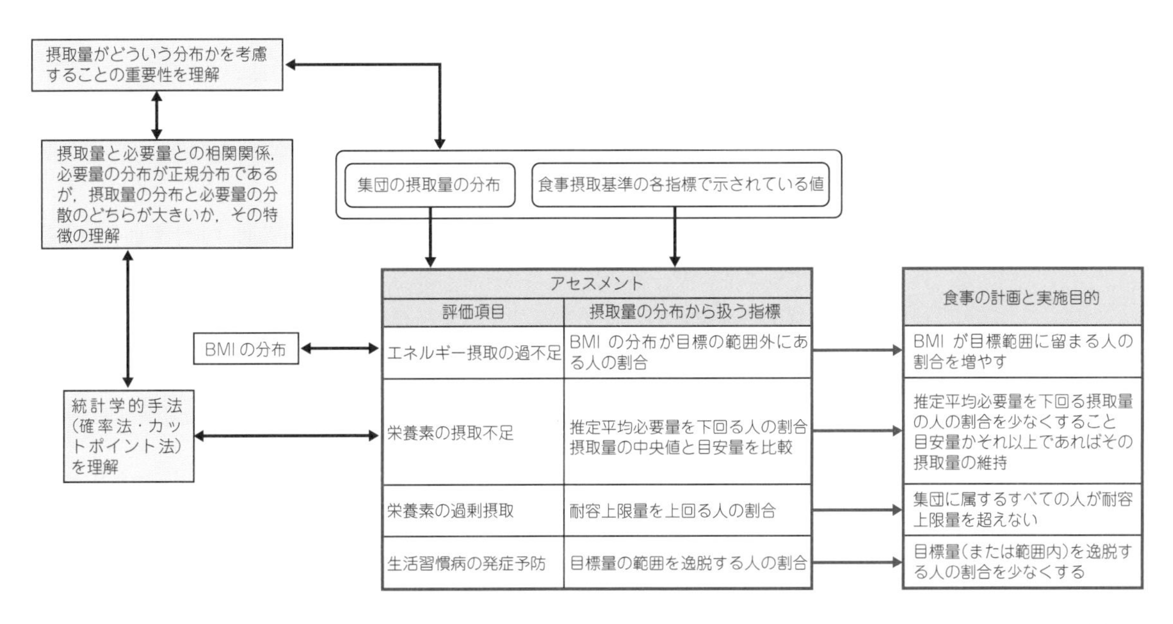

図2.9 食事改善(集団)を目的とした食事摂取基準の活用による食事摂取状況のアセスメントと食事改善の計画実施
※摂取量には，大きな推定誤差があることに留意する．
「日本人の食事摂取基準」策定検討会，「日本人の食事摂取基準(2020年版)」，厚生労働省(2019)より作成．

推奨量は大部分の人びとが必要量を上回っている量であるため，推奨量以下の者の割合を不足者とすると，不足者の割合が実際よりも過大評価されてしまう恐れがあるからである．目安量を用いる場合，摂取量の中央値が目安量付近かそれ以上であれば，その摂取量を維持する計画を立てる．摂取量の中央値が目安量未満であっても，不足状態にあるかは判断できない．目安量を大きく下回っている場合には，総合的な判断により，摂取量の改善の必要性を検討する．

栄養素の過剰摂取からの回避を目的とした食事改善の計画および実施を行う場合，集団内のすべての人の摂取量が耐容上限量未満となるための計画を立てる．耐容上限量を超えて摂取している人がいる場合は，速やかに計画を修正し，実施する．

生活習慣病の発症予防を目的とした食事改善の計画および実施には，目標量を用いる．摂取量が目標量の範囲内に入る，または近づく人の割合を増やすことを目的とした計画を立てる．ただし，目標量の特徴，予防を目的としている生活習慣病の関連因子の存在と状況を把握し，総合的に考慮したうえで，対象とする栄養素の摂取量の改善の程度を判断する．長い年月にわたって実施可能な改善計画の立案と実施が望ましい．

2.5 エネルギー・栄養素別食事摂取基準

「日本人の食事摂取基準(2020年版)」の各論では，エネルギーと各栄養素について，食事摂取基準の策定根拠が記されている．基本的事項では，各栄養素の定義，分類，機能，消化，吸収，代謝の概説が記されている．また，食事摂取基準の策定には至らなくても，生活習慣病と関連の深い栄養素については，生活習慣病の発症予防・重症化予防との関連に関する知見がまとめられている．成人において各指標が算定されている栄養素およびその策定根拠について，推定平均必要量は表2.4，目安量は表2.6，目標量は表2.8にまとめた．

(1) エネルギー

健康の保持・増進，生活習慣病の発症予防の観点からは，望ましい体格を維持するエネルギー摂取量(＝エネルギー消費量)が重要である．エネルギー摂取量および消費量のバランス維持を示す指標としてBMIが採用された．日本人を対象とした代表的な観察疫学研究によって得られた総死亡率，疾患別の発症率とBMIとの関連，死因とBMIとの関連，日本人のBMIの実態に配慮し，当面目標とするBMIの範囲が決定された．

(2) たんぱく質

たんぱく質の利用効率や代謝はエネルギーやほかの栄養素の影響をうけることから，たんぱく質の必要量はエネルギーやほかの栄養素の摂取量が十分であるという前提のもとに求められている．たんぱく質の推定平均必要量は，維持必要量＋新生組織蓄積量で算出される．なお，新生組織蓄積量は，小児と妊婦において付加される．良質な動物性たんぱく質を用いた窒素出納試験より，

0.66 g/kg 体重/日を窒素平衡維持量とした．日常食混合タンパク質の利用効率は，実測した研究結果より，90%とした．窒素出納値の変動係数 12.5%より，推奨量算定係数は 1.25 とした．これらの値と次式から，たんぱく質の推定平均必要量と推奨量が決定された．

維持必要量(g/kg 体重/日)
　= 良質な動物性たんぱく質における維持必要量(g/kg 体重/日) ÷ 日常食混合タンパク質の利用効率
　= 0.66 ÷ 0.90
　= 0.73

推定平均必要量(g/日) = 維持必要量(g/kg 体重/日) × 参照体重(kg)

推奨量(g/日) = 推定平均必要量(g/日) × 推奨量算定係数

たんぱく質の目標量については，**表 2.8** を参照．

(3) 脂質

脂質の推定平均必要量，推奨量，耐容上限量を算定できるだけの科学的根拠がないため，目安量と目標量が設定された．

(a) 脂質(脂肪エネルギー比率)

n-6 系脂肪酸，n-3 系脂肪酸，飽和脂肪酸，一価飽和脂肪酸の目安量や目標量，摂取量を合計すると，脂肪酸のエネルギー比率は 18 ～ 19%となる．脂質を構成するグリセロールを考慮すると，脂肪エネルギー比率は 20 ～ 21%となることから，これを丸めた 20%を目標量の範囲の下の値とした．コホート研究の結果より，肥満，糖尿病予防，死亡率を考慮すると，エネルギー比率 30%未満が望ましい．このため，目標量の範囲の上の値を 30%とした．

コホート研究
p.33 を参照.

(b) 飽和脂肪酸

飽和脂肪酸は重要なエネルギー源であるが，摂取量を少なくすると心筋梗塞罹患のリスクを小さくすることが示唆されているため，目標量が設定された．

一連の疫学研究およびメタ・アナリシスの結果より，飽和脂肪酸の摂取量の制限と多価不飽和脂肪酸の摂取量の増加が心筋梗塞の発症予防，重症化予防に重要であると考えられる．国民の摂取量および摂取改善の実現可能性を考慮し，平成 28 年国民健康・栄養調査における日本人の飽和脂肪酸摂取量の中央値はエネルギー比率 7%前後であることから，7%以下を目標量(上限)とした．今回は新たに 3 歳以上についても成人と同様の方法で数値を設定した．しかし，1 ～ 2 歳は循環器疾患の危険因子との関連を検討した研究が少なかったこと，日本人の摂取実態のデータが少ないことから，今回は策定を見送った．

メタ・アナリシス
p.33 を参照.

（c）n-6系脂肪酸

日常生活を自由に営んでいる健康な日本人においてn-6系脂肪酸の欠乏が原因となる皮膚炎などの報告がないことから，平成28年国民健康・栄養調査におけるn-6系脂肪酸摂取量の中央値を用いて目安量としている．

n-6系脂肪酸摂取量と循環器系疾患との関係を調べた研究報告は多いが，一致した見解が得られていないため，目標量は設定されなかった．

（d）n-3系脂肪酸

日常生活を自由に営んでいる健康な日本人においてn-3系脂肪酸の欠乏が原因となる皮膚炎などの報告がないことから，平成28年国民健康・栄養調査におけるn-3系脂肪酸摂取量の中央値を用いて目安量としている．

エイコサペンタエン酸(EPA)，ドコサヘキサエン酸(DHA)摂取が冠動脈疾患の予防に効果を示した多くの観察疫学研究およびメタ・アナリシスがあるが，この結果を支持しないメタ・アナリシスもあることから，EPAおよびDHAの目標量の設定は控えられた．

メタ・アナリシスにより，α-リノレン酸による冠動脈疾患予防効果が期待できるが，日本人を対象とした十分な研究がないため，α-リノレン酸の目標量は設定されなかった．

（e）その他の脂質

一価飽和脂肪酸は必須脂肪酸ではないため，目安量は設定されなかった．また，一価飽和脂肪酸の摂取と総死亡率，循環器系疾患についてまとめたメタ・アナリシスにおいて有意な関連は認められていないことから，目標量も設定されなかった．

工業由来のトランス脂肪酸を摂取すると，冠動脈疾患のリスクになることが示されている．しかし，主要な冠動脈疾患危険因子に比べるとそのリスクはかなり小さく，日本人の摂取量はアメリカ人に比べてかなり少ない．このため，目標量は設定されなかった．

（f）コレステロール

経口摂取するコレステロールは，体内で合成されるコレステロールの1/3～1/7を占めるに過ぎず，末梢へのコレステロール補給が一定に保たれるように調節されるため，コレステロール摂取量がそのまま血中総コレステロール値に反映されるわけではない．鶏卵はコレステロール含有率が高いことから，鶏卵の摂取量と疾患のリスクが調べられているが，冠動脈疾患，脳卒中罹患との関連は認められていない．また，コレステロール摂取と虚血性心疾患による死亡率について調べた研究結果については，コレステロール摂取自体が原因ではなく，同時に摂取する飽和脂肪酸摂取量が影響している可能性がある．そこで，脂質異常症を有する者およびそのハイリスク者においては，摂取量を低く抑えることが望ましいと考えられることから，脂質異常症の重症化予防のための量(200 mg/日)として，飽和脂肪酸の表の脚注として記載することとした．

コレステロール摂取量を低めに抑えることが好ましいと考えられるものの，十分な科学的根拠がないため，目標量の算定は控えられた．

（4）炭水化物

炭水化物はエネルギー源としての役割から，食物繊維については生活習慣病の発症予防の観点から目標量が設定された．

（a）炭水化物

炭水化物のおもな役割は，身体活動のエネルギー源や，脳，赤血球，腎尿細管など通常ぶどう糖（グルコース）しか利用できない組織にぶどう糖（グルコース）を供給することである．生体は少なくとも100 g/日のぶどう糖（グルコース）を必要とすることが推定されるが，糖新生が行われるため，この数値は真に必要な最低量を意味するものではない．そこで，十分なたんぱく質量（推奨量付近またはそれ以上）と適度な脂質（目標量の範囲内）を摂取し，それらに由来するエネルギー量と推定エネルギー必要量の差を炭水化物の目標量とすることが適当である．これに基づき，エネルギー比率50～65％が目標量とされた．

（b）食物繊維

食物繊維の摂取が多い者は少ない者に比べて生活習慣病の発症リスクを下げるという報告が多いが，明らかな閾値が存在しない．一方，24 g/日以上の食物繊維の摂取で心筋梗塞による死亡率の低下が，12 g/日未満の摂取で死亡率の上昇が観察されている．しかし，24 g/日以上を目標量として掲げてもその実現可能性は低い．そこで，食物繊維摂取量の中央値（13.7 g/日）と24 g/日の中間値である18.9 g/日を参照値とし，参照体重を用いた外挿値を目標量とした．また，小児からの生活習慣病予防のため，3～17歳に限り，成人と同じ方法で目標量が算出された．

（5）エネルギー産生栄養素バランス

「たんぱく質，脂質，炭水化物とそれらの構成成分が総エネルギー摂取量に占めるべき割合」として，これらの構成比率が目標量として設定された．エネルギー産生栄養素およびその構成成分である各種栄養素の摂取不足を回避するとともに，生活習慣病の発症予防と重症化予防を目的とするものである．その設定には，初めにたんぱく質の量を定め，次に脂質の量を定め，その残余を炭水化物とするのが適切であると考えられた．なお，脂質と炭水化物の目標量はエネルギー比として設定されている．（表2.8を参照）

（a）たんぱく質

たんぱく質摂取量は，少なすぎても多すぎても生活習慣病のリスクになる．そのため，たんぱく質の目標量は下限値と上限値を設定し，範囲として示すこととした．目標量の下限値は推奨量以上であることとし，上限値の設定には耐容上限量を考慮すべきと考えられた．しかし，たんぱく質には耐容上限量が与えられていないため，各種代謝変化に好ましくない影響を与えない摂取量，高窒素血症の発症の予防などの観点から，2.0 g/kg体重/日未満に留めるのが適

Plus One Point

高齢者におけるたんぱく質目標量

高齢者のフレイル予防の観点から，65歳以上の目標量の下限値を13％エネルギーから15％エネルギーに引き上げた．

当という考えが採用された．この理由および試算より，たんぱく質のエネルギー産生栄養素バランスは13～20%エネルギーと設定された．

(6) ビタミン

食事摂取基準を策定するうえで，利用できる科学的根拠はビタミンによって異なる．推定平均必要量を算定した根拠となる研究には，出納試験，要因加算法，その他に分類することができる(**表2.4**)．出納試験や要因加算法で算定された栄養素は少ないことがわかる．

表2.4のその他は，おもに血液や尿など生体指標が用いられており，欠乏症(ナイアシン，ビタミンB_{12})，体内貯蔵量の飽和(ビタミンB_1，ビタミンB_2)，血中濃度の維持(ビタミンB_6，葉酸，ビタミンC)，体内損失の補完(ビタミンA)を指標として設定された．

なお，ビタミンB_1，ビタミンB_2，ナイアシンはエネルギー代謝に関与するビタミンであるため，エネルギー摂取量あたりの値が参照値として用いられた．ビタミンB_6については，指標がたんぱく質あたりのビタミンB_6摂取量と相関することから，たんぱく質摂取量あたりの値が参照値として用いられている．

推定平均必要量を算定するための出納試験や要因加算法，あるいは栄養素摂取量と血液や尿などの生体指標を同時に測定しているような研究がそろっていない場合，目安量として示される．目安量として示されている栄養素の算定方法は，**表2.6**を見ればわかるように国民健康・栄養調査など食事調査が多い．これは，目安量が算定されている栄養素に関して日本人において不足しているという論文などの報告がほとんどないことから，日本人全体で不足はないと判断し，その摂取量の中央値であれば不足にならないという予測から成り立っている．ビタミンDについては，血中25-ヒドロキシビタミンD濃度と摂取量を同時に測定した報告は非常に少なく，推定平均必要量の策定は困難であることから，骨折リスクを上昇させないビタミンDの必要量に基づき，目安量が設定された．策定方法は，アメリカ・カナダの食事摂取基準(15 μg/日)から，日照により皮膚で産生されると考えられるビタミンD(5 μg/日)を差し引き，摂取実態を踏まえて策定した．ビタミンE，ビタミンK，パントテン酸，ビオチンについては，現在の日本人の摂取量程度であれば栄養状態に問題がないと考えられることから，食事調査に基づいて目安量が設定された．

大量摂取による悪影響が認められ，その摂取量に関するデータが報告されているビタミンA，ビタミンD，ビタミンE，ナイアシン，ビタミンB_6，葉酸について，耐容上限量が設定された．その策定根拠は**表2.14**に示した．

(7) ミネラル

成人を対象としたミネラルの耐容上限量の策定根拠を**表2.15**に示した．なお，推定平均必要量の策定根拠は**表2.4**，目安量の策定根拠は**表2.6**，目標量の策定根拠は**表2.8**のようにまとめた．

表2.14　ビタミンの摂取過剰症と成人の耐容上限量

ビタミン名		過剰症	NOAEL[*1]	LOAEL[*2]	耐容上限量
脂溶性	ビタミンA	頭痛，頭蓋内圧亢進，皮膚の落屑，脱毛，筋肉痛，肝臓障害など	—	13,500 μgRAE	2,700 μgRAE[*3] (13,500 ÷ 5 = 2,700)
	ビタミンD	高カルシウム血症	250 μg	1,250 μg	100 μg (NOAEL；250 ÷ 2.5 = 100) (LOAEL；1,250 ÷ 10 = 125)
	ビタミンE	低出生体重児への投与による出血傾向	800 mg	—	800 mg[*6]
	ビタミンK	45 mg/日で認められない	—	—	—
水溶性	ビタミンB_1	設定できるだけの十分な報告がない	—	—	—
	ビタミンB_2	400 mg/日の摂取で認められない	—	—	—
	ナイアシン	消化器系障害(消化不良，下痢，便秘)，肝臓障害(肝機能低下，劇症肝炎)	ニコチンアミド 25 mg/kg 体重	—	ニコチンアミド 5 mg/kg 体重 (25 ÷ 5 = 5)
			ニコチン酸 6.25 mg/kg 体重	—	ニコチン酸 1.25 mg/kg 体重 (6.25 ÷ 5 = 1.25)
	ビタミンB_6	感覚性ニューロパシー	300 mg	—	60 mg[*6] (300 ÷ 5 = 60)
	ビタミンB_{12}	2.5 mg の摂取で認められない	—	—	—
	葉酸	プテロイルモノグルタミン酸による葉酸拮抗作用		5 mg	18 μg/kg 体重[*6] (5 ÷ 57 kg 体重 ÷ 5 × 1,000 ≒ 18)
	パントテン酸	設定できるだけの十分な報告がない	—	—	—
	ビオチン	過剰摂取による健康障害の報告がない	—	—	—
	ビタミンC	3 ～ 4 g/日の摂取で下痢が認められたが，データが不十分	—	—	—

＊1　NOAEL：no observed adverse effect level，健康障害非発現量．
＊2　LOAEL：lowest observed adverse effect level，最低健康障害発現量．
＊3　プロビタミンAカロテノイドを含まない．
＊4　ピリドキシンとしての量．
＊5　プテロイルモノグルタミン酸としての量．
＊6　参照体重を用いて体重比から性別および年齢区分ごとにULを算出．

(a) 多量ミネラル

不可避損失量を補う観点から，ナトリウムの推定平均必要量，カリウムの目安量が策定された．また，減塩は高血圧，がんの発症予防に寄与すると考えられることから，世界保健機関(WHO)が強く推奨している食塩5 g/日と，平成

WHOファクトシート，「塩分の削減」(2020)より．
https://www.who.int/news-room/fact-sheets/detail/salt-reduction

表2.15　ミネラルの摂取過剰症と成人の耐容上限量

ミネラル名		過剰症	NOAEL[*1]	LOAEL[*2]	耐容上限量
多量	ナトリウム	目標量が耐容上限量に近い意図で作成されているので設定しない	—	—	—
	カリウム	腎機能が正常であれば，過剰摂取のリスクは低い	—	—	—
	カルシウム	泌尿器系結石，カルシウムアルカリ症候群，他のミネラル吸収抑制	—	3,000 mg	2,500 mg (3,000 ÷ 1.2 = 2,500)
	マグネシウム	下痢	—	360 mg	350 mg[*3]
	リン	血清副甲状腺ホルモン濃度が増加するが，骨密度への影響は不明	3,686 mg	—	3,000 mg (3,686 ÷ 1.2 ≒ 3,000)
微量	鉄	100 mg/日以上の摂取でバンツー鉄沈着症		100 mg	50 mg(100 ÷ 2 = 50)
	亜鉛	銅吸収阻害による銅欠乏，SOD活性低下，貧血，汎血球減少，胃の不快感	—	60 mg	0.66 mg/kg 体重 (60 ÷ 61 kg 体重 ÷ 1.5 ≒ 0.66)
	銅	血漿・血清銅濃度の上昇	10 mg	—	7mg(10 ÷ 1.5 ≒ 7)
	マンガン	血中マンガン濃度の上昇とマンガンの脳への蓄積	11 mg	—	11 mg
	ヨウ素	甲状腺機能低下や甲状腺腫	—	27 mg	3.0 mg(3,000 μg) (27 ÷ 10 ≒ 3.0)
	セレン	毛髪と爪の脆弱化・脱落	13.3 μg/kg 体重	15.2 μg/kg 体重	6.7 μg/kg 体重[*6] (13.3 ÷ 2 ≒ 6.7)
	クロム	インスリン感受性の低下[*5]	—	1,000 μg	500 μg(1,000 ÷ 2 = 500)
	モリブデン	1,500 μg の摂取で有害な影響は認められない	1,500 μg	—	9 μg/kg 体重 (1,500 ÷ 82 kg 体重 ÷ 2 ≒ 9)

＊1　NOAEL：no observed adverse effect level，健康障害非発現量．
＊2　LOAEL：lowest observed adverse effect level，最低健康障害発現量．
＊3　通常の食品以外からの摂取量として設定．
＊4　NOAEL ではなく，暫定耐容最大1日摂取量として FAO/WHO が定めた値．
＊5　3価クロムとしての量．
＊6　参照体重を用いて体重比から性別および年齢区分ごとに UL を算出．

28年国民健康・栄養調査における食塩摂取量の中央値との中間値未満が目標量(食塩相当量)として設定された．結果として成人におけるナトリウムの目標量は2015年版よりも0.5 g/日引き下げられた．また，高血圧および慢性腎臓病の重症化予防を目的として，新たに6 g/日未満が設定された．

WHO の提案では，高血圧予防に3,510 mg/日のカリウム摂取が望ましいとされるが，現在の日本人成人には実現困難な値である．そこで，現在の日本人の摂取量(中央値)と望ましい値の中間値を目標量算出のための中央値とし，参照体重を用いて目標量が設定された．

カルシウムの推定平均必要量は，要因別の必要量を加算する要因加算法によって策定された．すなわち，カルシウムの体内蓄積量，尿中排泄量，経皮的損失量を合計し，これを見かけの吸収率で除することにより，骨量の維持に必要な摂取量を算定した．

マグネシウムの推定平均必要量は，出納試験によりマグネシウムの出納が0になる摂取量(平衡維持量)とした．

リンについては，推定平均必要量の策定に必要な科学的根拠が少ないため，平成28年国民健康・栄養調査のリン摂取量の中央値を目安量とした．

（b）微量ミネラル

推定平均必要量を策定するうえで利用できる科学的根拠は，各微量ミネラルによって異なる(表2.4)．

出納試験に基づいて策定されている栄養素はモリブデン，要因加算法に基づいて策定されている栄養素は鉄である．その他として，生体指標を用いた体内損失の補完(亜鉛)，血中指標(銅，セレン)，体内蓄積量(ヨウ素)を基に策定されている．科学的根拠に乏しいマンガンとクロムについては，日本人を対象とした食事調査における摂取量に基づいて目安量が策定された．

なお，微量ミネラルにおいては，摂取量と生活習慣病との関連が明らかでないことから目標量は設定されなかった．

バンツー鉄沈着症
バンツー鉄沈着症は，鉄を大量に含むビールの常習的な飲用や鉄鍋からの鉄の混入により，1日当たりの吸収可能な鉄摂取量がおよそ100 mgを超えた場合に発生する．

練習問題

■出題傾向と対策■
策定および活用の基本的事項を問う出題があるため，「総論」を繰り返し丁寧に読み，理解することが必要である．

次の文を読み，正しいものには○，誤っているものには×をつけなさい．

（1）食事摂取基準の目的の1つは，食事療法による疾病からの回復である．

（2）健康な個人と集団のほかに，高齢者ではフレイルに関する危険因子を有していても自立した日常生活を営んでいる者は含まれる．　☜重要

（3）いわゆる健康食品とサプリメントからの栄養素摂取については，食事摂取基準を適用しなくてよい．

（4）食事摂取基準には，習慣的な摂取量について「1日あたり」を単位として示されている．　☜重要

（5）エネルギーおよび栄養素と欠乏症との関係についてのレビューは，PICO形式を用いてリサーチクエスチョンを立てておこなった．

（6）エネルギーの指標であるBMIの範囲は目標とするものであり，エネルギー収支バランスは総合的に判断する．　☜重要

（7）ある人の習慣的な摂取量が推定平均必要量よりも少ない場合，不足している可能性(確率)は50%よりも大きいと判断する．

（8）目安量は確率論に基づいて推定平均必要量から算出される．

（9）ある集団の平均摂取量が目安量よりも少ない場合，不足していると判断する．

（10）推定平均必要量の決め方は栄養素によって異なり，必ずしも欠乏症を指標としていない．　☜重要

(11) 葉酸は赤血球葉酸濃度を維持できる最小摂取量から算定されている.

(12) 耐容上限量の値の算定根拠となるおもな研究方法は実験研究である.

(13) 健康障害非発現量(NOAEL)とは，健康障害が発現したことが知られている習慣的な摂取量の最小値のことである.

(14) 目標量とは，生活習慣病の発症予防を目的として設定された指標である.

重要☞ (15) 食事摂取基準を活用する際，PDCA サイクルに基づく活用を基本とする.

(16) エネルギー産生栄養素バランスの目標量として，たんぱく質，脂質，炭水化物についてそれぞれのエネルギー比率が策定された.

重要☞ (17) エネルギー摂取量の日間変動は，栄養素摂取量の日間変動よりも小さい.

(18) 栄養素摂取量を食事摂取基準と照らしあわせて評価する場合，1 日間の食事記録法による食事調査が最もふさわしい.

3

成長，発達，加齢

■ ■ ■ ■ ■ 3章を理解するためのポイント ■ ■ ■ ■ ■

Point 1

成長・発達・加齢の概念，スキャモンの発育曲線，発育急進期について理解しよう．

Point 2

成長による器官，臓器，体組成の変化，運動・神経機能の発達について理解しよう．

Point 3

加齢による精神や身体の変化を理解しよう．

3.1 成長，発達，加齢の概念

ヒトの一生は，受精にはじまり，胎生期，新生児期，乳児期，幼児期，学童期，思春期，そして成人期を経て高齢期に至る(図3.1)．胎生期は，妊娠中の母体内で成長・発達する．出生後は，これまで母体内で受動的に行われていた呼吸や栄養摂取などを能動的に行うようになり，生活環境の変化に適応していく．出生から思春期までの間は，身体的，精神的な成長や発達がとくに著しいが，それらは一定の速度で起こるのではなく，それぞれのライフステージごとの発育速度には特徴がみられる．成人期は，精神的に成熟し社会的にも自立して活躍する時期であるが，しだいに身体機能や適応力，各臓器の機能が低下しはじめる．労働環境や生活環境による健康への影響をうけやすく，生活習慣病の発症が見られる時期である．女性は，閉経の前後5年間にあたる更年期に，女性ホルモンの分泌量が低下し心身の不調を訴えやすくなる．高齢期になると，加齢に伴う生体機能の低下が顕著に起こる．

(1) 成長，発達，加齢

成長とは，身長，体重，頭囲，胸囲などの伸長や増加といった形態的な変化

受精
着床
出生
胎生期
新生児期 …生後28日まで
乳児期 …生後1歳まで
成長
幼児期 …1歳～就学前まで
学童期 …6歳～11歳まで（小学校在学中）
思春期 …第二次性徴が発現し，身体的・精神的発達が著しい時期，12歳～17歳頃まで
青年期…思春期以降～29歳まで
成熟
成人期
壮年期…30～49歳まで
中年期…50～64歳まで
前期…65～74歳まで
衰退
高齢期
後期…75歳以上
死

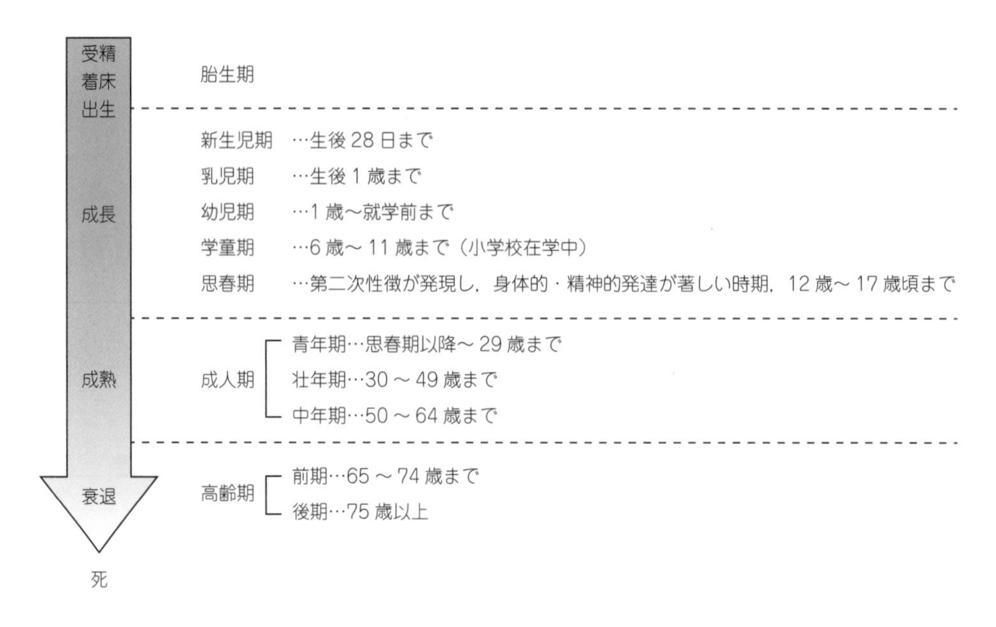

図3.1 ヒトのライフサイクル

の過程を意味する．発達とは，身体活動や言語能力，また各臓器の働きが機能的に成熟していく過程を意味し，発育とは成長と発達を総合した概念である．

加齢とは，生命誕生後の物理的な時間経過のことをいい，加齢に伴い，身体的，生理的機能が不可逆的に低下する過程を老化という．

3.2 成長，発達に伴う身体的・精神的変化と栄養

身体の発育速度は，各臓器や器官によって異なり，その発育パターンを示すものとしてスキャモンの発育曲線がある（図3.2）．器官や臓器の発育パターンを一般型，リンパ型，神経型，生殖型の4つに分類し，各年齢の器官や臓器重量を20歳の重量に対する100分率で表している．

スキャモン〔R.E. Scammon（1883～1952）〕
アメリカの医学者，人類学者．1928年にスキャモンの発育曲線を発表した．

一般型は，身長や体重，胸囲など全身の外形計測値と（頭径を除く）骨格，筋肉，呼吸器，消化器，腎臓，心臓，血液量などの発育パターンを表す．乳幼児期と思春期に著しく発育するため，S字状（シグモイドカーブ）の発育曲線を示す．

リンパ型は，胸腺，リンパ組織，扁桃腺などの免疫能に関連するものが含まれ，出生後から急激な発育を示し，学童期の10～12歳頃に成人の約2倍にまで達するが，その後低下する．

神経型には，脳，末梢神経，視覚器，頭囲などが含まれ，乳幼児期での発育が著しく，脳重量は6歳で成人の約90％になり，学童期の10～12歳頃にほぼ完成する．

生殖型は，睾丸，卵巣，前立腺，子宮などの生殖器の発育パターンを示し，思春期の12歳頃から急速に発育する．これは第二次性徴の時期と一致する．

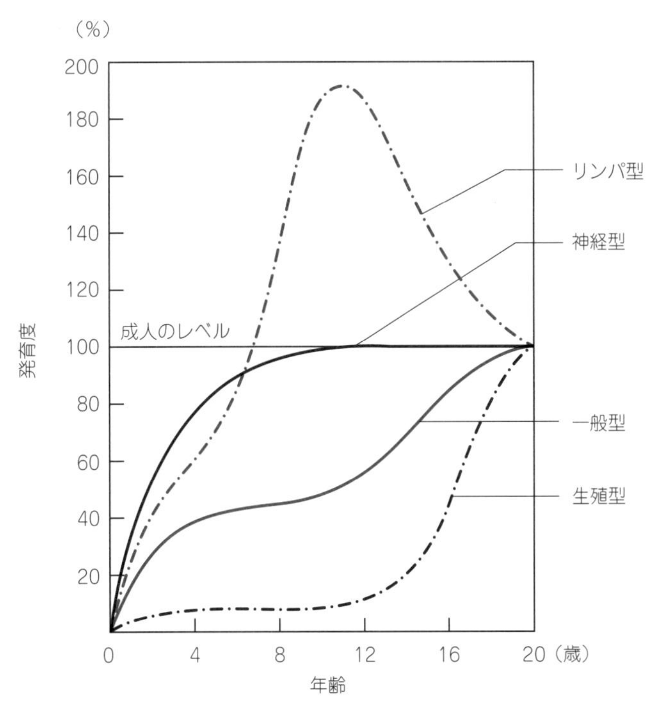

図 3.2　スキャモンの発育曲線
※ 20 歳(成人のレベル)までの各器官・臓器の増加量を 100%とした，生後の各器官・臓器の増加量の大きさとする．

(1) 身長，体重，体組成の変化

(a) 身長と体重，その評価

出生時の身長は約 50 cm であり，生後 3 か月までに約 10 cm 伸び，1 歳で出生時の約 1.5 倍，4 歳で約 2 倍，12 歳で約 3 倍になる(表 3.1，表 3.2)．身長の増加は，幼児期で約 7 cm(1 年間)，学童期は約 5 ～ 6 cm，思春期の発育急進期(成長スパート)では，約 8 ～ 10 cm 増加する．女子の発育急進期は男子に比べて 2 ～ 3 年早く，9 歳頃から身体発育が著しくなる．

体重は，出生時は約 3 kg であり，3 ～ 4 か月で約 2 倍，1 歳で約 3 倍，4 歳で約 5 倍になる．体重の増加は幼児期で約 1.5 kg(1 年間)，学童期は約 2 ～

発育急進期(成長スパート)
身長や体重が急激に発育する時期のことで，乳児期や幼児期前半に第一次発育急進期があり，学童期の後半から思春期(女子は 9 ～ 11 歳頃，男子は 11 ～ 13 歳頃)に第二次発育急進期がみられる．

表 3.1　乳幼児の身長と体重の平均値

	男子		女子	
	身長(cm)	体重(kg)	身長(cm)	体重(kg)
出生時	48.7	2.98	48.3	2.91
1 年 0 ～ 1 月未満	74.9	9.28	73.3	8.71
2 年 0 ～ 6 月未満	86.7	12.03	85.4	11.39
3 年 0 ～ 6 月未満	95.1	14.10	93.9	13.59
4 年 0 ～ 6 月未満	102.0	15.99	100.9	15.65
5 年 0 ～ 6 月未満	108.2	17.88	107.3	17.64
6 年 0 ～ 6 月未満	114.9	20.05	113.7	19.66

厚生労働省，「平成 22 年乳幼児身体発育調査報告書」より改変．
https://www.mhlw.go.jp/toukei/list/dl/73-22-01.pdf

表 3.2　5～17 歳の年齢別身長と体重の平均値

		男子		女子	
		身長(cm)	体重(kg)	身長(cm)	体重(kg)
幼稚園	5 歳	110.3	18.9	109.4	18.5
小学校	6 歳	116.5	21.4	115.6	20.9
	7 歳	122.5	24.1	121.5	23.5
	8 歳	128.1	27.2	127.3	26.4
	9 歳	133.7	30.7	133.4	30.0
	10 歳	138.8	34.1	140.1	34.1
	11 歳	145.2	38.4	146.8	39.1
中学校	12 歳	152.7	44.0	151.9	43.7
	13 歳	159.8	48.8	154.9	47.2
	14 歳	165.3	54.0	156.6	49.9
高等学校	15 歳	168.4	58.6	157.1	51.6
	16 歳	169.9	60.6	157.6	52.5
	17 歳	170.6	62.4	157.8	52.9

文部科学省，「平成 30 年度学校保健統計(学校保健統計調査報告書)」，(2019)より改変．
https://www.mext.go.jp/component/b_menu/other/__icsFiles/afieldfile/2019/03/25/1411703_03.pdf

3 kg，思春期では身長のスパート開始から約半年遅れて体重が増えはじめ，1 年間で男子は約 6 kg，女子は約 5 kg の増加をピークに成長する．思春期以前は男女の体格にほとんど差はないが，発育急進期の成長が男子の方が大きいため，これが成人での体格の男女差となる．

身体的成長の評価には，身体計測値が性別・年齢別に適切な範囲にあるか，増加率が適切であるかを成長曲線によって評価できる．また，各ライフステージに応じた**体格指数**(カウプ指数，ローレル指数，肥満度，BMI など，5 章，6 章，7 章を参照)を用いた評価も行われる．

頭部と身長の割合は，新生児では，頭部の発育が他の部分よりも早いため 1：4 (4 頭身)であるが，幼児期には 1：5～6 となり，成人期では 1：8 となる．

(b) 体組成

新生児の体水分率は約 80%であるが，その後低下し，成人では約 60%，高齢期には約 50%となる(図 3.3)．**細胞内液**は，新生児から成人期までほとんど同程度の割合である一方，**細胞外液**(血漿，リンパ液，間質液など)の割合は加齢によって低下する．新生児や乳児は，体重あたりの表面積が成人に比べて大きいため，**不感蒸泄**や発汗からの水分損失が多い．また，腎機能も未熟であるため尿濃縮率が低く，尿量も多いことから脱水を起こしやすい．水分の必要量は，体重 1 kg あたりで見ると成人に比べて乳幼児期で多くなる．

体脂肪率は，出生時は約 12%，出生後急激に上昇し 6 か月頃には約 25%，1 歳頃には最大となり 30%程度に達する．1 歳を過ぎる頃から 8 歳頃までは，筋肉の発達とともに，相対的に低下する．しかし，思春期には急激な成長に先立

低出生体重児
出生体重が 2,500 g 未満の児を低出生体重児，1,500 g 未満の児を極低出生体重児，1,000 g 未満の児を超低出生体重児という．早産に伴う未熟性や，低栄養による子宮内発育不全により生じる．詳しくは，5 章を参照．

体格の評価
体格の評価には，身長や体重から算出した体格指数が用いられる．乳幼児にはカウプ指数がよく使用される．この時期は年齢によって身体のバランスが変化するため，年齢により判定基準が異なる．学童期にはローレル指数や肥満度，成人では BMI がよく用いられる．

新生児の頭囲と胸囲
新生児の頭囲は約 33 cm で，1 歳で 45 cm，3 歳で 50 cm となる．新生児の頭囲は胸囲よりすこし大きく，1 歳頃に等しくなり，その後胸囲が頭囲を上回る．

不感蒸泄
発汗以外の皮膚からの蒸発や，呼吸気道からの蒸発による水分喪失のことをいう．条件により変動するが，成人で 1 日に約 900 mL 程度である(皮膚からが約 600 mL，呼気からが約 300 mL)．

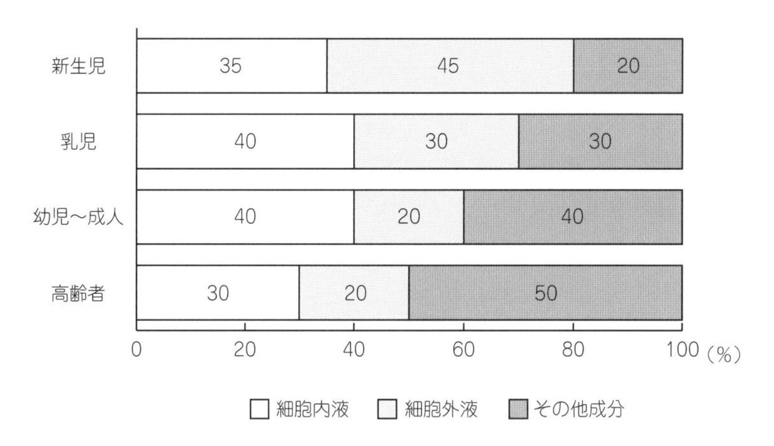

図3.3 ライフステージによる体水分量の割合
※数値は体重に対しての比率．

ちとくに女児において顕著に上昇する．脂肪組織の発達は，周産期から乳幼児期と，思春期前から思春期にかけての2つの時期に大きな変化がある．

（2）消化，吸収

咀嚼機能は，乳歯が生えそろう3歳頃に獲得され，大人の食事に近い食物の摂取が可能になる．6歳頃からは永久歯が生えはじめ，徐々に硬い食物が食べられるようになる．糖質，たんぱく質，脂質の消化吸収能は，とくに新生児や乳児では未熟なため，発達に応じた栄養管理が重要になる．

歯の成長
乳歯は約6～9か月頃に生えはじめ，2歳半～3歳頃に生えそろい，この時期に咀嚼機能は完成する．永久歯への生え変わりは，学童期の6歳頃からはじまり，12～13歳頃に終了する．後期高齢者の自分の歯は平均して16本である．後期高齢者の約半数は，自分の歯を20本以上持っているが，約3割が総義歯を使用している．

（a）糖質

多糖類の消化は，唾液アミラーゼの作用からはじまり，小腸内における膵液のアミラーゼがおもに作用して分解する．新生児では，唾液分泌量や，唾液中のアミラーゼ含量，膵アミラーゼの分泌量は少ないが，その後，十二指腸内のアミラーゼは徐々に上昇し，幼児期にあたる3歳頃には成人と同レベルに達する．二糖類の乳糖は，母乳中に含まれる糖質の約95%を占め，乳児にとって非常に大切な糖質である．出生時には，ラクターゼ(乳糖分解酵素)は成人と比べて高いが，ミルクや乳製品の摂取と摂取期間に影響され，授乳期をピークに徐々に低下する．

（b）たんぱく質

タンパク質分解酵素であるペプシンの活性は，出生時は成人の10%以下であり，またペプシン活性に必要な胃酸の分泌能も30%以下と低い．しかし，ペプシン活性は，生後2日目には出生時の4倍程度になり，幼児期の2歳頃には体重あたりのペプシン分泌能は成人と同程度になる．また，膵臓の消化酵素のうちタンパク質分解酵素の活性は，糖質や脂質の分解酵素に比べて新生児においても比較的高い．これらのたんぱく質の消化吸収能は2～3歳頃まで発達を続け，成人レベルに近づく．

（c）脂質

脂質の分解酵素である膵リパーゼ活性や，肝臓から分泌される胆汁酸濃度は，新生児や乳児では成人に比べて低く，脂質の消化吸収不全が起こりやすい．血清リパーゼ値は，1歳までに成人の約80%に達し，その後，徐々に上昇する．

（d）栄養素の吸収

摂取された食物は，上記に示した消化酵素などにより分解され，単糖，アミノ酸やジペプチド，そして脂肪酸やモノグリセリドに胆汁酸が加わり形成されたミセルとなり，小腸の吸収上皮細胞から吸収される．食物を効率よく消化吸収するためには，消化器の運動機能が正常に保たれている必要がある．しかし，新生児や乳児では，消化器の運動能が未熟なため，嘔吐や下痢を起こしやすい．また，乳児では，胃の入り口にある噴門の括約筋が未発達であるとともに，胃の形状が筒状であるため，胃の内容物が逆流しやすく溢乳（いつにゅう）が起こりやすい．

溢乳
授乳後，乳汁が逆流し口から流れ出てくることであり病的なものではない．空気を飲み込んだり，授乳量が多すぎる，また授乳のスピードが早すぎることにより生じる．

（3）代謝

体重あたりの**基礎代謝量**（**基礎代謝基準値**）は，1～2歳が最も高値を示し，加齢に従い低下する．また，小児（1～17歳）では，成長に伴う組織の合成や増加のため，必要となるエネルギー量は増大する．

乳幼児は，体重あたりの体表面積が成人に比べて大きく，断熱効果をもつ皮下脂肪も少ないことに加え，汗腺の発達も未熟なため，環境により体温が変化しやすい．体温調節機構は，10歳頃に成人と同程度にまで発達する．

（4）免疫

新生児は，胎児期に胎盤を経由して母親から移行した**免疫グロブリン**（**IgG**）により保護されているが，母親由来のIgGは出生後に減少し，6か月頃に消失する．新生児の免疫機能は徐々に発達するが，乳幼児期は未熟であるため感染に対する抵抗力は弱く，学童期に成人とほぼ同程度にまで発達する．

（5）運動，知能，言語，精神，社会性

運動機能や脳・神経機能はとくに幼児期に急激に発達する．運動は，座る，歩くなどの身体全体のバランスを必要とする**粗大運動**と，手先の細かい協調を必要とする**微細運動**に分けられる．これらの発達速度は一定ではなく，粗大運動の発達が微細運動の発達より先行して起こる（**表3.3**）．

スキャモンの発育曲線において，神経型は，一般型やリンパ型，生殖型より発育が早く，出生時の脳重量は約300 gであるのに対して4～6歳には1,200～1,500 g（成人の約95%）にまで増加する．したがって，幼児期において知能や言語，精神発達は著しい．言語発達は，生後1～1歳半の間に意味のある単語がみられ，その後，語彙が急速に増加し，2歳前で二語文を，3歳前に自分の名前や年齢が言えるようになり，5歳頃には普通の会話ができるようになる．情緒は，乳児期の興奮，快･不快からはじまり，幼児期に怒り，おそれ，嫉妬，不安，喜び，悲しみなどの感情が分化し完成する．2歳前後には自己主張が強くなり，いわゆる反抗期がおとずれるが，これは自我の芽生えの表れである．

表3.3 標準的な乳幼児の発達

	粗大運動	微細運動	社会性	発語
3～4か月	首がすわる	おもちゃを握る	あやすと声を出して笑う	キャーキャー声を出す
6～7か月	座位を保つ(数秒)	おもちゃを持ち替える	人見知りをする	マやバなどの声を出す
9～10か月	つかまり立ちをする	積み木を打ち合わせる	身振りをまねる	喃語(なんご)が出る
1歳	1人で立つ(数秒)	なぐり書きをする	親の後追いをする	意味のある言葉(1つ)を言う
1歳半	走る	2～4個の積み木を積む	簡単な手伝いをする	意味のある言葉(3つ)を言う
2歳	ボールをける	6～8個の積み木を積む	親から離れて遊ぶ	二語文を話す
3歳	片足立ち(2秒)をする	丸を模写する	ままごとで役を演じる	三語文を話す
4歳	ケンケンができる	人物画(3つ以上の部位)を描く	簡単なゲームを理解する	四～五語文を話す
5歳	スキップができる	人物画(6つ以上の部位)を描く	友達と協力して遊ぶ	自分の住所を言う
6歳		紐を結ぶ		自分の誕生日を言う

厚生労働省,「子どもの心の診療医の専門研修テキスト」, 厚生労働省雇用均等・児童家庭局(2008)より改変.
https://www.mhlw.go.jp/bunya/kodomo/pdf/kokoro-shinryoui03.pdf

喃語
生後2～3か月頃に出てくる「アー」「ウー」など口や唇を使わない声のこと.

この時期には，偏食などが起こりやすい．4歳頃には社会性も増大してくる．学童期・思春期には，客観的，抽象的，論理的な思考をするようになるとともに，自我に目覚め，親への依存が少なくなる．一方，親や大人に頼りたいという気持ちもあるため，精神的に不安定な時期である．

(6) 食生活，栄養状態

(a) 新生児・乳児期

栄養摂取は，新生児の乳汁栄養からはじまり，乳児期の5，6か月頃から離乳食を開始して幼児食へと移行する．乳児期は，一生のうちで最も成長速度が大きい時期であり，体重あたりのエネルギーおよび栄養素の必要量は成人より多いため，エネルギーや栄養素を過不足なく摂取することが大切である．離乳を開始する乳児期は，咀嚼，嚥下などの摂食機能や五感の発達，親子の関係づくりにも重要な時期である．

(b) 幼児期

幼児期は，乳児期に次いで心身の発育が著しい時期であり，多くのエネルギーを必要とするが，消化・吸収機能や排泄機能が未熟であるため，発達に応じた食事が必要になる．一度に多くの食事を摂取できないため，3食の食事に加えて，食事の一部として間食を取り入れる．この時期には，精神機能の発達に伴い，偏食などの問題が生じることがある．幼児期に身に付けた食習慣は，その後の成長や健康にも影響するため，望ましい食習慣を習得することが大切である．

（c）学童・思春期

学童・思春期は，前半は緩やかな成長や発達が，後半からは発育急進期が見られる．とくに身長や体重の増加が著しく，エネルギーや栄養素が一生の中で最も多く必要になる．

思春期は，カルシウムの蓄積量と吸収率が急激に増加するため，この時期に骨量を蓄積することは重要である．学童期や思春期は，親の管理下からしだいに離れていく時期であり，食物の選択の機会が増えるとともに朝食の欠食や間食，夜食などの不適切な摂取，孤食や個食，食生活の乱れが見られることがある．これらの食行動は，肥満や貧血，さらには成人期での生活習慣病の発症にもつながるため注意が必要である．

3.3 加齢に伴う身体的・精神的変化と栄養

加齢に伴い，身体的・生理的機能はしだいに低下していく（図3.4）．その過程を老化というが，メカニズムはまだ明らかではなく，さまざまな老化学説が存在する．老化の機構は，遺伝因子と環境因子の2つの因子に偶然の因子が関連して起こり，これらが複雑に関連しながら進行するものと考えられている（第8章を参照）．

ヒトの遺伝性疾患のなかには，老化現象が若いときから現れる早期老化症候群（早老症）が存在し，20〜30歳代で白内障やインスリン非依存的糖尿病，骨粗鬆症，動脈硬化，悪性腫瘍などの老化の兆候が認められるウェルナー症候群や，10代で動脈硬化による脳血管障害や心血管障害が発症するハッチンソン・ギルフォード・プロジェリア症候群がある．それぞれの疾患の原因遺伝子は特定されているが，老化が促進するメカニズムはまだ解明されていない．

老化をもたらす環境因子の1つに，酸化ストレスがあげられる．生体内で発生した活性酸素は，細胞膜やタンパク質，核酸などの細胞構成成分を傷害し，機能低下をもたらし老化を引き起こす．これらの酸化傷害の蓄積量や生体の酸化ストレスに対する防御能が寿命と関連すると考えられている．細胞レベルでは，染色体末端のテロメアと呼ばれる短く反復した塩基配列の短縮が，細胞の寿命を制御していると考えられている．

加齢による機能低下の特徴には，通常備わっている予備力の低下，すなわち負荷がかかったときに耐えられるよう身体の機能がもっている能力が低下する．また，恒常性機能の低下や個人差の増大，組織の脆弱化，病気や怪我の回復の遅延などがある．

共食（きょうしょく）と孤食（こしょく）

家族や友人など誰かと食事を共にする共食に対して，1人で食事を摂ることを孤食という．近年，「ひとり親世帯」，貧困状況の子ども，高齢者の1人暮らしなどが増え，家族の状況や生活の多様化により家族との共食が難しい人も増えている．共食は，食を通じたコミュニケーションや食育を行う大切な時間となるため，共食の推進がなされている．

さまざまな「こ食」

「こ食」には「孤食」以外にも，複数人で食卓を囲んでいるが食事内容がそれぞれ異なる「個食」，子どもだけで食べる「子食」，必要以上に食事量を制限する「小食」，同じ物ばかり食べる「固食」，濃い味付けの物ばかり食べる「濃食」，パンや麺類など製粉された穀物由来の食物ばかり食べる「粉食」などがある．「こ食」は，栄養バランスがとりにくい，食嗜好が偏りがちになる，コミュニケーション能力が育ちにくい，食事マナーが伝わりにくいなど食に関する問題を増加させる環境要因となりうる．

老化

老化は，加齢にともない全てのヒトに生じる生理的老化と，老化の過程が遺伝的要因や環境要因などにより著しく加速され病的状態を引き起こし，一部のヒトにのみ起こる病的老化に大別される．

テロメア

染色体DNAの末端部分にある繰り返し配列のことで，DNAの損傷や変性を防ぎ染色体末端を保護し，染色体が安定に存在するために必要な領域である．細胞分裂のたびに徐々に短縮して，一定の長さより短くなると細胞分裂を停止する．すなわち，テロメアが細胞分裂を数える物差しとなり，細胞の寿命を調節しているといえる．

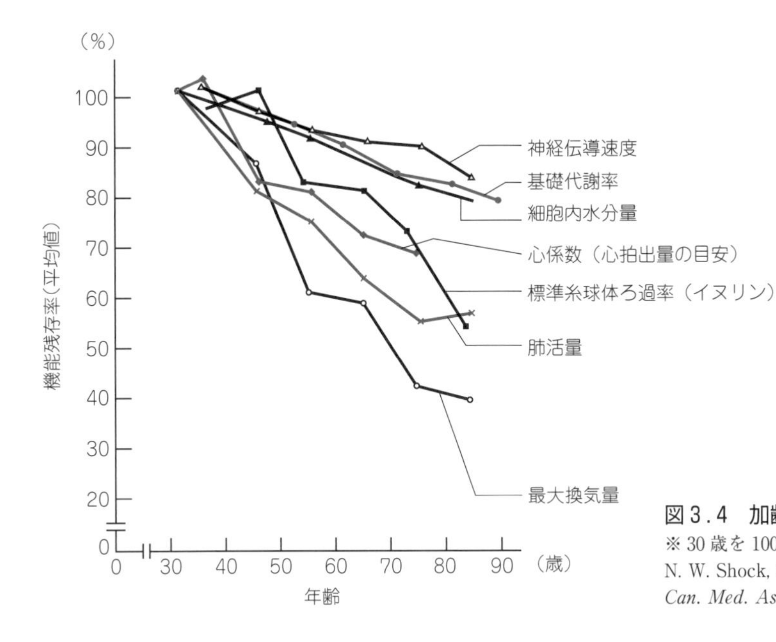

図3.4　加齢による生理機能の変化
※ 30歳を100%とする
N. W. Shock, Physical activity and the "rate of ageing", *Can. Med. Assoc. J.*, **96**,836, (1967)より改変.

(1) 加齢による体組成の変化

加齢とともに体の構成成分も変化する．特徴として，体タンパク質および生体の細胞数の減少，体水分量の低下，骨組織の減少が見られる．また，身体活動量も低下し，筋肉の萎縮による筋肉量の減少や筋力低下が起こる．

加齢とともに骨格筋を主体とする除脂肪体重は減少するが，体脂肪量は変化しない．また，インスリンの標的組織である骨格筋の減少に伴い体脂肪率が増加するため，インスリン抵抗性は増大する．

高齢者では，体水分量の減少や腎機能の低下により脱水を生じやすく，さらに口渇感を感じにくいため重篤な状態になりやすく，注意が必要である．

除脂肪体重
全体重のうち体脂肪を除いた筋肉や骨，骨髄，内臓などの総量のことをいう．除脂肪組織の減少は，内臓機能の低下や感染に対する抵抗力の低下，創傷治癒の遅延などにつながる．

(2) 加齢による消化，吸収の変化

加齢に伴う舌の運動機能や唾液分泌量の低下，歯の喪失が複合的に作用し，咀嚼機能の低下が生じる．また嚥下筋力の低下や，腫瘍などによる咽頭や食道の狭窄，脳血管障害による嚥下中枢麻痺などから嚥下機能も低下をきたす．咀嚼・嚥下障害は摂食量の低下につながり，低栄養をもたらす要因となる．さらに，食物の誤嚥を起こしやすくなり，誤嚥性肺炎のリスクも高まるため，咀嚼・嚥下機能低下の原因や障害の程度を正しく評価し，適切な食事形態の選択や摂食・嚥下訓練を行うことが重要である．

加齢により，食道粘膜の萎縮や蠕動運動の異常が起こりやすくなる．下部食道括約筋部の一過性に起こる弛緩により食物が胃から逆流し，胃酸の刺激による逆流性食道炎が起こることがある．

これまで胃粘膜萎縮や慢性胃炎の原因は胃の加齢変化と考えられていたが，近年，ヘリコバクター・ピロリの感染により起こる可能性が示されている．

小腸は絨毛の短縮や運動能の低下，消化吸収能力の軽度な低下が知られてい

るが，腸管の長さが正常な場合は臨床的な問題にはならないとされている．大腸では，筋層や結合組織の萎縮などから運動機能の低下が生じる．さらに排便反射の低下，腹壁の筋力低下による排便圧力の低下，腸内細菌叢の変化，服薬などが影響し，高齢者では便通異常が起こることがある．

（3）加齢代謝の変化

加齢により骨格筋量の低下などから基礎代謝は低下するが，個人差は大きい．また，一般に身体活動量も減少するためエネルギー消費量も低下する．

高齢者は皮膚の血管収縮や拡張など血管運動の低下や，発汗の減少により体温調節機能が低下する．さらに皮下組織の脂肪量が減少するため，体温の保持機能も低下する．

（4）加齢による免疫機能やその他の機能変化

（a）免疫

加齢により免疫機能は低下を示す．なかでも獲得免疫の機能低下が著しく，感染症罹患のリスクが高くなる．一方で，炎症反応は亢進することが知られており，慢性の炎症状態となる．また，加齢に伴ってさまざまな器官においても機能低下が生じる（図3.4）．

自然免疫と獲得免疫
自然免疫とは，生体防御の最前に位置する機構で，侵入した病原体や異常になった自己の細胞を感知し，それを排除する仕組みである．おもに好中球やマクロファージなどの食細胞が病原体を貪食し分解する．獲得免疫とは，感染した病原体を特異的に見分け，それを記憶し再び同じ病原体に出会った時に効果的に排除できる仕組みのことで，自然免疫に比べて応答までにかかる時間は長い．おもにT細胞やB細胞といったリンパ球が機能し，抗原認識や抗体産生が行われる．

（b）生殖系

生殖系では，閉経の前後5年間にあたる**更年期**において，女性ホルモンの**エストロゲン**や**プロゲステロン**の分泌量が低下し，ホルモンバランスが破綻することで脂質代謝や骨代謝に影響を及ぼす．また，自律神経系にも影響し，のぼせ感や冷え性，めまい，疲労感，不安などの不定愁訴が現れる．男性においても，加齢による生殖腺機能の低下に伴った症状が生じることがあるが，男性ホルモンであるテストステロンの低下は緩慢であるため，女性での症状がより顕著である．

（c）循環器系

循環器系では，心臓重量は通常加齢により大きく変化しないが，加齢とともに心筋の繊維化が起こり，心筋の間に過酸化脂質が重合したリポフスチンやアミロイドが蓄積する．負荷がかかったときに心拍出量を増大させる予備力は加齢により低下する．血管壁は厚く，また硬くなり伸展性が低下することで，収縮期血圧は上昇，拡張期血圧は低下するとともに，血圧の日内変動も大きくなる．

（d）呼吸器系

呼吸器系は加齢による機能低下が比較的大きい器官である．加齢による変化として，呼吸筋の筋力低下，肺の弾性収縮力の低下などがあり，肺活量の減少が見られる．加齢により増加する代表的な呼吸器疾患の1つに**慢性閉塞性肺疾患（COPD）**がある．

COPD
chronic obstructive pulmonary disease，慢性閉塞性肺疾患．8章を参照．タバコ煙を主とする有害物質を長期にわたり吸入，曝露することで，気管支や肺胞などの組織に炎症が起こり，肺機能に障害が生じる進行性の疾患のことをいう．

（e）腎・泌尿器系

腎・泌尿器系において，腎機能は加齢による影響をうけやすく糸球体ろ過率の低下や，抗利尿ホルモンに対する反応性の低下による尿濃縮能や希釈能の低下が起こる(図3.4)．膀胱容積の減少や膀胱排尿筋の過活動，収縮力の低下などから頻尿，尿失禁，排尿困難などが生じる．

(f) 脳・神経系

脳・神経系の形態的変化として，脳の萎縮，脳重量の減少が生じる．生理的変化として細胞数の減少，シナプスの減少，1つひとつの神経細胞機能の低下などがあり，病的な変化としてアルツハイマー病で見られるアミロイドβなどの異常物質の蓄積などがある．脳の機能は，精神や心理面ならびに社会性とも関連する．

(5) 加齢による運動，知能，言語，精神，社会性の変化

(a) 運動

加齢は，運動器の骨，関節，筋肉にさまざまな影響を及ぼす．骨量が減少することにより骨粗鬆症や骨折のリスクが高くなり，また，関節は変性し，変形性関節症の原因となる．運動不足や低栄養により筋肉量は減少し(サルコペニア)，転倒リスクが高くなる．このように運動器が障害され，「立つ」「歩く」といった機能(移動機能)が低下すると，寝たきりや要介護のリスクが高くなり(ロコモティブシンドローム)，心身機能の低下(虚弱，フレイル)につながるため，これらの機能低下の予防が重要になる．

(b) 認知機能

加齢が進み高齢になると，自分の置かれた状況が理解できず，日常の動作や作業，他者とのコミュニケーションに障害が生じることがある．これは，記憶力や判断力などの認知機能が低下することによる．

加齢とともに，記憶，推論，処理，抑制などの能力は低下しやすい．その一方で，知識や経験，文化的要因の影響をうける，語彙，言語的知識，社会的知識，理解力，洞察力などの能力は，高齢になっても維持されやすい．これら認知機能の加齢変化は，個人の経験的な要素に大きく影響される．

(c) 精神，社会性

加齢により人格に変化がみられる場合があるが，これは，認知機能が低下し，自分を抑える能力が弱まったため，もともとの人格の偏りが強調された状態の表れである．その結果，感情や情動の調節障害，社会適応性の変化が生じる．また，認知症などの脳の器質的病変により人格傾向が量・質的に変化する場合もある．

高齢者は，社会や家庭での役割などの社会的喪失，友人や伴侶など人間関係の喪失，経済的喪失，健康の喪失などの連続により，抑うつ気分が増大しやすく，意欲の低下が起こりやすい．抑うつ気分は精神機能だけでなく，身体機能の低下や心身の虚弱につながるため，そのようなサインを見逃さないように留意する必要がある．

（6）加齢による食生活，栄養状態の変化

高齢者では，身体活動量の低下，消化や咀嚼・嚥下機能の低下，心理的要因，服薬の影響，味覚機能の低下などから食欲不振を生じることがあり，さらに摂食量が低下すると低栄養に陥る．低栄養，とくにたんぱく質・エネルギー低栄養状態(PEM)は，要介護状態を招き，QOLの低下につながる危険因子である．また，感染症，褥瘡（じょくそう），創傷治癒の遅延，骨格筋委縮などを誘導し，さまざまな健康障害を引き起こしてしまうため，早期の対応が必要になる．平成30年国民健康・栄養調査〔2020（令和2）年〕では，65歳以上の高齢者の低栄養傾向の者(BMI ≦ 20 kg/m^2)の割合は，男性10.3%，女性20.3%と報告されている．超高齢社会を迎えたわが国にとって，高齢者の低栄養予防は重要な課題の1つである．

Plus One Point

塩味閾値の上昇

加齢に伴い感覚機能が低下する．味覚では，塩味を感じにくくなる．すなわち塩味を感じる最小濃度が高くなり，これを塩味閾値の上昇という．

PEM

protein-energy malnutrition，たんぱく質・エネルギー低栄養素状態

練習問題

次の文章を読み，正しいものには○，誤っているものには×をつけなさい．

（1）新生児期は一生のうちでもっとも成長速度が大きく，1歳までに身長は2倍，体重は4倍となる．

（2）出生体重が2,000 g未満児を低出生体重児という．

重要☞ （3）体重あたりの水分量は成長に伴い増大する．

（4）体水分量に占める細胞外液の割合は，新生児期より成人期の方が大きい．

重要☞ （5）微細運動の発達は，粗大運動の発達に先行する．

（6）体重あたりの基礎代謝は，1～2歳が最も高値を示す．

（7）乳歯が生えはじめるのは，6か月頃である．

（8）頭囲と胸囲が同じになるのは，4歳頃である．

（9）体重1 kgあたりの水分必要量は，成人期より幼児期の方が多い．

（10）脳の重量は6歳で成人の約60%になる．

（11）リンパ組織の機能的成長は学童期で最低となる．

重要☞ （12）スキャモンの発育曲線において，一般型は新生児期と学童期に急激に増加し，シグモイドカーブを示す．

（13）神経系は，乳幼児期に急激に成長し，12歳ごろに完成する．

（14）年間のカルシウム蓄積量は，成人期に最大となる．

重要☞ （15）高齢期では，体重の低下に伴い体脂肪率は低下する．

（16）加齢に伴い細胞内テロメアは長くなる．

（17）加齢に伴い血管抵抗は増大する．

（18）呼吸器は加齢による機能低下が大きく，肺活量は減少する．

重要☞ （19）塩味閾値は高齢者で低下する．

重要☞ （20）唾液分泌量は高齢者で増加する．

■出題傾向と対策■

スキャモンの発育曲線の特徴，および成長，発達，加齢に伴う身体的変化の特徴については，とくに理解しておこう．

4

妊娠期，授乳期

■ ■ ■ ■ ■ 4章を理解するためのポイント ■ ■ ■ ■ ■

Point 1

妊娠の成立から出産までについて，生理的変化を理解しよう．

Point 2

妊娠期・授乳期に必要な栄養ケアについて正しく理解しよう．

妊娠期は受精卵が着床してから分娩までの約280日間(約10か月間)であり，初期(〜13週6日)，中期(14週0日〜27週6日)，後期(28週0日〜)の3期に区分される．妊娠期の過ごし方や栄養状態は，母体の健康や胎児の発育のみならず，母子それぞれの将来にも影響を及ぼすため，栄養に関する正しい知識と理解が必要である．

授乳期は，妊娠や分娩によって生じた母体の変化が妊娠前の状態に戻るまでの産褥(さんじょくき)期および乳児に授乳する期間である．母体回復(子宮復古)と乳汁産生のために適切な栄養摂取を心がけることが大事である．

4.1 妊娠期・授乳期の生理的特徴

(1) 妊娠の成立・維持

女性では，思春期になるとさまざまな女性ホルモンの分泌が盛んになる(表4.1)．

脳下垂体前葉から分泌される卵胞刺激ホルモン(FSH)と黄体形成ホルモン(LH)により，卵巣内にある原始卵胞が一次卵胞，二次卵胞(発育卵胞)になり，さらに成熟して成熟卵胞(グラーフ卵胞)となる(図4.1)．成熟卵胞ではエストロゲン(卵胞ホルモン)を産生し，この分泌が急増すると間脳の視床下部から性腺刺激ホルモン放出ホルモン(GnRH)が分泌されて黄体形成ホルモン(LH)の分泌が促進され，卵子が放出される(排卵)．排卵は左右の卵巣から毎月1回ずつ交互に起こる．

FSH
follicle-stimulating hormone，卵胞刺激ホルモン．

LH
luteinzing hormone，黄体形成ホルモン．

卵子と精子
排卵から24時間が経過すると卵子は死滅する．卵巣には数百万個の原始卵胞が存在するが，排卵される卵子の数は生涯で約500個である．精子は1回の射精で約3億個が放出されるが，弱酸性の膣のなかでは大部分が死滅し，卵管に到着するのはわずかである．精子が体内で生存できる期間は2〜3日である．

表 4.1　女性の生殖に関与するホルモン

内分泌器官	脳下垂体				卵巣		胎盤	
	前葉			後葉	成熟卵胞	黄体		
ホルモン	卵胞刺激ホルモン(FSH)	黄体形成ホルモン(LH)	乳腺刺激ホルモン(プロラクチン)	子宮収縮ホルモン(オキシトシン)	卵胞ホルモン(エストロゲン)	黄体ホルモン(プロゲステロン)	ヒト絨毛性ゴナドトロピン(hCG)	ヒト胎盤性ラクトゲン(hPL)
作用部位	卵巣	卵巣	乳腺	子宮 乳腺	卵巣 胎盤	卵巣 胎盤	胎盤	胎盤
生理作用	卵胞の発育と成熟を促進し，エストロゲンの分泌を促進する	排卵を促進し，黄体形成とプロゲステロン産生を促進する	乳腺を刺激し，乳汁分泌を促進する．プロラクチン放出抑制因子により抑制されている	子宮筋を収縮し，乳汁を射出させる	卵胞成熟，排卵促進，子宮内膜の増殖を促進，乳腺における乳管系の発達を促進する作用をもつ	卵の着床のために子宮内膜の粘膜分泌を促進し，妊娠の持続，乳腺の発育，排卵の抑制，基礎体温の上昇などの作用がある	胎盤絨毛において妊娠の初期(4～8週)に分泌され，胎盤が十分な量のプロゲステロンを産生できるようになるまでの期間，黄体を刺激し，黄体機能を延長させて妊娠を持続させる．妊娠早期診断に用いられる	胎盤から母体血中に分泌され，胎児発育促進作用を有する．切迫流産や胞状奇胎では低値を示す

灘本知憲 編，『応用栄養学(第4版)』，〈新食品・栄養科学シリーズ〉，化学同人(2015)を参考にして作成．

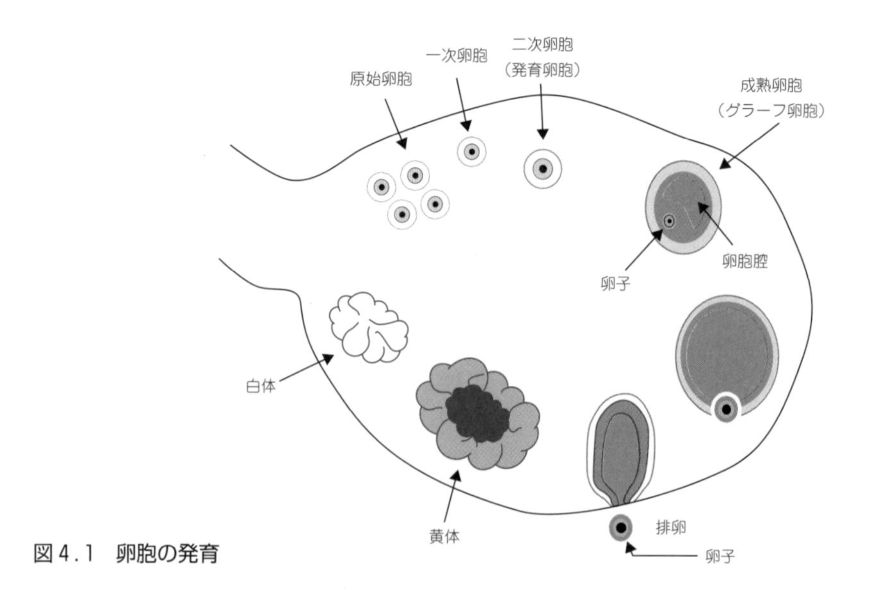

図 4.1　卵胞の発育

卵子を放出したあとの卵胞は，黄体になりプロゲステロン(黄体ホルモン)を分泌する．子宮内膜は，エストロゲンとプロゲステロンの2つの女性ホルモンの働きにより厚くなるが，排卵後約2週間以内に受精が行われないと，子宮内膜がはがれて血液とともに排出される．これを月経という．このような性周期は，視床下部―脳下垂体―卵巣系ホルモンのフィードバック機構によって調節

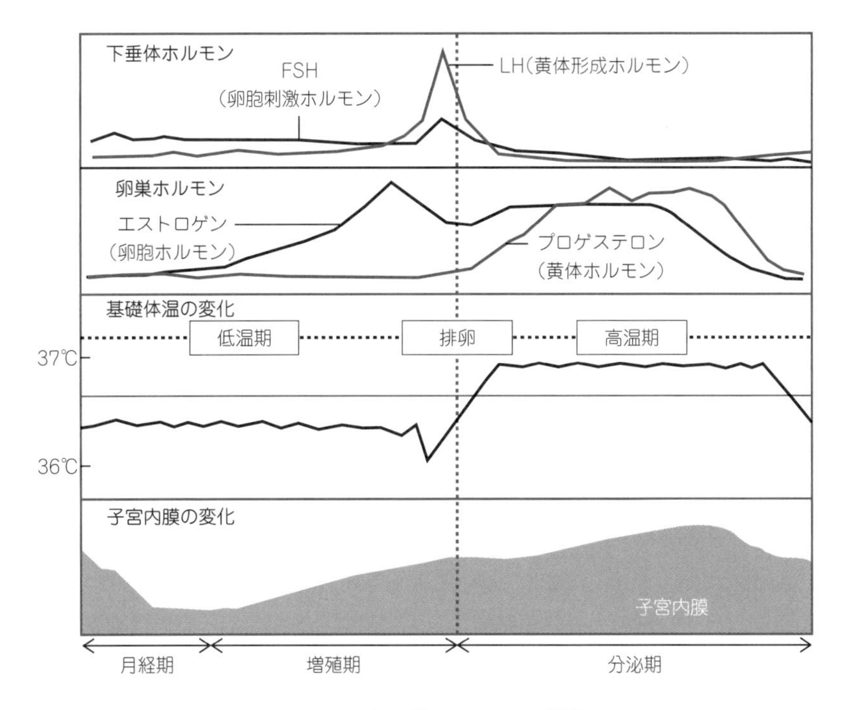

図4.2　月経周期とホルモン動態

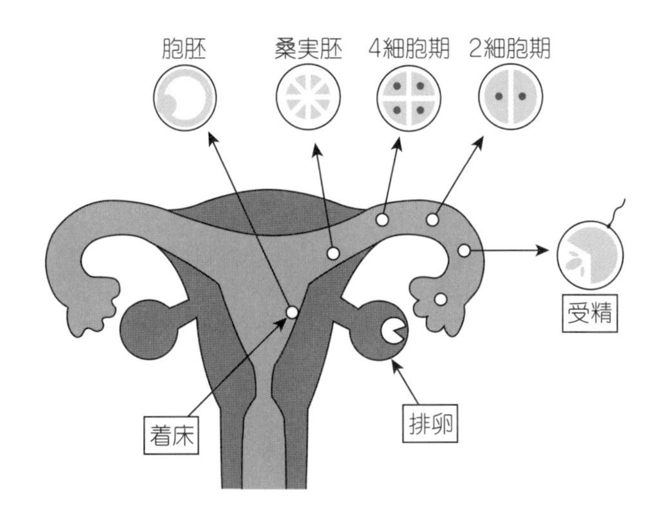

図4.3　受精から着床まで

され，平均28日の周期がみられる(図4.2).

排卵された卵子は，のびてきた卵管采から取り込まれて卵管に入り，卵管内の精子と受精すると受精卵となる．受精卵は，受精直後から細胞分裂を繰り返しながら，卵管の絨毛運動によって子宮腔へと輸送される(桑実胚(そうじつはい))．その後，胞胚にまで成長して子宮内膜に進入し着床(受胎)すれば，妊娠の成立である(図4.3)．受精から着床までには6日ほどかかる．着床した胞胚は，多数の絨毛を

分娩予定日

妊娠期間は，受精卵が着床してから分娩までの280日間であるが，推定が難しいので最終月経初日から280日目(40週)を概算する(ネーゲレ概算法)．その概算方法では，最終月経初日をX月Y日とすると，分娩予定日は(X－3またはX＋9)月(Y＋7)日である．妊娠期間中は，最終月経初日を0日(0週0日)として満で計算して週数で表す．0～6日は0週，7～13日は1週である．月数は280日を10等分して28日を1か月として表す．

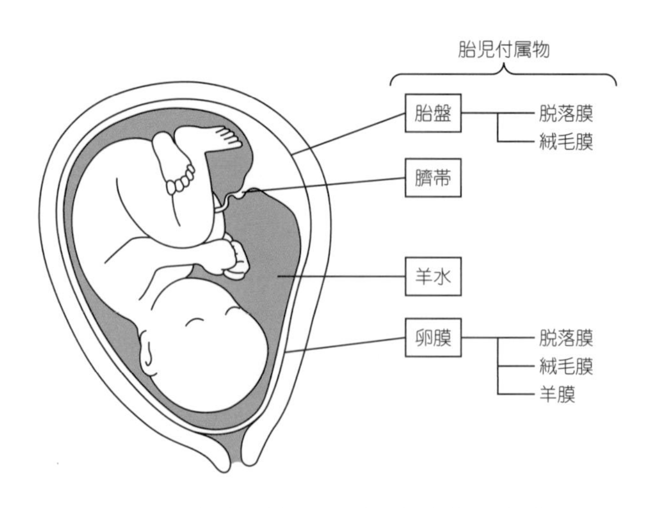

図 4.4　胎児の母体内の発育環境と胎児付属物

子宮内膜内に進入させ，母体から栄養を取り入れる．**図 4.4** に示すように，絨毛膜組織は，子宮粘膜の脱落膜組織とともに胎盤を形成する．胚胞は細胞分裂を繰り返して胎芽となり，胎児へと成長する．

妊娠が成立すると月経が止まり，基礎体温は高温相が 3 週間以上続く．これは胎児由来の絨毛から分泌される，ヒト絨毛性ゴナドトロピン（hCG）が月経黄体を妊娠黄体に変えるので，黄体の機能が延長されてプロゲステロンが引き続き分泌されるためである．

基礎体温
基礎体温は，朝目覚めて起き上がる前に，婦人体温計を口腔内に入れ，舌下の温度を測定する．基礎体温を連日記録しグラフ化すると，曲線で表すことができる．エストロゲンがおもに分泌されている期間（約 2 週間）を卵胞期，エストロゲンとプロゲステロンの分泌期間（約 2 週間）を黄体期という．基礎体温曲線では低温期と高温期が見られ，その温度差は 0.5 ℃程度である．月経から排卵期までの卵胞期は低温期となり，低温期の終わりにわずかに体温が下がるときが排卵日である．排卵が終わる日から月経が始まる日までの黄体期は高温期となる．

hCG
human chorionic gonadotropin，ヒト絨毛性ゴナドトロピン．

hPL
human placental lactogen，ヒト胎盤性ラクトゲン．

（2）胎児付属物

胎児が育つために必要な受精卵から分化した器官（胎盤，臍帯（さいたい），羊水，卵膜）の総称を胎児付属物という（**図 4.4**）．これらは，胎児分娩時に母体外に娩出される．

胎盤は，妊娠 15 ～ 16 週ごろに構造・機能が完成し，28 週ごろまで発育する．胎児に酸素および栄養を供給し，母体側へ二酸化炭素や老廃物を運ぶなど，呼吸・栄養・排泄の機能をもつ．絨毛上皮細胞は，エストロゲン，プロゲステロン，ヒト絨毛性ゴナドトロピン（hCG），ヒト胎盤性ラクトゲン（hPL）など，胎児発育，妊娠維持，乳腺成長促進などに関係するホルモンを産生する内分泌機能をもつ（**図 4.5**）．

卵膜は，胎児と臍帯，羊水を包む薄い膜であり，外側から脱落膜，絨毛膜，羊膜の 3 層からなる，脱落膜は子宮粘膜から変化した膜で，絨毛膜と羊膜は受精卵（胎児）由来の膜である．

臍帯は，胎児の臍部と胎盤をつなぐひも状の器官で，長さ 50 ～ 60 cm，直径 1 ～ 1.5 cm 程度である．へその緒ともいい，1 本の臍帯静脈と 2 本の臍帯動脈から構成されている．臍帯静脈には，胎盤から胎児へ送る酸素と栄養を含

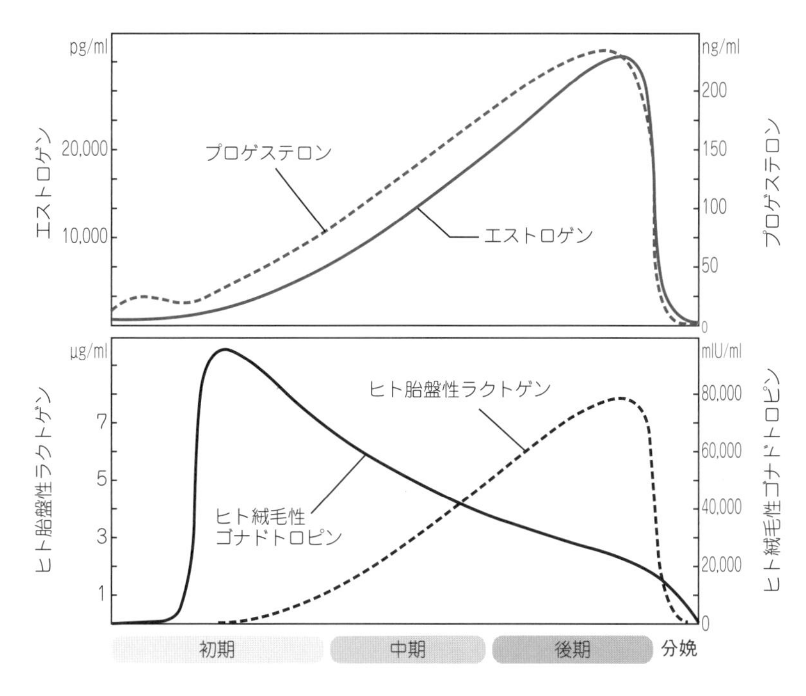

図4.5　妊娠中の胎盤から分泌されるホルモンの量と変化

む動脈血が流れ，臍帯動脈には，胎児から胎盤へ送る二酸化炭素や老廃物を含む静脈血が流れる．

羊水は，羊膜から分泌される無色透明の液体と胎児尿や母体血液からの浸出液でできている．胎児や臍帯，胎盤などへの外部からの衝撃を緩和させる，胎児の運動を自由にして四肢の発育を助ける，母体に対して胎動の感覚を和らげる，分娩時には産道の通過を容易にする機能などがある．羊水の量は，妊娠32～33週頃に700～800 mLとピークになり，妊娠後期では約500 mLとなる．

（3）胎児の成長

妊娠8週までを胎芽期，それ以降を胎児期という．胎児の発育を図4.6に示す．

妊娠8週には心臓，肝臓が活動しはじめ，妊娠12週には各臓器，器官などが形成される．このように胎児の成長が著しい時期である妊娠初期には，有害物質やウイルス感染，放射線などの催奇性因子，栄養素の欠乏や過剰などの影響をうけやすいので，とくに注意が必要である．妊娠16週では体重が約100 gを超えるようになり，超音波検査(胎児エコー検査)により性別を判定できるようになる(図4.7)．40週では胎児の大きさは体重約3,000 g(図4.8)．

（4）母体の生理的変化

（a）つわり

つわりによって，悪心，嘔吐，食欲不振，嗜好の変化，唾液分泌過多が見らる．妊娠第6週から15週くらいまで続く．

性別の判定
性別は，XとYの2種類の性染色体の組み合わせによって決定される．卵子の性染色体はXとX，精子の性染色体にはXとYがある．受精によって精子の核と卵子の核が融合して，XY(男性)，XX(女性)となる．男女の性別は，卵子と精子が結合して受精卵となった瞬間に決まるが，外性器が完成するのは11週ごろである．性別の判断は産婦人科の検診で行われる胎児エコー検査(超音波検査)により可能である．12週で判別されることもあるが，15週以降で明瞭になる．

超音波検査
妊娠経過中に胎児の発育は順調か，羊水の量や胎盤・臍帯に異常がないかを調べる．

つわり
p.83を参照．

	初期				中期			後期		
妊娠期間	妊娠0〜3週	4〜7週	8〜11週	12〜15週	16〜19週	20〜23週	24〜27週	28〜31週	32〜35週	36週〜
	妊娠1か月	2か月	3か月	4か月	5か月	6か月	7か月	8か月	9か月	10か月
胎児の発育	胎児の体の基礎ができはじめる	目，耳，鼻ができる	手指，足が形成される	酸素や栄養を胎盤から吸収しはじめる	つめ，髪が生える．聴力も発達する	骨格がしっかりする	内臓が完成しはじめる	お腹の中での位置が定まり始める	皮下脂肪がついて丸みをおびる	外形上の発育が完了する
身長	—	2〜3 cm	8〜9 cm	15 cm	24 cm	30 cm	35 cm	40 cm	45 cm	50 cm
体重	—	4 g	30 g	110 g	240 g	600 g	1,000 g	1,800 g	2,400 g	3,000 g
子宮の変化と胎児の発育										

図4.6　妊娠期における胎児の変化

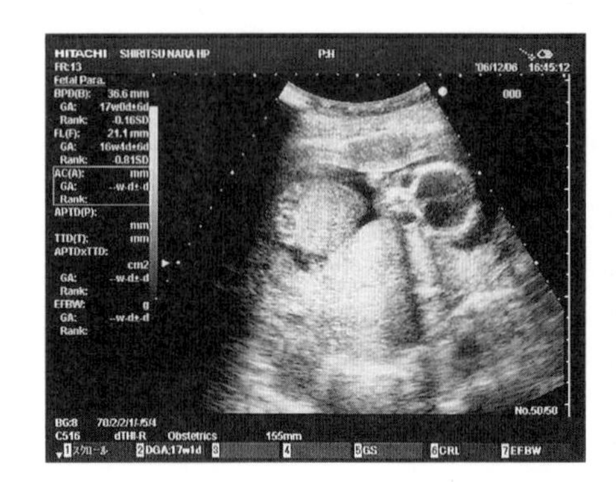

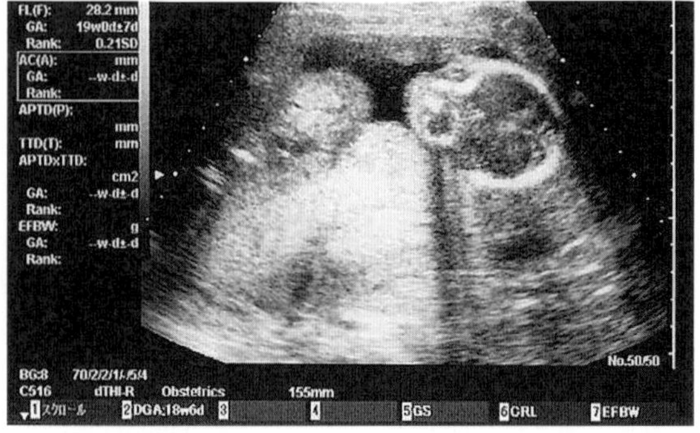

図4.7　胎児(妊娠15週)のエコー写真

※この時期までに中枢神経，心臓，四肢，眼，耳，口蓋，外生殖器が形成され，性別も判定できるようになる．
※左の写真は胎児が顔を正面に向けて横になっている．右側が頭部で，眼が確認できる．
※右の写真は胎児が顔を上に向けて横になっている．右側が頭部で，耳が確認できる．

(b) 体重の変化

妊娠により体重は妊娠月数とともに増加する．最終的には，胎児・胎盤・羊水(約4 kg)と子宮・乳房の肥大(1〜1.5 kg)，血液量増加(1.5 kg)，水分(組織液)増加(1〜1.5 kg)，母体の脂肪増加(2〜3 kg)などが生じ，妊娠期間全体で約7〜12 kg増加する(図4.9)．これらの蓄積に伴い，妊娠期には基礎代謝が亢進して，とくに妊娠後期には約20％増加する．

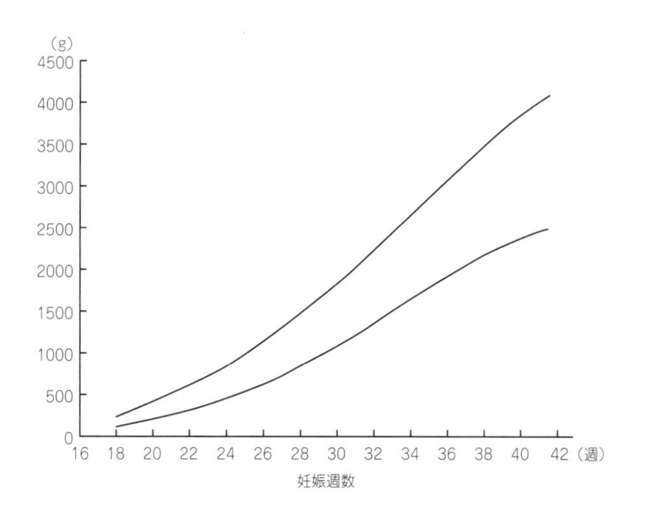

図4.8 胎児発育曲線

厚生労働省,「推定胎児体重と胎児発育曲線 保健指導マニュアル」,(平成24年), p.4より.

胎児発育曲線

胎児の推定体重を評価する際にこの曲線を基準とする. この曲線は, 多数の正常な体重で生まれた胎児の計測値から, 同じ計算方法で算出された推定体重によってつくられている. 正常な体重で生まれる児の約95.4%は, この上下二本の曲線の間に入る. 胎児発育曲線によって胎児の発育の状態が分かりやすくなる.

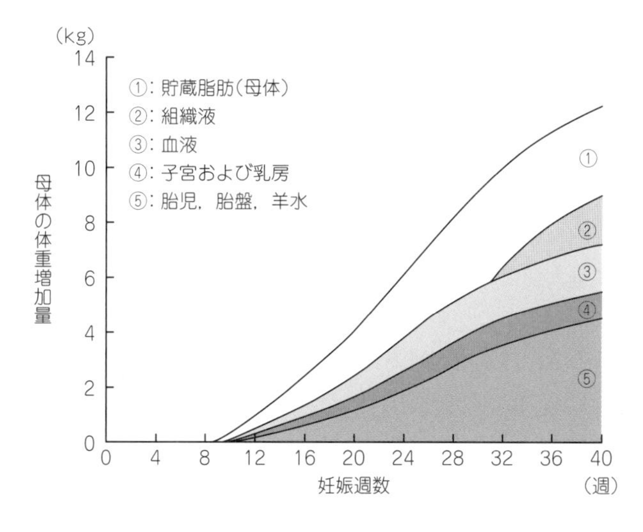

図4.9 正常妊娠における体重増加の因子

F. E. Hytten, I. Leitch, *The Physiology of Normal Pregnancy*, Oxford, Blackwell Scientific Publications (1964) より作成.

(c) 各臓器の変化

心臓は妊娠によりやや肥大し, 心拍出量と脈拍数は増加する. 血圧は妊娠後期にやや上昇するが, 一般的には変化しない. 血液と循環器系では, 循環血液量が妊娠後期には非妊娠時の1.4倍まで著しく増加する. また, 妊娠後期には, 膀胱や尿管が子宮や胎児に圧迫されることによって尿意が起こりやすく, 腸管圧迫により便秘になりやすい. 子宮が増大して前方に突出するので, 脊柱は後方に湾曲が強くなり, 腰部に負担がかかる.

（d）皮膚の変化

子宮や乳房が大きくなるにつれて皮膚や皮下脂肪が伸びる．しかし，急激には伸びきれないので縞状に断裂した妊娠線が生じる．乳頭，乳輪，腹壁の正中線や外陰部などに黒褐色の色素沈着が起こる．

（5）乳汁分泌の機序

母乳栄養
5章を参照.

乳汁分泌の機序は，乳腺の発育および乳汁の産生・分泌からなる．胎盤ができはじめると，それまで卵巣から分泌していたエストロゲンとプロゲステロンが胎盤からも分泌されるようになる．これにより乳腺組織が発達し乳房が大きくなる．分娩により胎盤が外に出ると胎盤性エストロゲンの分泌が急激に減少するので，このエストロゲンによる中枢抑制作用が消失して**脳下垂体前葉**から**プロラクチン**の分泌が急増する（**図4.10**）．プロラクチンは乳汁分泌促進ホルモンであり，乳汁の産生が起こる．また乳児が乳首を吸う刺激（**吸啜刺激**）が神経刺激となって視床下部に働き，脳下垂体後葉から**オキシトシン**（子宮収縮ホルモン）が分泌され，**泌乳反射**（**射乳反射**）により乳汁が乳管へ排出される．オキシトシンは平滑筋を収縮させ，産後の子宮回復も早める．授乳期間と月経再開や排卵機能の回復とは密接な関係があり，分娩後長時間授乳していると月経再開は遅くなる．

心配や不安があると泌乳反射が抑えられ，授乳を行わないと母乳の分泌が悪くなることがあるため，母親が平静に授乳できるように支援する．乳児にとって母乳は理想的な栄養法であり，スキンシップによる母子相互の信頼感と愛情を得るためにも大切である．授乳の間隔や回数を定めず，母乳は乳児が欲しがるときに欲しがるままに与えるとよい．なお，哺乳時間の延長や授乳間隔の短縮が見られるとき，体重増加が不良なとき，乳児が不機嫌で便秘が見られると

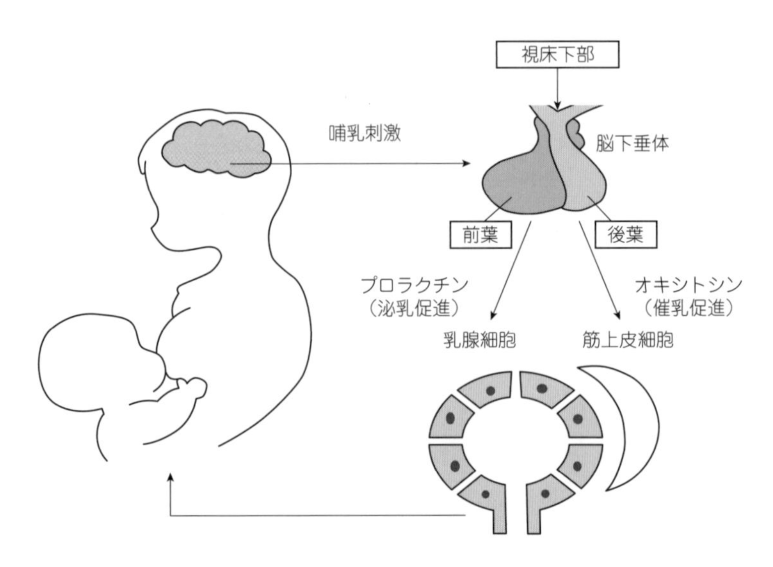

図4.10　乳汁分泌の仕組み

きなどは母乳不足を疑う．また分娩による急激な胎盤性エストロゲンの減少により，出産後2～3週後からうつ状態(マタニティブルー)になることがあり，摂食障害を伴う場合は母乳分泌量が減少する．授乳への理解と家族の支援が大切である．

(6) 初乳と成乳

分娩後4～5日頃までに分泌される母乳を初乳といい，分娩後10日以上経過した母乳を成乳という．初乳の成分組成は経時的に変化し，初乳から移行乳を経て成乳になる．

初乳はうすい黄色(β-カロテン)で粘度がある．初乳はたんぱく質が多く，ラクトアルブミンやラクトグロブリンがおもに含まれる．さらに，高濃度の免疫グロブリンAやラクトフェリンを含むため，感染症に対する新生児の防御機構として重要である．

成乳は白色(不透明)でかすかな芳香があり，初乳よりも乳糖が多く甘味がある．また，初乳に比べて比重が低くさらっとしているが，脂肪やカルシウムは多い．

(7) 母乳成分・母乳量の変化

母乳の泌乳量は，授乳前後の乳児の体重差から算出する．分娩直後は少量であるが，出産後数日で増加し，1～2か月になると十分な量が出るようになる(表4.2)．泌乳量は個人差があるだけでなく，授乳回数やその日によって異なる．また，乳汁中のエネルギー量についても，月齢によって変動が大きい．

授乳するときは，抱いて乳児の顔を見ながら行う．授乳が終わったら，飲み込んだ空気を吐かせるために，乳児を縦に抱いて，静かに背中をさする．1回の授乳時間は片方5～10分が目安で，片方の乳房が空になってから他方の乳房を吸わせる．授乳回数は1日6～8回程度で月齢が小さいほど多いが，発育状況により個人差がある．授乳間隔は午前が3時間おき，午後が4時間おきぐらいで，夜間は昼間より長くなる．乳頭亀裂または乳腺炎などで発熱や疼痛のあるときは授乳を中止する(図4.11)．

表4.2　乳汁分泌の変化

乳汁の名前	初乳				移行乳			成乳		
産褥日数	0～1	2	3	4	5	6	7	8～14	15～28	29～
1日乳汁量	5～20	50～70	140～250	230～310	270～400	290～450	320～	500～	700～	900～
乳汁の色調	透明水様		帯黄色		クリーム	薄いクリーム		乳白色		帯青白色
乳汁の特徴	蜜様，やや粘稠		強い粘稠性		弱い粘稠性			不透明，さらさら		

柏下　淳，上西一弘 編，『応用栄養学』〈栄養科学イラストレイテッド〉，羊土社(2017)を参考に作成．

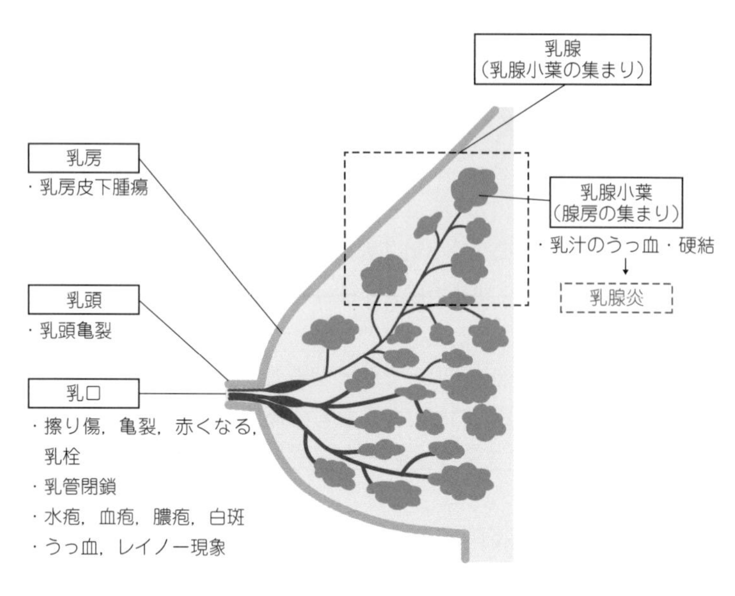

図4.11　授乳期の乳房トラブル

4.2　妊娠期・授乳期の栄養アセスメントと栄養ケア

(1) 栄養アセスメント

妊娠には，さまざまな身体的変化が伴うので定期健康診断を受診する必要がある．妊婦は，妊娠23週までは4週間に1回，24週～35週は2週間に1回，36週以降は毎週1回受診する．妊娠中における望ましい体重増加については「妊娠全期間を通しての推奨体重増加量」（表4.3）および「妊娠中期から後期における1週間あたりの推奨体重増加量」（表4.4）が示されている．母体が妊娠による変化にうまく適応できず，妊娠悪阻(おそ)，妊娠糖尿病，妊娠貧血，妊娠高血圧症候群(PIH)が生じることがあり，栄養不足や体重の過剰な増加には留意が必

PIH
pregnancy induced hypertension，妊娠高血圧症候群．

BMI
body mass index.1章，2章も参照.

表4.3　体格区分別 妊娠全期間をとおしての推奨体重増加量

体格区分	BMI	推奨体重増加量
低体重(やせ)	18.5未満	9～12 kg
ふつう	18.5以上25.0未満	7～12 kg*1
肥満	25.0以上	個別対応*2

・体格区分は非妊娠時の体格による．
＊1　体格区分が「ふつう」の場合，BMIが「低体重(やせ)」に近い場合には推奨体重増加量の上限側に近い範囲を，「肥満」に近い場合には推奨体重増加量の下限側に低い範囲を推奨することが望ましい．
＊2　BMIが25.0をやや超える程度の場合は，おおよそ5 kgを目安とし，著しく超える場合には，ほかのリスクなどを考慮しながら，臨床的な状況を踏まえ，個別に対応していく．
厚生労働省，妊娠期の至適体重増加チャートについて，「妊産婦のための食生活指針」（2006）より．

表 4.4 体格区分別 妊娠中期から後期における 1 週間あたりの推奨体重増加量

体格区分	BMI	1 週間あたりの推奨体重増加量
低体重(やせ)	18.5 未満	0.3 ～ 0.5 kg/週
ふつう	18.5 以上 25.0 未満	0.3 ～ 0.5 kg/週
肥満	25.0 以上	個別対応

・体格区分は非妊娠時の体格による.
・妊娠初期については体重増加に関する利用可能なデータが乏しいことなどから，1 週間あたりの推奨体重増加の目安を示していないため，つわりなどの臨床的な状況を踏まえ，個別に対応していく.
厚生労働省，妊娠期の至適体重増加チャートについて，「妊産婦のための食生活指針」(2006)より.

要である.

(a) 身体計測

体重の計測を行い，妊娠月数に対しての体重増加が適切かどうか評価する.腹囲，子宮底長の計測，超音波検査などによって胎児の成長を把握する.

(b) 臨床診査

把握すべき項目として，年齢，妊娠前体重，月経周期，喫煙，飲酒，心理状態，経済状態，住居環境，労働環境，妊娠分娩回数，妊娠経過，既往歴(心疾患，腎疾患，糖尿病，食物アレルギー，家族歴，遺伝疾患など)があげられる.

(c) 臨床検査

定期的に血圧，体温，浮腫，尿糖，尿タンパクを測定する．また，赤血球，白血球，ヘモグロビン濃度，ヘマトクリット，血漿フィブリノーゲン，総タンパク質，アルブミン，尿素窒素，総コレステロール，LDL コレステロール，HDL コレステロール，中性脂肪などの血液検査の値を非妊娠時との比較から評価する(表 4.5).

(d) 食事調査

食事摂取量，食習慣，生活習慣(喫煙，飲酒，カフェイン，服薬状況，身体活動，労働状況)の調査を行い，妊娠月数に対して適切かどうか把握することもある.

(2) 食事摂取基準

食事摂取基準では，妊娠期間を初期(～ 13 週 6 日)，中期(14 週 0 日～ 27 週 6 日)，後期(28 週 0 日～)の 3 期に区分している．妊娠期では，母体の循環血液量の増加や脂肪蓄積，胎児の発育，子宮の増大，胎盤や臍帯，羊水の増加のために，授乳期では母乳産生のために，妊娠前に比べてエネルギーや栄養素の付加が必要である(表 4.6，表 4.7).

妊娠中の付加量は，健康なふつう体型の妊婦が適度の身体活動を行い，かつ良好な妊娠転帰(健康な適正体重の正期産児)を得るための必要量を満たすもの

神経管閉鎖障害
先天代謝異常の 1 つで，受胎後およそ 28 日で閉鎖する神経管の閉鎖障害である．無脳症，二分脊椎，髄膜瘤などの異常が見られる．妊娠初期(妊娠 1 ～ 3 か月まで)に葉酸摂取不足などにより発症する.
胎児の神経管閉鎖障害のリスクを低減するために，妊娠初期および妊娠前からの積極的な葉酸の摂取が望まれている.

表4.5　妊娠による血液成分の変化

項目	基準値	妊娠中の変化
赤血球(RBC)	380 ～ 480 × 10^4(/mm^3 女性)	減少
白血球(WBC)	4,000 ～ 8,000 (/mm^3)	増加
ヘモグロビン濃度(Hb)	12 ～ 16 (g/dL 女性)	減少
ヘマトクリット(Ht)	35 ～ 44 (%女性)	減少
血漿フィブリノーゲン	200 ～ 300 (mg/dL)	増加
総タンパク質(TP)	6.5 ～ 8.5 (g/dL)	減少
アルブミン(Alb)	4.0 ～ 6.0 (mg/dL)	減少
尿素窒素(BUN)	8 ～ 18 (mg/dL)	減少
総コレステロール(TC)	140 ～ 240 (mg/dL)	増加
LDL コレステロール(LDL-C)*1	120 (mg/dL)未満 〔高 LDL-C 血症≧ 140 (mg/dL)〕	増加
HDL コレステロール(HDL-C)	40 ～ 75 (mg/dL 女性)	増加
中性脂肪(TG)	50 ～ 150 (mg/dL)	増加

＊1　Friedewald の式：LDL-C = TC − HDL-C −(TG/5)
(TG < 400 (mg/dL)の場合でしか適用できない．TG ≧ 400 (mg/dL)や食後の場合は直接測定法で測定)
宮崎和子 監，『改訂版母性Ⅰ』，中央法規出版(2000)を参考に作成．

であり，① 適正体重の正期産児，② 健康なふつう体型の妊婦における適正な体重増加量，③ ①および②を得た場合を想定している．ただし，ふつう体型の妊婦における適正な体重増加量を 40 週時点で 11 kg としている．

(a) エネルギー

各妊娠期における推定エネルギー必要量の付加量は，妊娠による総エネルギー消費量の変化量とエネルギー蓄積量の和として求められ，初期 + 50 kcal/日，中期 + 250 kcal/日，後期 + 450 kcal/日と設定されている．また授乳婦の推定エネルギー必要量の付加量は泌乳量相当分から体重減少分のエネルギー量を差し引いて求められ，妊産婦の付加量は 350 kcal/日と設定されている．なお，1 日の平均乳汁分泌量は個人差や月齢による変動があるが，全期間を通じて基準泌乳量を 780 mL とし，授乳婦の付加量を算定している．

(b) 脂質

妊娠・授乳期では，胎児の発育および乳汁分泌に必要な脂質量として，脂質エネルギー比を 20%以上 30%未満とする．さらにアラキドン酸やドコサヘキサエン酸(DHA)は，胎児や乳児の神経組織や網膜の重要な構成脂質であるため，より多くの n-3 系多価不飽和脂肪酸が必要である．

(c) たんぱく質

妊娠期には，胎児，胎盤，臍帯，羊水，子宮肥大，乳房肥大，循環血液量の増加など体タンパク質が母体中に多量に蓄積されるため，タンパク質蓄積量から付加量を換算するが，妊娠初期では蓄積量が少ないので無視し，中期および後期は付加量が設定されている．妊婦のたんぱく質の推定平均必要量の付加量は初期 0 g/日，中期 5 g/日，後期 20 g/日，たんぱく質推奨量の付加量は初期

RBC
red blood cell(count)，赤血球．

WBC
white blood cell(count)，白血球．

Hb
hemoglobin，ヘモグロビン濃度．

Ht
hematocrit，ヘマトクリット．

TP
total protein，総タンパク質．

Alb
albumin，アルブミン．

BUN
blood urea nitrogen，尿素窒素．

TC
total cholesterol，総コレステロール．

LDL-C
low density lipoprotein cholesterol，LDL コレステロール．

HDL-C
high density lipoprotein-cholesterol，HDL コレステロール．

TG
triglyceride，中性脂肪．

DHA
docosahexaenoic acid，ドコサヘキサエン酸．

表4.6 妊婦の食事摂取基準(付加量)

エネルギー				推定エネルギー必要量[1,2]			
エネルギー(kcal/日)			(初期)	+50			
			(中期)	+250			
			(後期)	+450			
栄養素				推定平均必要量[3]	推奨量[3]	目安量	目標量
たんぱく質(g/日)			(初期)	+0	+0	—	—
			(中期)	+5	+5	—	—
			(後期)	+20	+25	—	—
(%エネルギー)			(初期)	—	—	—	13～20[4]
			(中期)	—	—	—	13～20[4]
			(後期)	—	—	—	15～20[4]
脂質		脂質	(%エネルギー)	—	—	—	20～30[4]
		飽和脂肪酸	(%エネルギー)	—	—	—	7以下[4]
		n-6系脂肪酸	(g/日)	—	—	9	—
		n-3系脂肪酸	(g/日)	—	—	1.6	—
炭水化物		炭水化物	(%エネルギー)	—	—	—	50～65[4]
		食物繊維	(g/日)	—	—	—	18以上
ビタミン	脂溶性	ビタミンA(μgRAE/日)[5]	(初期・中期)	+0	+0	—	—
			(後期)	+60	+80	—	—
		ビタミンD	(μg/日)	—	—	8.5	—
		ビタミンE	(mg/日)[6]	—	—	6.5	—
		ビタミンK	(μg/日)	—	—	150	—
	水溶性	ビタミンB_1	(mg/日)	+0.2	+0.2	—	—
		ビタミンB_2	(mg/日)	+0.2	+0.3	—	—
		ナイアシン	(mgNE/日)	+0	+0	—	—
		ビタミンB_6	(mg/日)	+0.2	+0.2	—	—
		ビタミンB_{12}	(μg/日)	+0.3	+0.4	—	—
		葉酸	(μg/日)[7,8]	+200	+240	—	—
		パントテン酸	(mg/日)	—	—	5	—
		ビオチン	(μg/日)	—	—	50	—
		ビタミンC	(mg/日)	+10	+10	—	—
ミネラル	多量	ナトリウム	(mg/日)	600	—	—	—
		(食塩相当量)	(g/日)	1.5	—	—	6.5未満
		カリウム	(mg/日)	—	—	2,000	2,600以上
		カルシウム	(mg/日)	+0	+0	—	—
		マグネシウム	(mg/日)	+30	+40	—	—
		リン	(mg/日)	—	—	800	—
	微量	鉄(mg/日)	(初期)	+2.0	+2.5	—	—
			(中期・後期)	+8.0	+9.5	—	—
		亜鉛	(mg/日)	+1	+2	—	—
		銅	(mg/日)	+0.1	+0.1	—	—
		マンガン	(mg/日)	—	—	3.5	—
		ヨウ素	(μg/日)[9]	+75	+110	—	—
		セレン	(μg/日)	+5	+5	—	—
		クロム	(μg/日)	—	—	10	—
		モリブデン	(μg/日)	+0	+0	—	—

1 エネルギーの項の参考表に示した付加量である.
2 妊婦個々の体格や妊娠中の体重増加量および胎児の発育状況の評価を行うことが必要である.
3 ナトリウム(食塩相当量)を除き, 付加量である.
4 範囲に関しては, おおむねの値を示したものであり, 弾力的に運用すること.
5 プロビタミンAカロテノイドを含む.
6 α-トコフェロールについて算定した. α-トコフェロール以外のビタミンEは含んでいない.
7 妊娠を計画している女性, 妊娠の可能性がある女性および妊娠初期の妊婦は, 胎児の神経管閉鎖障害のリスク低減のために, 通常の食品以外の食品に含まれる葉酸(狭義の葉酸)を400 μg/日摂取することが望まれる.
8 付加量は, 中期および後期にのみ設定した.
9 妊婦および授乳婦の耐容上限量は, 2,000 μg/日とした.
「日本人の食事摂取基準」策定検討会,「日本人の食事摂取基準(2020年版)」, 厚生労働省(2019)より.

表 4.7　授乳婦の食事摂取基準(付加量)

エネルギー				推定エネルギー必要量[1]			
エネルギー			(kcal/日)	＋350			
栄養素				推定平均必要量[2]	推奨量[2]	目安量	目標量
たんぱく質			(g/日)	＋15	＋20	—	—
			(%エネルギー)	—	—	—	15～20[3]
脂　質		脂質	(%エネルギー)	—	—	—	20～30[3]
		飽和脂肪酸	(%エネルギー)	—	—	—	7以下[3]
		n-6系脂肪酸	(g/日)	—	—	10	—
		n-3系脂肪酸	(g/日)	—	—	1.8	—
炭水化物		炭水化物	(%エネルギー)	—	—	—	50～65[3]
		食物繊維	(g/日)	—	—	—	18以上
ビタミン	脂溶性	ビタミンA	(μgRAE/日)[4]	＋300	＋450	—	—
		ビタミンD	(μg/日)	—	—	8.5	—
		ビタミンE	(mg/日)[5]	—	—	7.0	—
		ビタミンK	(μg/日)	—	—	150	—
	水溶性	ビタミンB_1	(mg/日)	＋0.2	＋0.2	—	—
		ビタミンB_2	(mg/日)	＋0.5	＋0.6	—	—
		ナイアシン	(mgNE/日)	＋3	＋3	—	—
		ビタミンB_6	(mg/日)	＋0.3	＋0.3	—	—
		ビタミンB_{12}	(μg/日)	＋0.7	＋0.8	—	—
		葉酸	(μg/日)	＋80	＋100	—	—
		パントテン酸	(mg/日)	—	—	6	—
		ビオチン	(μg/日)	—	—	50	—
		ビタミンC	(mg/日)	＋40	＋45	—	—
ミネラル	多量	ナトリウム	(mg/日)	600	—	—	—
		(食塩相当量)	(g/日)	1.5	—	—	6.5未満
		カリウム	(mg/日)	—	—	2,200	2,600以上
		カルシウム	(mg/日)	＋0	＋0	—	—
		マグネシウム	(mg/日)	＋0	＋0	—	—
		リン	(mg/日)	—	—	800	—
	微量	鉄	(mg/日)	＋2.0	＋2.5	—	—
		亜鉛	(mg/日)	＋3	＋4	—	—
		銅	(mg/日)	＋0.5	＋0.6	—	—
		マンガン	(mg/日)	—	—	3.5	—
		ヨウ素	(μg/日)[6]	＋100	＋140	—	—
		セレン	(μg/日)	＋15	＋20	—	—
		クロム	(μg/日)	—	—	10	—
		モリブデン	(μg/日)	＋3	＋3	—	—

1　エネルギーの項の参考表に示した付加量である．
2　ナトリウム(食塩相当量)を除き，付加量である．
3　範囲に関しては，おおむねの値を示したものであり，弾力的に運用すること．
4　プロビタミンAカロテノイドを含む．
5　α-トコフェロールについて算定した．α-トコフェロール以外のビタミンEは含んでいない．
6　妊婦および授乳婦の耐容上限量は，2,000 μg/日とした．
「日本人の食事摂取基準」策定検討会，「日本人の食事摂取基準(2020年版)」，厚生労働省(2019)より．

0 g/日，中期5 g/日，後期25 g/日と設定されている．

授乳婦には，離乳開始までの6か月間を母乳によって授乳した場合，推定平均必要量の付加量は15 g/日，推奨量の付加量は20 g/日と設定されている．ただし，人工乳を用いる場合，付加量は必要としない．

(d) ビタミン

ビタミン類に関する妊産婦の付加量は，ビタミンA，ビタミンB_1，B_2，ナイアシン(授乳婦のみ)，B_6，B_{12}，葉酸，ビタミンCについて策定されている．

① ビタミンA

ビタミンAは，妊娠後期になると胎児の肝臓のビタミンA貯蔵量が増加するため，授乳婦では乳汁中に分泌される量を考慮して付加されている．しかし，妊娠初期でのビタミンAの過剰摂取は，奇形発症につながることが明らかにされているため，サプリメントなどの摂取の場合は耐容上限量に留意する．

② ビタミンB_1，B_2

妊婦のビタミンB_1付加量は，ビタミンB_1がエネルギー要求量に応じて増大するため，妊娠によるエネルギー付加量に推定平均必要量の参照値を乗じて算定されている．授乳婦のビタミンB_1付加量は，母乳中のビタミンB_1濃度に泌乳量を乗じ，相対生体利用率を考慮して算定されている．ビタミンB_2も同様である．

③ ナイアシン

妊婦のナイアシン付加量は，トリプトファン-ニコチンアミド転換率が非妊娠時に比べて増大することから設定されていない．授乳婦のナイアシン付加量については母乳中のナイアシン濃度に泌乳量を乗じ，相対生体利用率を考慮して算定されている．

④ ビタミンB_6

妊婦のビタミンB_6付加量は，胎盤や胎児に必要な体タンパク質の蓄積を考慮して，非妊娠時での推定平均必要量算定の参照値と妊娠期のたんぱく質の蓄積量を基に算定されている．授乳婦のビタミンB_6付加量は，母乳中のビタミンB_6濃度に泌乳量を乗じ，相対生体利用率を考慮して算定されている．

⑤ ビタミンB_{12}

妊婦のビタミンB_{12}付加量は，胎児の肝臓中のビタミンB_{12}量から推定され，授乳婦のビタミンB_{12}付加量は母乳中のビタミンB_{12}濃度に泌乳量を乗じ，吸収率を考慮して算定されている．

⑥ 葉酸

妊婦の葉酸付加量は，赤血球中の葉酸濃度を適正量に維持できる値を基に妊娠中期および後期に設定されている．授乳婦の葉酸付加量は，母乳中の葉酸濃度に泌乳量を乗じ，相対生体利用率を考慮して算定されている．妊娠を計画している女性，妊娠の可能性がある女性および妊娠初期の妊婦は，推奨量の240 μg/日に加えて，胎児の神経管閉鎖障害のリスク低減のためにサプリメントや葉酸の強化食品から通常の食品以外の食品に含まれる葉酸(プテロイルモノグルタミン酸)を400 μg/日摂取することが推奨されている．

⑦ ビタミンC

妊婦および授乳婦のビタミンC付加量は，母体の血漿中ビタミンC量が減少することから必要とされている．

（e）ミネラル

Plus One Point

妊娠期，授乳期の付加量のうちカルシウムについて，国家試験で問われやすい．なぜ，付加量が設定されていないのか，その理由をしっかり理解しておこう．

無機質に関する妊産婦の付加量は，マグネシウム（妊婦のみ），鉄，亜鉛，銅，ヨウ素，セレンについて算定されている．

①カルシウム

妊婦のカルシウムについては推奨量の650 mg/日を摂取することが必要である．妊娠中は腸管でのカルシウム吸収率が非妊娠時と比べて著しく増加し，吸収されたカルシウムが十分に胎児に蓄積されるとともに，残りは母親の尿中排泄量を著しく増加させるため，付加量は設定されていない．

授乳婦のカルシウム付加量は，腸管でのカルシウム吸収率が非妊娠時と比べて軽度に増加し，母親の尿中カルシウム排泄量は減少することで通常よりも多く取り込まれたカルシウムが母乳に供給されるため，付加量は設定されていない．

②マグネシウム

妊婦のマグネシウム付加量は妊婦の出納試験の結果を基に算定されている．

授乳婦のマグネシウム付加量は母乳中に必要な量のマグネシウムが移行しているにもかかわらず，授乳期と非授乳期の尿中マグネシウム濃度は同じであるため，付加量は設定されていない．

③鉄

妊婦の鉄付加量は，胎児の成長に伴う鉄貯蔵，臍帯・胎盤中への鉄貯蔵，循環血液量の増加に伴う赤血球量の増加による鉄需要の増加と吸収率を考慮して算定されている．

授乳婦の鉄付加量は，母乳中の鉄濃度に泌乳量を乗じ，吸収率を考慮して算定されている．

④亜鉛

亜鉛は欠乏すると，成長障害や味覚障害，催奇形性，生殖能異常などをきたすことが知られている．妊婦の亜鉛付加量は，妊娠期間中の亜鉛の蓄積量と非妊娠時の吸収率を考慮して算定されている．

授乳婦の亜鉛付加量は，母乳中の亜鉛濃度と泌乳量，吸収率を考慮して算定されている．

⑤銅

妊婦の銅付加量は，胎児の銅保有量，非妊婦の銅吸収率から算定されている．授乳婦の銅付加量は，授乳期間中の母乳中の銅濃度と泌乳量，吸収率から，推奨量算定係数1.2を適用して算定されている．

⑥ヨウ素

妊婦のヨウ素付加量は，新生児の甲状腺内ヨウ素量に関するデータを基に算定されている．授乳婦のヨウ素付加量は0～5か月児の目安量から算定されている．妊娠中はヨウ素過剰への感受性が高いと考えられるため，非妊娠時よりも過剰摂取に注意する必要がある．授乳婦も母乳のヨウ素濃度を極端に高くしない観点から，ヨウ素の過剰摂取に注意する必要がある．いずれも耐容上限量が 2,000 µg に算定されている．

⑦ セレン

妊婦のセレン付加量は，胎児・胎盤，血液体積の増加に伴い算定されている．授乳婦のセレン付加量は母乳中のセレン濃度と泌乳量，吸収率に基づき算定されている．

（3）やせと肥満

妊娠期の過ごし方や栄養状態は，母体の健康および胎児の発育のみならず，子どもの生涯にわたる健康にも影響する（DOHaD 説）．日本の出生時身長および体重の平均は，40 週時点で約 50 cm，約 3,000 g である．母体の妊娠中の体重増加量が出生時体重に影響するため，非妊娠時に BMI 18.5 ～ 25.0 kg/m^2 の健康な「ふつう体型」の妊婦で 2,500 g 以上 4,000 g 以下の児を出産した場合である．

DOHaD 説
p.83 を参照.

新生児の出生時体重と適正体重増加量は，胎週数 37 ～ 41 週の正期産児として出生し，かつ出生時体重が 2,500 g 以上 4,000 g 以下の場合，もっとも予後がよいとされている．早産児（在胎 37 週未満）や低出生体重児では，正期産児に比べ乳児死亡率が高く，過期産児（在胎 42 週以上）もまた乳児死亡率が高いことが報告されている．とくに出生時体重が 4,000 g を超える場合には，帝王切開率の上昇や分娩時に新生児の外傷が増加する．

日本では，2,500 g 未満の低出生体重児が一定の割合で見られる（図 4.12）．BMI が 18.5 kg/m^2 未満（低体重）の母親では，胎児発育不全（FGR）児，切迫流産，切迫早産，貧血などのリスクが高く，2,500 g 未満の低出生体重児の出生

FGR
fetal growth restriction，胎児発育不全．

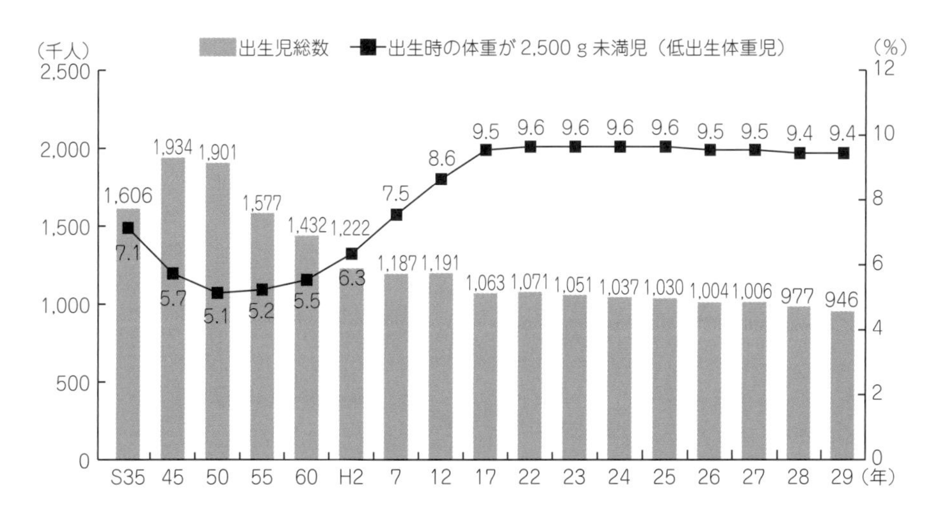

図 4.12　出生数および低出生体重児の割合の年次推移

厚生労働省，妊産婦にかかる保健について，「妊産婦にかかる保健・医療の現状と関連施策」（2019）より．

率も高い．近年，栄養状態が悪い低出生体重児の場合には，成人になってから高血圧，冠動脈疾患，2型糖尿病などの生活習慣病になりやすいことが報告されている．若年女性の低体重(やせの者)の割合が高く，やせ願望やダイエット志向も見られるため，妊娠の可能性のある女性や妊婦は，妊娠期の栄養に関する正しい知識と理解が必要である．

妊娠期高血圧症候群(PIH)
p.84を参照.

一方で，妊娠中の過剰な体重増加や妊婦期の肥満は，高血圧，妊娠高血圧症候群(PIH)，妊娠糖尿病，巨大児，難産などの誘因になる．妊娠期の肥満は過剰栄養や運動不足などによる場合が多く，増加体重の約3割が脂肪の蓄積であるため，骨盤の内側に脂肪がつき，産道が狭くなるために難産となる場合がある．わが国の報告では，妊娠期間中に体重が約10～12 kg増加するが，非妊娠時の体格区分別に「妊娠全期間を通しての推奨体重増加量」および「妊娠中期から後期における1週間あたりの推奨体重増加量」が示されている(**表4.3**，**表4.4**)．

(4) 鉄摂取と貧血

妊娠中は母体の血液量が増加するとともに，母体から吸収された鉄は優先的に胎児の造血に使用されるために，鉄欠乏性貧血を起こしやすい(**図4.13**)．妊娠貧血はヘモグロビン(Hb) 11 g/dL未満またはヘマトクリット(Ht) 33%未満をいう．なお，極度の貧血は妊娠高血圧症候群の発症率を高め，胎児の正常な発育，母体の子宮復古，母乳の分泌にも影響を与える．貧血の予防には，造血に必要な鉄，ビタミンC，B_6，B_{12}，葉酸，銅の多い食品を十分に摂るようにする(**表4.8**)．鉄については，吸収がよいヘム鉄を多く含む動物性食品からの摂取をこころがける．

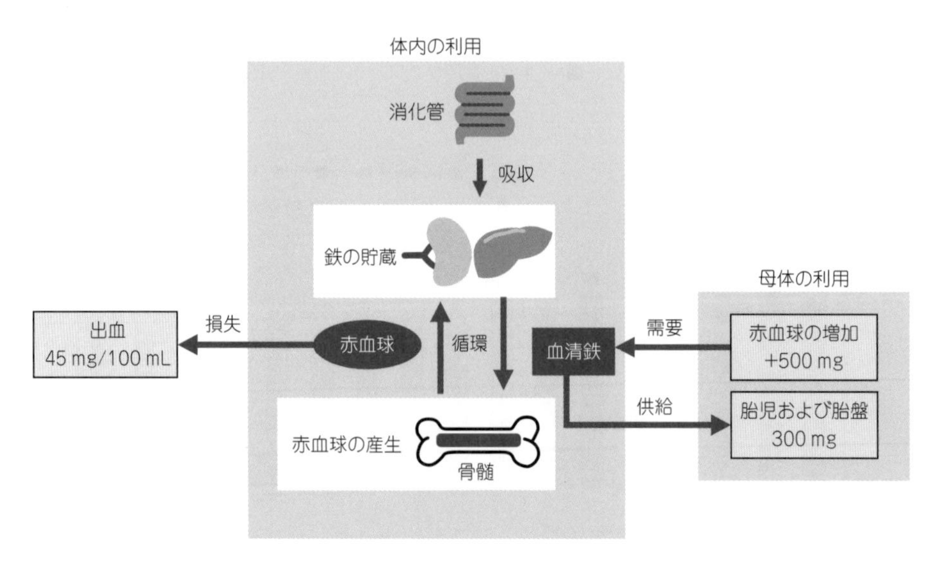

図4.13　妊娠中の鉄必要量
※妊娠による鉄必要量は，最低でも800 mg増加する．

表4.8 造血に必要な栄養素と食品

栄養	機能	食品
鉄	ヘモグロビンの構成成分	レバー，肉類，かき(貝)，うなぎ，小魚，卵黄，そら豆，大豆，小松菜，ほうれんそう，プルーン，ごま
たんぱく質	赤血球の産生，鉄の吸収促進	魚介類，肉類，卵，牛乳，大豆
ビタミンC	鉄の吸収促進	アセロラ，ゆず，ピーマン(赤)，芽キャベツ，ブロッコリー
ビタミンB_6	タンパク質代謝，ヘム合成補酵素	レバー，鶏肉，貝類，青魚，卵，チーズ，にんじん，ほうれんそう
ビタミンB_{12}	DNA合成関与	レバー，あさり，かき，しじみ，いわし，卵，スキムミルク，チーズ，肉類
葉酸		レバー，かき(貝)，アスパラガス，ほうれんそう，ブロッコリー，レタス，大豆，ナッツ類，果物
銅	造血成分	牛レバー，かき(貝)，ごま，大豆，納豆

※ビタミンB_{12}は野菜や果物にはほとんど含まれない．
※葉酸は緑黄色野菜に多く，そのほとんどに含まれる．
渡邉早苗ほか編，「新しい臨床栄養管理　第2版」，医歯薬出版(2001)，p.85などを参考に作成．

(5) 食欲不振と妊娠悪阻

妊娠初期では妊婦の約80%に悪心，嘔吐，嗜好の変化を伴うつわり症状が現れる．つわりとは，妊娠に伴って現れる悪心，嘔吐，食欲不振，唾液分泌の増加や嗜好の変化などの消化器症状である．つわりが病的に悪化した場合を妊娠悪阻といい，嘔吐を繰り返し，食事の摂取が困難になる．脱水症状をきたし，体重減少や代謝障害，肝障害，腎障害，精神障害などを生じることがある．脱水症状や代謝障害などの改善には，入院し輸液療法と安静が必要である．

つわりや悪阻の大半は心因性と代謝障害によるもので，朝の空腹時に症状が出やすい．空腹でも満腹でも状態が悪化するので，食事回数を多くして少量ずつ摂取する．食事内容にこだわらず，好きなときに食べたいものを好きなだけ

妊娠悪阻のおもな症状
①1日中続く頻度の嘔吐．
②食事摂取困難．
③5%以上の体重減少．
④脱尿，飢餓状態．
⑤尿中ケトン尿症．

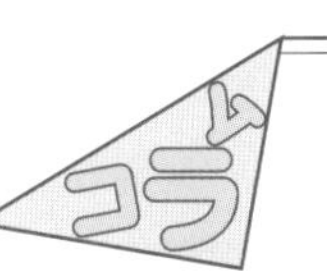

健康と病気の発症起源説

1986年にイギリスのバーカー博士らは，疫学調査で出生体重と心筋梗塞の死亡率に明確な関連を見出した．低出生体重児だった場合に，心筋梗塞や高血圧，2型糖尿病，肥満といった成人病(生活習慣病)を発症するリスクが高いという「成人病の胎児期起源説」(バーカー仮説)を提唱した．その後の研究結果から，近年ではより広い概念を表す「健康と病気の発症起源説」(DOHaD, developmental origins of health and disease，ドーハッド説)が支持されている．この学説では，胎児期から出生直後の低栄養状態は，遺伝子に影響を与えて栄養を体にため込む方向に制御され，成人期における生活習慣病の発症のリスクを高めるという考え方(エピジェネティックス)である．

食べるようにしてもよい．この時期は母体に蓄積されている栄養で十分なので，無理に摂取する必要はない．また，妊娠後期の 34 〜 38 週頃になると子宮が著しく増大して胃を圧迫するので，一度にたくさん食べることができなくなる．そのようなときは少量でも栄養価が高い食品を選び，頻回に分けて摂取する．

つわりや食欲不振のときの食事のポイント

① 酸味を利用する．
② ひと口で食べられる食品を用意する．
③ さっぱりした味つけにする．
④ 水分の多い野菜や果物を摂取する．
⑤ 食後はのんびりとする．
⑥ 外食で気分転換を図る．
⑦ 便秘を解消するようにする．

（6）肥満と妊娠糖尿病

正常な妊娠では，インスリン分泌の亢進とインスリン抵抗性増大の均衡がとれて，正常な範囲で血糖値が保たれる．肥満妊婦ではインスリン抵抗性が亢進して，糖代謝異常が起こりやすい．肥満防止には，エネルギー制限や適度な運動が重要であるが，極端な減食は胎児の発育に影響するので，たんぱく質，ミネラル，ビタミンなどは十分に摂取して糖質，脂肪を制限するようにする．

GDM
gestational diabetes mellitus，妊娠糖尿病．

妊娠中の糖尿病には，妊娠糖尿病(GDM)と糖尿病合併妊娠の 2 種類がある．妊娠糖尿病とは，妊娠によって一過性に発症，もしくははじめて発見された耐糖能の低下をいう．糖尿病合併妊娠とは，妊娠前に糖尿病と診断されていた女性が妊娠した場合をいう．糖尿病の妊婦の健康管理が不十分であると，胎児奇形，巨大児，難産，胎児仮死，新生児の低血糖症，高ビリルビン血症などが起こりやすい．

OGTT
oral glucose tolerance test，経口ブドウ糖負荷試験．

妊娠糖尿病の診断基準は，妊娠中に 75 g 経口ブドウ糖負荷試験(OGTT)を行い，糖負荷前値 92 mg/dL，1 時間値 180 mg/dL，2 時間値 153 mg/dL 以上のうち，1 点以上を満たす場合に妊娠糖尿病と診断される(**表 4.9**)．非妊娠時の糖尿病の判定基準とは異なる．日本産婦人科学会では，妊娠中における糖尿病の 1 日のエネルギー摂取量は，非肥満の場合は 30 kcal/kg × 標準体重 + 付加量，肥満の場合は 30 kcal/kg × 標準体重としている(**表 4.10**)．食事の指導は「糖尿病食事療法のための食品交換表」を用いて行うが，食後の血糖値が高い場合や高ケトン血症が現れたときは，食事回数を 4 〜 6 回に分けて，エネルギーを摂取する．

（7）食塩・水分摂取と妊娠高血圧症候群

妊娠後期には細胞外液量が増加して毛細血管の透過性も増すので，組織への水分貯留が亢進して浮腫が起こりやすく，タンパク尿が見られたり高血圧になりやすい．そこで，食塩の摂取などの食事内容に注意が必要である．妊娠 20 週〜分娩 12 週までに高血圧が認められた場合に**妊娠高血圧症候群**(PIH)と判

表4.9 妊娠中の耐糖能異常と診断基準

<table>
<tr><td rowspan="4">妊娠糖尿病(GDM)</td><td>75 gOGTT において次の基準の1点以上を満たした場合に診断する.</td></tr>
<tr><td>①空腹時血糖値 ≧ 92 mg/dL(5.1 mmol/l)</td></tr>
<tr><td>② 1 時間値 ≧ 180 mg/dL(10.0 mmol/l)</td></tr>
<tr><td>③ 2 時間値 ≧ 153 mg/dL(8.5 mmol/l)</td></tr>
<tr><td rowspan="4">妊娠中の明らかな糖尿病*1</td><td>以下のいずれかを満たした場合に診断する.</td></tr>
<tr><td>①空腹時血糖値 ≧ 126 mg/dL</td></tr>
<tr><td>② HbA1c 値 ≧ 6.5%</td></tr>
<tr><td>随時血糖値≧ 200 mg/dL あるいは 75 gOGTT で 2 時間値≧ 200 mg/dL の場合は，妊娠中の明らかな糖尿病の存在を念頭に置き，①または②の基準を満たすかどうか確認する. *2</td></tr>
<tr><td rowspan="2">糖尿病合併妊娠</td><td>①妊娠前にすでに診断されている糖尿病</td></tr>
<tr><td>②確実な糖尿病網膜症があるもの</td></tr>
</table>

＊1 妊娠中の明らかな糖尿病には，妊娠前に見逃されていた糖尿病と，妊娠中の糖代謝の変化の影響をうけた糖代謝異常，および妊娠中に発症した1型糖尿病が含まれる．いずれも分娩後は診断の再確認が必要である.

＊2 妊娠中，とくに妊娠後期は妊娠による生理的なインスリン抵抗性の増大を反映して糖負荷後血糖値は非妊時よりも高値を示す．そのため，随時血糖値や 75 gOGTT 負荷後血糖値は非妊時の糖尿病診断基準をそのままあてはめることはできない.

日本糖尿病学会編，『糖尿病治療ガイド 2018-2019』，文光堂(2018)をもとに作成.

表4.10 妊娠糖尿病の1日のエネルギー摂取量

<table>
<tr><td></td><td colspan="2">日本糖尿病学会</td><td colspan="2">日本産婦人科学会</td></tr>
<tr><td></td><td>非肥満
(非妊娠時 BMI < 25)</td><td>肥満
(非妊娠時 BMI ≧ 25)</td><td>非肥満
(非妊娠時 BMI < 25)</td><td>肥満
(非妊娠時 BMI ≧ 25)</td></tr>
<tr><td>妊娠初期</td><td>30 kcal/kg × 標準体重 +50 kcal</td><td rowspan="3">30 kcal/kg × 標準体重</td><td rowspan="3">30 kcal/kg × 標準体重 +200 kcal</td><td rowspan="3">30 kcal/kg × 標準体重</td></tr>
<tr><td>妊娠中期</td><td>30 kcal/kg × 標準体重 +250 kcal</td></tr>
<tr><td>妊娠後期</td><td>30 kcal/kg × 標準体重 +450 kcal</td></tr>
</table>

古川亮子，市江和子 編，『母性・小児実習ぜんぶガイド』，照林社(2018)，p.31 をもとに作成.

定される．母体の血管内皮細胞障害によって高血圧とともにけいれん発作などが見られる場合がある(図 4.14)．発症のリスク因子として，高血圧，若年・高年の初産，肥満，多胎妊娠，腎臓病，糖尿病，過労，低栄養などがある(表 4.11)．妊娠高血圧症候群の栄養管理では，適正なエネルギー摂取，減塩，十分なたんぱく質摂取，動物性脂肪と糖質の制限，ビタミンの積極的な摂取を心がける(表 4.12).

(a) 妊娠高血圧の判定

収縮期血圧が，140 mmHg 以上，または拡張期血圧 90 mmHg 以上の場合に診断される.

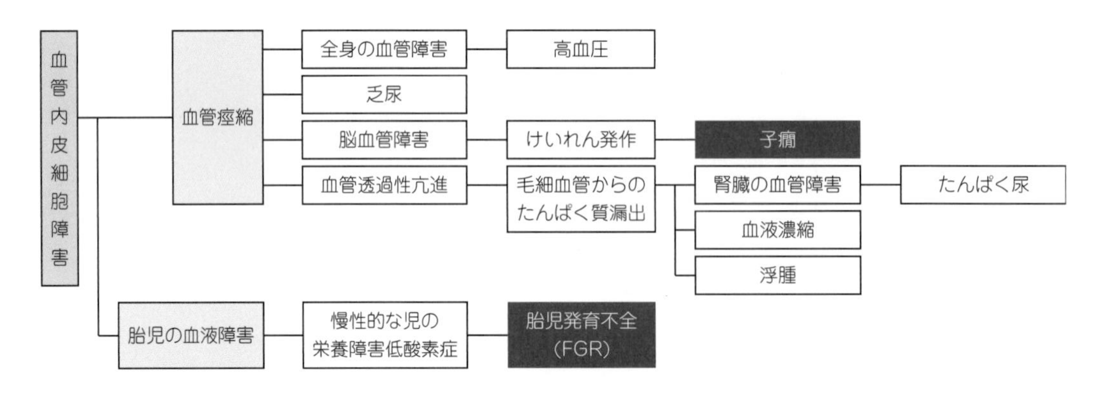

図 4.14　妊娠高血圧症候群の病態(母児への影響)

表 4.11　妊娠高血圧症候群発症の危険因子

家族歴	・母親や姉妹が，過去に高血圧や妊娠高血圧腎症を発症したことがある ・糖尿病
既往歴	・高血圧 ・腎疾患 ・糖尿病 ・自己免疫疾患 ・甲状腺機能の異常 ・血栓ができやすい ・妊娠高血圧症候群を発症した経験がある
その他の因子	・35 ～ 40 歳以上 ・非妊娠時の BMI が 25 以上 ・初産婦 ・最後に妊娠してから 5 年以上が経過 ・人工妊娠 ・妊娠初期の血圧が高値 ・尿路感染症 ・歯周病 ・多胎妊娠 ・就労，過労 ・ストレス

大平光子ほか著，『母性看護学 II マタニティサイクル改訂第 2 版』〈看護学テキスト NiCE〉，南江堂(2018)などを参考に作成.

(b) 妊娠高血圧の重症の規定

以下の 2 つの規定にあてはまる場合を重症とする．妊娠 34 週未満に発症するものは早発型，妊娠 34 週以降に発症するものは遅発型とする．ただし，タンパク尿による重症分類は行わない.

ⅰ)妊娠高血圧症，妊娠高血圧腎症，加重型妊娠高血圧腎症，高血圧合併妊娠であり，収縮期血圧が，160 mmHg 以上，または拡張期血圧 110 mmHg 以上のいずれかに該当する場合.

表 4.12 妊娠中毒症(妊娠高血圧症候群)の生活指導と栄養管理

1 生活指導
　＊安静
　＊ストレスを避ける
　【予防】軽度の運動，規則正しい生活
2 栄養管理(食事指導)
　a）適切なエネルギー摂取(総カロリー)
　　非妊時　BMI 24 以下の妊婦：30 kcal × 理想体重(kg) + 200 kcal/日
　　非妊時　BMI 24 以上の妊婦：30 kcal × 理想体重(kg)/日
　　【予防】妊娠中の適切な体重増加
　　BMI < 18 では 10 ～ 12 kg 増
　　BMI 18 ～ 24 では 7 ～ 10 kg 増　BMI(body Mass Index) = 体重(kg)/(身長(m))^2
　　BMI > 24 では 5 ～ 7 kg 増
　b）食塩摂取
　　7 ～ 8 g/日程度とする(極端な制限は勧められない)
　　【予防】10 g/日以下
　c）水分摂取
　　1 日尿量 500 ml 以下や肺水腫では前日尿量に 500 ml を加える程度にするが，それ以外は制限しない．
　　口渇を感じない程度の摂取が望ましい
　d）十分なたんぱく質摂取
　　理想体重× 1.0 g/日
　　【予防】理想体重× 1.2 ～ 1.4 g/日
　e）動物性脂肪と糖質は制限．ビタミンの積極的な摂取
　　【予防】食事摂取カルシウム 900 mg/日に加え，1 ～ 2 g/日のカルシウム摂取が有効との報告もある．また海藻中のカリウムや魚油，肝油(不飽和脂肪酸)，マグネシウムを多く含む食品に高血圧予防効果があるとの報告もある

日本産科婦人科学会雑誌(1999)より改変．

ⅱ)母体の臓器障害または子宮胎盤機能不全を認める場合．

(8) 葉酸摂取と神経管閉鎖障害

葉酸は，胎児の正常な発育に寄与する栄養素といわれており，生命を維持するためになくてはならない栄養素であるが，熱に破壊されやすく，しかも吸収されにくいので，日常的に積極的に摂取することが必要である．妊娠中期以降は葉酸の付加量が設定されているが，妊娠を計画している女性や妊娠の可能性がある女性および妊娠初期の妊婦は，日常の食品に加えてサプリメントや強化食品からの積極的な葉酸(プテロイルモノグルタミン酸)の摂取が必要とされている．なお，葉酸を多く含む食品には，牛・豚・鶏レバー，かき(貝)，ほうれんそう，ブロッコリーなどの緑黄色野菜，大豆(納豆)などがある(表 4.8)．

(9) 出産後の健康・栄養状態および QOL の維持・向上

分娩とは，胎児とその胎児の発育に必要なさまざまな付属物(胎盤，卵膜，臍帯，羊水)が産道を通過して母体外に出ることをいう．37 ～ 42 週未満の分娩を正期産といい，22 週未満は流産，22 ～ 37 週未満の分娩を早産，42 週以降の分娩を過期産という．産褥期とは，妊娠と分娩により変化した母体が妊娠前の状態に回復する(子宮復古)期間をいい，通常 6 ～ 8 週間を要する．分娩後

1～3日ぐらいは血性悪露(おろ)(胎盤，分娩後の血液，膣上皮細胞，脱落膜，細菌)があり，4～9日ぐらいに褐色悪露となり，その後黄色悪露となって4～6週間で消失する．

分娩・産褥期のうち，とくに分娩の間は食事を摂ることが困難であるが，この時期はエネルギーを極度に消耗し，発汗も著しいので糖分と水分を補う．糖分が不足すると，子宮筋の収縮が弱まり，分娩時間を長引かせてしまう．分娩後24時間後からは，できるだけ十分な栄養を摂る．低栄養になれば母乳が減少するので，過不足なく摂取する．

分娩後の体重は，妊娠前の体重より3kg程度増加した状態に戻るのが平均的である．産後6か月頃に妊娠前の体重に復帰するのが望ましい．

(10) 妊産婦のための食生活指針

妊娠期および授乳期では，食事バランスガイドを参考にして主食，主菜，副菜がそろったメニューを選ぶ(図4.15)．食事の間隔があくときは，空腹を我慢しないで，パンやおにぎりなどの間食を摂る．食事に関する留意点については妊産婦のための食生活指針を参考にする(表4.13)．

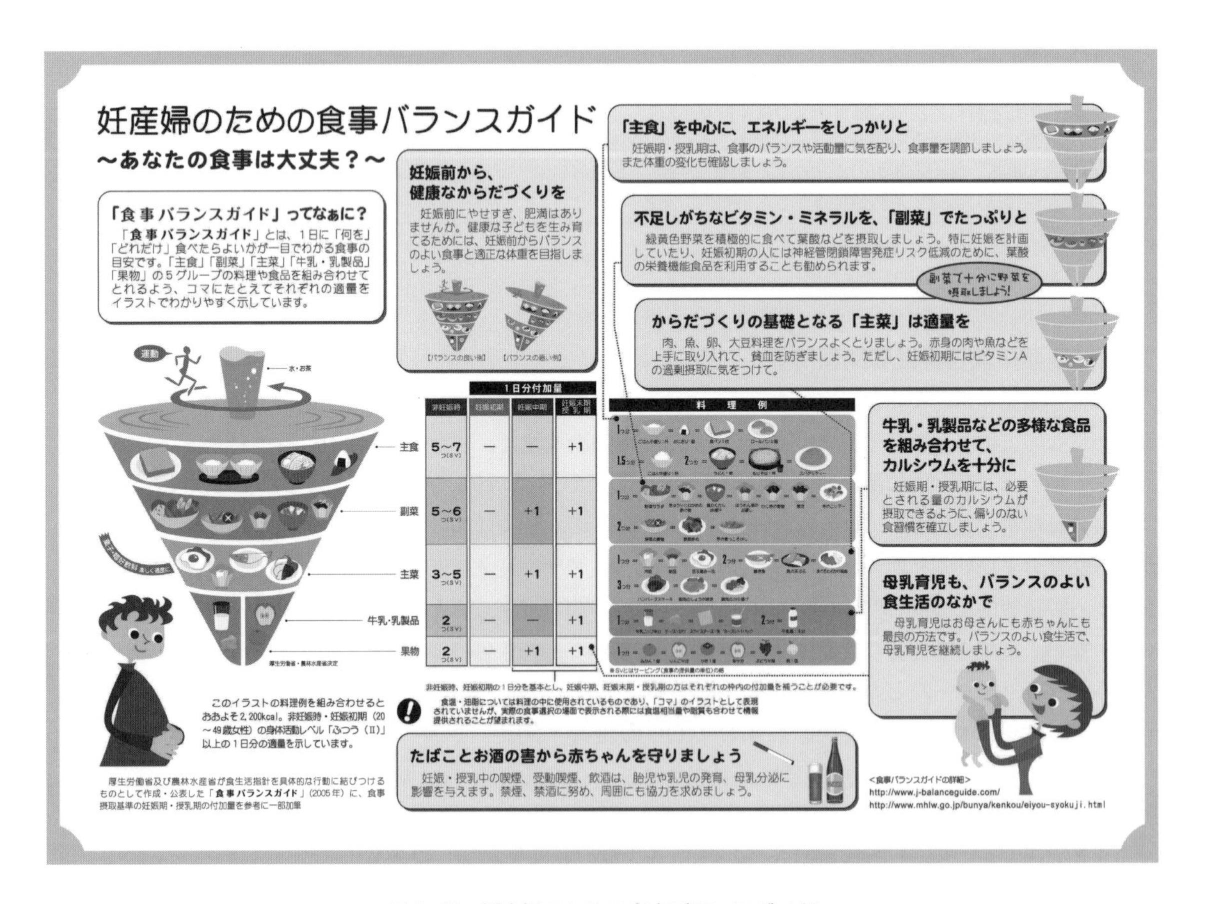

図4.15 妊産婦のための食事バランスガイド
厚生労働省雇用均等・児童家庭局母子保健課，「妊産婦のための食生活指針」の策定について，厚生労働省(2006)．https://www.mhlw.go.jp/houdou/2006/02/dl/h0201-3b02.pdf

表4.13 妊産婦のための食生活指針

●妊娠前から，健康なからだづくりを
●「主食」を中心に，エネルギーをしっかりと
●不足しがちなビタミン・ミネラルを，「副菜」でたっぷりと
●からだづくりの基礎となる「主菜」は適量を
●牛乳・乳製品などの多様な食品を組み合わせて，カルシウムを十分に
●妊娠中の体重増加は，お母さんと赤ちゃんにとって望ましい量に
●母乳育児も，バランスのよい食生活のなかで
●たばことお酒の害から赤ちゃんを守りましょう
●お母さんと赤ちゃんの健やかな毎日は，からだと心にゆとりのある生活から生まれます

「健やか親子21」推進検討会（食を通じた妊産婦の健康支援方策研究会），「妊産婦のための食生活指針」，厚生労働省(2006)より．

(11) 母体から胎児へ影響を与える各因子

妊産婦のための食生活指針でも項目にあげられているように，妊産婦の喫煙や過度の飲酒によるアルコールの摂取は胎児に影響を与える．その他の因子として，薬剤やカフェイン，魚介類に含まれる水銀などがある．

(a) 喫煙

たばこの煙には約300種もの有害物質が含まれており，ニコチンなどは子宮胎盤の血管を収縮させ，胎児の血流量を低下させる．妊婦の喫煙は自然流産，早産，周産期死亡などのリスクを高めるとともに，胎児の体重増加を妨げて低出生体重児になることもある．授乳中の喫煙も母乳の成分や分泌に影響する．妊婦自身が喫煙しなくても，周囲の者の喫煙（受動喫煙）によって間接的に影響をうけるので注意する．

周産期
妊娠22週から出生後7日未満までの期間．この期間は，母親と胎児や新生児の生命に関わる重大な症状が発生する可能性が高くなる．

(b) 飲酒

妊婦の飲酒により奇形や発育遅延などの障害が起こりやすい．妊娠中の多量飲酒によっては，低出生体重児，知能障害，成長遅滞，顔面奇形などの形態異常が起こる胎児性アルコール症候群（FAS）が発症する．

FASによる奇形は，母親のアルコール代謝，妊娠中のエタノール飲用時期や濃度（飲酒量）などに関係があり，妊娠3週から10週までの飲酒がとくに問題となる．母親の血中アルコールが胎盤を容易に通過して胎児に移行し，胎芽・胎児細胞におけるたんぱく質合成阻害が起こるためである．また，授乳中にアルコール飲料を摂取すると，母乳に血中濃度の90～95%のアルコールが移行されるので，授乳期も控えなければならない．

FAS
fetal alcohol syndrome，胎児性アルコール症候群．

(c) カフェイン

コーヒーなどに含まれるカフェインは，胎児の成長に障害を与え，胎児仮死や子宮内発育不全の発生率を高める．また，緑茶に含まれるタンニンは，体内で鉄と結合して鉄の吸収を阻害する．緑茶を飲む場合には，食事の前後1時間程度あけて飲むのが望ましい．

妊婦，もしくは妊娠の
可能性がある場合に
注意が必要な魚

・キダイ，マカジキ，ユメカサゴ，ミナミマグロ(インドマグロ)，ヨシキリザメ，イシイルカ，キンメダイ，ツチクジラ，メカジキ，クロマグロ(本マグロ)，メバチ(メバチマグロ)，エッチュウバイガイ，マッコウクジラ，コビレゴンドウ，バンドウイルカなど．

「これからママになるあなたへ(パンフレット)」，厚生労働省HPより．
https://www.mhlw.go.jp/topics/bukyoku/iyaku/syoku-anzen/suigin/dl/100601-1.pdf

（d）薬剤

さまざまな薬剤は，胎盤を通過して胎児に影響を与える．とくに胎児の細胞分裂が著しい妊娠初期に問題が生じやすく，妊娠の可能性がある場合は薬剤の服用に十分注意が必要である．授乳婦は，服用した薬剤が母乳中に移行する場合があるので，授乳を中止する．

（e）魚介類(水銀)

妊娠中の人やその可能性がある人に対して，水銀を含有する魚介類等の摂取に関する注意事項が示されている．多くの魚介類に含まれる水銀量は微量であるので健康障害を及ぼすレベルではないが，キンメダイ，メカジキなどの大型魚介類の摂取に注意が必要である(週1回80g程度まで)．

（f）食物アレルギー

食物アレルギーについては食物アレルギーの診断の手引き(2017)と食物アレルギーの栄養指導の手引き(2017)，食物アレルギーの診療ガイドライン(2012)に従って，必要最小限の食物除去を原則とする．

練 習 問 題

次の文を読み，正しいものには○，誤っているものには×をつけなさい．

重要☞ (1) 妊娠が成立した場合は黄体ホルモン分泌が継続する．
重要☞ (2) 妊娠により基礎代謝は亢進して，後期には妊娠前の20%程度増加する．
(3) 妊婦ではインスリン抵抗性が増大する．
重要☞ (4) 吸啜刺激によりオキシトシンの分泌を増加させる．
(5) 乳糖は成熟乳より初乳に多く含まれる．
重要☞ (6) 非妊娠時にBMI 18.5 kg/m^{2}未満の妊婦では，妊娠期間の推奨体重増加量は9～12 kgである．
(7) 食事摂取基準では1日の平均乳汁分泌量を780 mLとしている．
重要☞ (8) 授乳婦のエネルギー付加量は1日あたり450 kcalである．
(9) 妊娠期間中のたんぱく質エネルギー比率は13～20%である．
(10) 胎児のたんぱく質蓄積は妊娠初期から認められる．
重要☞ (11) 妊婦の葉酸付加量は，初期のみに設定されている．
重要☞ (12) 妊婦，授乳婦のカルシウム付加量は設定されていない．
(13) 神経管閉鎖障害は妊娠初期の葉酸摂取不足により生じる．
(14) 妊娠悪阻の治療では脱水状態や代謝障害の改善のために輸液療法がおこなわれている．
(15) 妊娠高血圧症候群では塩分を6g未満に制限する．

■出題傾向と対策■

妊娠期，授乳期の生理的変化や日本人の食事摂取基準に関する出題が多い．
妊娠の仕組みを理解し，妊婦および授乳婦の付加量に対する考え方を理解しておく必要がある．

5 新生児期，乳児期

■ ■ ■ ■ ■ 5章を理解するためのポイント ■ ■ ■ ■ ■

Point 1

乳児期の生理的機能の特徴と，成長する過程での変化を理解しよう．

Point 2

乳児期の疾患について理解し，その予防のために必要な栄養素を学ぼう．

Point 3

乳児期の栄養補給法(母乳，育児用ミルク，混合栄養)の違いとそれぞれの特徴を理解しよう．

生後4週間(生後28日未満)の期間を新生児期といい，出生後1か月～1歳未満の期間を乳児期という．乳児期は，一生のうちでも最も成長が著しく個人差が大きい時期のため，1人ひとりの状態を正確にアセスメントし，柔軟に対応することが大切である．

5.1 新生児期，乳児期の生理的特徴

(1) 呼吸器系・循環器系の適応

胎児では，酸素は母親から胎盤を通じて供給されている(胎児循環)が，妊娠16週前後より，呼吸様運動が見られ，羊水を肺の中に入れたり出したりしている．胎児が産道を通るときに肺，気管内の羊水が排出される．それによって，出生と同時に肺胞が拡張し，第一呼吸を行う．新生児は，肺容積が小さく1回換気量が少ないため，呼吸回数は40～50回/分と多いが，肺の成長とともに呼吸回数は少なくなっていく．また，新生児・乳児の呼吸は横隔膜に依存する腹式呼吸が中心である．肺呼吸の開始により，肺と心臓の血液循環が行われるようになる(新生児循環)．静脈管は胎盤循環の停止と同時に役割を終え，生後4～5日で細くなり閉鎖していく．不要になった動脈管が閉鎖し左心房圧が上

呼吸回数の減少

乳児	30～40回／分
幼児	20～30回／分
成人	16～18回／分

静脈管

胎児期に胎盤で酸素化された臍静脈血(動脈血)を下大静脈へ送る血管．

動脈管

胎児期には肺呼吸が行われないため，血液は右心室から肺動脈に入り，肺を通らずに動脈管を通って大動脈へ送られる．

卵円孔
心房中核中央にあり，胎児期には右房から左房に開いている．胎児期には肺が機能していないため，一部の血液は右心房から左心房に流れる．

胎便
新生児が生後48時間以内に排泄する便をいう．羊水や腸管の分泌物，胆汁色素，脂肪，コレステロールなどがおもな成分である．粘稠で無臭．緑がかった黒色をしている．

GFR
glomerular filtration rate，糸球体ろ過量．腎臓の機能を表す検査値である．この値が低いほど，腎臓の機能が低いことが分かる．

RBF
renal blood flow，腎血流量．単位時間あたりに腎臓を通過した血液の全体量を示す指標である．

Cr
creatinine，クレアチニン．筋肉中のクレアチンからできており，ふつうは尿と一緒に排泄される．

昇することで，卵円孔が機能的に閉鎖する．その後8～10か月かけて器質的にも閉鎖する．

（2）体水分量と生理的体重減少

生後3～4日間は，皮膚や肺からの水分損失(不感蒸泄)，胎便・尿の排泄により体重が5～10%程度減少する．これは，**生理的体重減少**とよばれ，乳汁摂取量が増加することで自然に改善し，1～2週間程度で，出生時の体重までに回復する．体水分率は，新生児では約80%，乳児では70%で，成人の50～60%と比較して高い(**表5.1**)．出生後に急速に減少するが，これはおもに細胞外液の減少で，細胞内液の割合は成人とあまり変わらない．新生児期，乳児期では体重あたりの体表面積は成人の2～3倍大きく，発汗や不感蒸泄量が多いことに加えて，腎機能が未熟なために尿濃縮力・ろ過力などが弱いことから，体重あたりの必要水分量は多い．

（3）腎機能の未熟性

胎児期は，老廃物の多くが胎盤を介して母体に移行するため，出生時の腎機能は未熟であり，新生児の尿濃縮力は成人の1/2程度で，成人の2倍量の水分を必要とする．なお，ネフロンの形成は在胎34～36週頃に完成するため，早産児の腎機能はさらに未熟である．また，乳児期は，随意的な排尿調節ができないため1回約20～40 mLを1日15～20回程度排尿する(**表5.2**)．

（4）体温調節の未熟性

新生児・乳児の体温は37℃前後と高い．しかし，体温調節が未熟であるこ

表5.1　年齢別の体液水分率と必要水分量　(%)

	新生児	乳児	成人
体内水分(%)	80	70	60
細胞内液(%)	35	40	40
細胞外液(%)	45	30	20
必要水分量(mL/kg/日)	125～150	140～160 120～150	30～40

表5.2　小児と成人の腎機能

年齢	GFR (mL/分/1.73 m^2)	RBF (mL/分/1.73 m^2)	最大尿濃縮能 (mOsm/kg)	血清Cr (mg/dL)
出生時				
低出生体重児	14	40	480	1.3
成熟児	21	88	800	1.1
1～2週間	50	220	900	0.4
6か月～1歳	77	352	1,200	0.2
1～3歳	96	540	1,400	0.4
成人	118	620	1,400	0.8～1.5

佐藤和人ほか編，『臨床栄養学　第7版』，医歯薬出版(2013)，p.271，表15-4を一部改変．

とに加えて体重あたりの体表面積が大きく，皮下脂肪が少ないことから，熱損失が多くなり 36℃程度の低体温になりやすい．そのため，適切な温度(24～26℃)での養育が重要である．寒冷環境下にさらされると，褐色脂肪細胞がはたらくことで熱産生を行うが，ふるえによる熱産生は起こらない．また，暑熱環境下においては，脱水症や熱中症を起こしやすい．

褐色脂肪細胞
通常の脂肪組織である白色脂肪細胞とは異なり，ミトコンドリアを多く含む脂肪細胞である．首の周辺に多いため新生児の首筋は，ほかの部分よりあたたかい．

（5）新生児期，乳児期の発育

運動機能は，頭部から下部へ，中枢から末梢へ，粗大運動から微細運動へと発達する．

生後 3 か月で首がすわり，5 か月頃に寝返り，7 か月頃にひとり座り，8 か月頃にハイハイ，9 か月頃につかまり立ち，12 か月頃にはひとり歩きができるようになる．

乳幼児期の運動発達と知能発達，言語の発達は密接に関連する(図 5.1)．生後 2 か月頃には，声かけに反応するようになり，生後 4～5 か月頃には，あやすと声を出して笑うようになる．7～8 か月頃には人見知りがはじまり，9～10 か月頃には単純な言葉を理解したり，後追いをしたりするようになる．

（a）身長

出生時の身長は約 50 cm であり，生後 1 年間で約 1.5 倍の 75 cm 程度まで伸びる(図 5.1)．

（b）体重

出生時の体重は約 3,000 g であり，生後 1 年間で約 3 倍の 9,000 g 程度まで増加する．

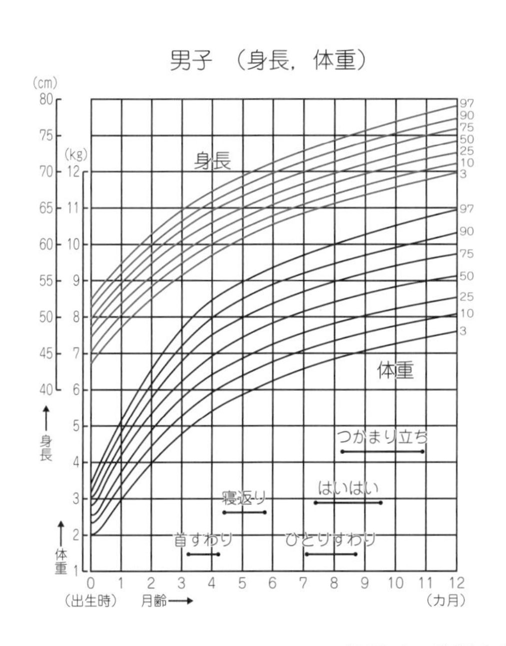

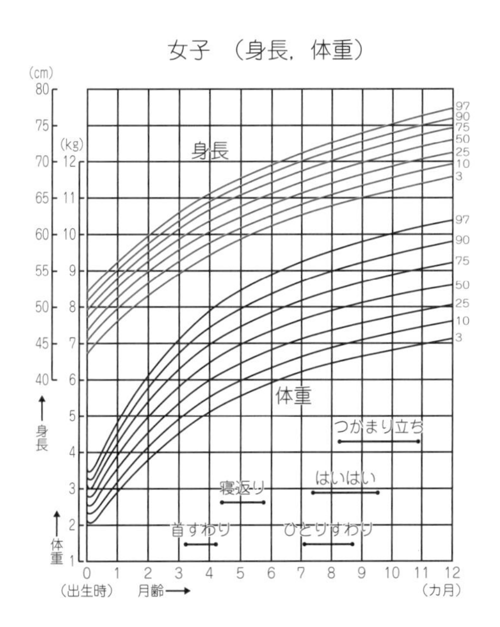

図 5.1 乳児の身体発育曲線
厚生労働省，「平成 22 年度乳幼児身体発育調査」(2011)より．

(c) 頭囲・胸囲

出生時の頭囲は約 33 cm，胸囲は約 32 cm であり，生後 1 年までに頭囲と胸囲がほぼ同じ大きさになり，それ以降は胸囲が大きくなっていく．頭囲は中枢神経系の発育を反映すると考えられる．

(6) 摂食・消化管機能の発達

新生児は，反射運動(原始反射)によって乳汁を摂取することができる．初めは 1 回におよそ 10 mL しか摂取できないが，しだいに上手に飲めるようになり，摂取できる乳汁量が増える．まず，新生児の唇に乳首が触れると，その方向に首を回し(探索反射)，乳首が口に入るとくわえ(捕捉反射)，強く吸い(吸啜(きゅうてつ)反射)，口にたまった乳汁を飲み込む(嚥下反射)．これら一連の反射は，満腹になることで消失する．5 か月頃になると原始反射が弱まり，離乳を開始することができる．新生児の口腔内には唾液が少ないが，徐々に増えてくる．また，離乳食開始とともに，アミラーゼの分泌が増えてくる．

新生児の胃は容量が小さく，湾曲も少ないうえに，噴門部の括約筋が未熟であることから，胃の内容物が逆流しやすく，口から乳汁があふれてきたり(溢乳)，嘔吐などを起こしやすい(図 5.2)．とくに，乳汁摂取時には空気を一緒に飲み込むことが多いので，授乳後に「げっぷ」をさせて，嘔吐によって逆流物が気道に流入しないようにする．

出生後，小腸の機能の発達がはじまる．乳児はラクターゼ活性が高く，母乳の乳糖を効率よく消化することができる．大腸では，成人と同じように水分の吸収や糞便の形成が行われる．母乳栄養児ではビフィズス菌が多く，人工栄養児では大腸菌が多いという特徴があるが，離乳食が進むにつれ，その差はなくなってくる．

5.2 栄養アセスメントと栄養ケア

(1) 栄養アセスメント

(a) 身体計測

身長，体重を測定し，身体発育曲線(図 5.1)に描いていくことで，成長を評価する．体格には個人差があるため，パーセンタイル値を参考にしながら，曲線に沿った成長をしているかどうかをみる．また，カウプ指数によって発育評

カウプ指数
体重(g) ÷ 身長(cm)^2 × 10 で計算する体格指数．判断基準となる値は年齢によって異なる．
乳児(3 か月以後)：16 ～ 18.
幼児満 1 歳：15.5 ～ 17.5.
満 1 歳～満 2 歳：15 ～ 17.
満 3 ～ 5 歳：14.5 ～ 16.5.
学童期：18 ～ 22.

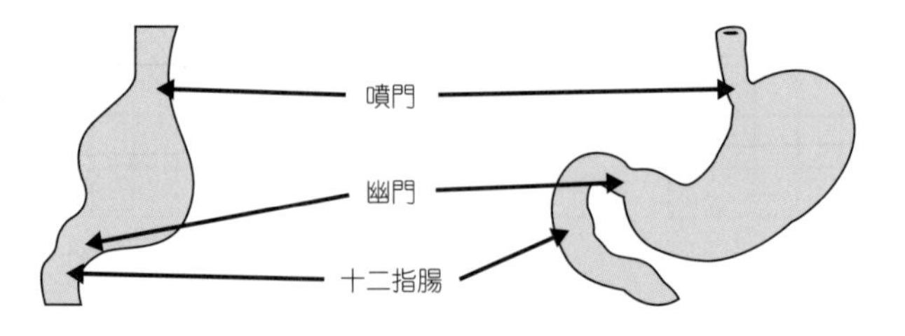

図 5.2　乳児(左)と成人(右)の胃の形状

価を行う場合もある.

母乳栄養児の場合は哺乳量を把握しにくいが，授乳前後の体重変化を確認することで明確にすることができる．乳児用のスケール(体重計)は家庭にないことが多く，毎回の哺乳量を把握することはできないが，乳児が成長曲線に沿って順調に成長していれば問題ない．曲線に沿わず，成長速度が急に変化した場合には，疾患がないかどうか，エネルギーや各種栄養素に過不足がないかどうかに加えて，育児困難や虐待なども考慮してアセスメントする必要がある.

1日の哺乳回数の目安は，1か月頃で7～8回，4か月頃で6～7回であり，人工乳に比べて母乳の授乳回数が多くなる傾向にある．1回の授乳時間が長い，授乳間隔が短い，ぐずって十分に睡眠をとれないといった母乳不足のサインがある場合は，体重増加量に注意する．一般に乳児に期待される体重増加量を示す(表5.3).

表5.3 期待される体重増加量

月　齢	体重増加量
0～3か月	25～30 g/日
3～6か月	15～20 g/日
6～12か月	10～15 g/日

1か月検診時に，産科施設退院時からの体重増加量が1日平均25 g未満であれば，授乳回数や時間，授乳の姿勢などを評価し，必要に応じて適切な授乳方法を指導する.

生後1か月での母乳の分泌量には個人差が大きいため，母子の状態を総合的に判断して，母乳のみで様子を見るのか，育児用ミルクを活用するのかを検討する.

(b) 臨床診査，臨床検査

乳児の場合，身体所見の変化をよく観察することが重要なアセスメントになる．体温，食欲，機嫌，皮膚の状態，尿や便の状態，睡眠，泣き方，活動量，刺激への反射などを確認する．脱水や感染症の場合は急変することがあるため，迅速な対応が必要である．とくに新生児期には，先天性の疾患に注意が必要である.

わが国では，1977年に新生児マススクリーニングが開始され，先天代謝異常症4疾患(高フェニルアラニン血症，メープルシロップ尿症，ホモシスチン尿症1型，ガラクトース血症)と内分泌2疾患(先天性甲状腺機能低下症，先天性副腎皮質過形成症)を対象としてきた．2014年よりタンデム質量分析法(通称「タンデムマス法」)が全国的に導入されたことによって尿素サイクル異常症，有機酸代謝異常症，脂肪酸代謝異常症が追加され，総数25疾患(うち7疾患は「二次対象疾患」)に拡大された．生後早期に治療をはじめることで，生まれ持った病気による障害から子どもたちを守ることができる．先天性代謝異常症等には，各疾患に適した特殊ミルクを治療に用いる.

特殊ミルク
特殊ミルク事務局が取り扱う，登録特殊ミルク，登録外特殊ミルクである．処方箋にて薬局，病院で購入する薬価収載品，薬局などで購入できる市販品がある.

修正月齢
実際に生まれた日ではなく，出産予定日からの月数を基準に数える乳児の月齢のこと．退院日を基準に考える場合もある.
修正月齢の考え方として，たとえば，出産予定日より2か月早く生まれた場合，生後0か月を修正月齢マイナス2か月とする．生後2か月が修正月齢0か月となる.

また，乳児の健康状態には，疾患だけでなく養育状況も大きく影響するため，家庭環境や保護者の知識や考え方，養育態度なども十分にアセスメントする.

(c) 食事調査

母乳や育児用ミルクの摂取量，授乳回数，授乳時間などを評価する．離乳食開始後は，離乳食の内容について詳細に聞き取り，子どもの発育・発達にあった量や食材，形態になっているかどうかをアセスメントする．

（d）乳児の食事摂取基準

乳児における食事摂取基準は，母乳中の栄養素濃度と健康な乳児の哺乳量の積から目安量を算定している．哺乳量は生後0～5か月で0.78 L/日，離乳食開始後は，6～8か月で0.6 L/日，9～11か月で0.45 L/日(6～11か月を区分とする場合は0.53 L/日)としている．離乳食開始後は，母乳からの栄養素摂取量および離乳食からの摂取量を算出し，目安量算定のための参照値としている(表5.4)．

（2）低出生体重児

出生時体重が，2,500 g未満の乳児を低出生体重児という．出生時体重が2,000～2,500 gであれば重篤な合併症等がない場合が多いが，低出生体重児は，将来的に生活習慣病に罹患するリスクが高いことがわかってきた．わが国における出生時平均体重は，2005年頃からは横ばいであるものの，この40年間で男女ともに約200 g減少し，低出生体重児の割合も増加した(図5.3)．世界的には，出生体重の平均値はその国の経済状態を反映しており，日本のような先進国で低出生体重児が増え続けることは珍しく，早急な対策が必要である．原因としては，母体の年齢(若年妊婦，高齢妊婦)や喫煙，栄養状態などが考えられており，とくに若年女性のやせ志向への対応が重要である．

また，出生時の体重に限らず，「将来の健康や特定の病気へのかかりやすさは，胎児期や生後早期の環境の影響を強くうけて決定される」というDOHaD説という概念が定着し，盛んに研究が行われている．母体の栄養状態が，その子ども，孫の健康状態にまで影響することから，世代を超えた栄養問題として，注目されている．

早産児は，修正月齢を考慮して発育・発達をアセスメントし対応する必要がある．離乳食についても，一律に5，6か月からはじめるのではなく摂食機能などを評価しながら進める．

（3）低体重と過体重への対応

乳児期の体格評価には，身体発育曲線やカウプ指数を用いる．低体重の原因としては，出生時の低体重，乳汁や離乳食の摂取不足，消化吸収障害，先天性疾患などがあげられる．過体重の原因としては，出生時の過体重，乳汁や離乳食の摂取過多などがあげられる．母乳栄養の場合は，欲しがるだけ与えてもよいと考えられている(自律乳)が，育児用ミルクの場合は飲みすぎないように量を調整する必要がある．乳児期の過体重については，成長・発達とともに活動量が増えることで解消することが多いため，原疾患がなければ食事制限などせずに経過観察を行う．

（4）哺乳量と母乳性黄疸

新生児期は，胎児型ヘモグロビンが減少し成人型ヘモグロビンに変わる．肝臓の機能が未熟などの理由から黄疸が起こりやすい．出生後，血清ビリルビン

出生体重による分類

高出生体重児	出生体重が4,000 g以上
正出生体重児	出生体重が2,500 g以上4,000 g未満
低出生体重児	出生体重が2,500 g未満
極低出生体重児	出生体重が1,500 g未満
超低出生体重児	出生体重が1,000 g未満

在胎期間による分類

正期産児	出生時在胎期間が37週0日～41週6日
過期産児	出生時在胎期間が42週0日以上
早産児	出生時在胎期間が22週0日～36週6日

胎児型ヘモグロビン
胎児は胎盤を介して母親から酸素をうけ取っている．このような酸素が少ない環境でも，必要な酸素を体に取り込めるように循環させる胎児用のヘモグロビンのことをいう．

黄疸
血流中のビリルビンの増加が原因で，皮膚や眼が黄色くなること．ビリルビンはふつう，胆汁の一部として肝臓から排泄される．胆汁は，胆管を通って十二指腸に送られる．肝臓や胆管でビリルビンの処理や排泄に障害が生じると，ビリルビンが血液中に蓄積することで黄疸を起こす．

表5.4 乳児の食事摂取基準

エネルギー・栄養素			月齢	0〜5(月)		6〜8(月)		9〜11(月)	
			策定項目	男児	女児	男児	女児	男児	女児
エネルギー		(kcal/日)	推定エネルギー必要量	550	500	650	600	700	650
たんぱく質		(g/日)	目安量	10		15		25	
脂質		脂質 (%エネルギー)	目安量	50		40			
脂質		飽和脂肪酸 (%エネルギー)	—	—		—			
脂質		n-6 系脂肪酸 (g/日)	目安量	4		4			
脂質		n-3 系脂肪酸 (g/日)	目安量	0.9		0.8			
炭水化物		炭水化物 (%エネルギー)	—	—		—			
炭水化物		食物繊維 (g/日)	—	—		—			
ビタミン	脂溶性	ビタミンA (μgRAE/日)[*1]	目安量	300		400			
ビタミン	脂溶性	ビタミンA (μgRAE/日)[*1]	耐容上限量	600		600			
ビタミン	脂溶性	ビタミンD (μg/日)	目安量	5.0		5.0			
ビタミン	脂溶性	ビタミンD (μg/日)	耐容上限量	25		25			
ビタミン	脂溶性	ビタミンE (mg/日)	目安量	3.0		4.0			
ビタミン	脂溶性	ビタミンK (μg/日)	目安量	4		7			
ビタミン	水溶性	ビタミンB_1 (mg/日)	目安量	0.1		0.2			
ビタミン	水溶性	ビタミンB_2 (mg/日)	目安量	0.3		0.4			
ビタミン	水溶性	ナイアシン (mgNE/日)[*2]	目安量	2		3			
ビタミン	水溶性	ビタミンB_6 (mg/日)	目安量	0.2		0.3			
ビタミン	水溶性	ビタミンB_{12} (μg/日)	目安量	0.4		0.5			
ビタミン	水溶性	葉酸 (μg/日)	目安量	40		60			
ビタミン	水溶性	パントテン酸 (mg/日)	目安量	4		5			
ビタミン	水溶性	ビオチン (μg/日)	目安量	4		5			
ビタミン	水溶性	ビタミンC (mg/日)	目安量	40		40			
ミネラル	多量	ナトリウム (mg/日)	目安量	100		600			
ミネラル	多量	(食塩相当量) (g/日)	目安量	0.3		1.5			
ミネラル	多量	カリウム (mg/日)	目安量	400		700			
ミネラル	多量	カルシウム (mg/日)	目安量	200		250			
ミネラル	多量	マグネシウム (mg/日)	目安量	20		60			
ミネラル	多量	リン (mg/日)	目安量	120		260			
ミネラル	微量	鉄 (mg/日)[*3]	目安量	0.5		—			
ミネラル	微量	鉄 (mg/日)[*3]	推定平均必要量	—		3.5	3.5	3.5	3.5
ミネラル	微量	鉄 (mg/日)[*3]	推奨量	—		5.0	4.5	5.0	4.5
ミネラル	微量	亜鉛 (mg/日)	目安量	2		3			
ミネラル	微量	銅 (mg/日)	目安量	0.3		0.3			
ミネラル	微量	マンガン (mg/日)	目安量	0.01		0.5			
ミネラル	微量	ヨウ素 (μg/日)	目安量	100		130			
ミネラル	微量	ヨウ素 (μg/日)	耐容上限量	250		250			
ミネラル	微量	セレン (μg/日)	目安量	15		15			
ミネラル	微量	クロム (μg/日)	目安量	0.8		1.0			
ミネラル	微量	モリブデン (μg/日)	目安量	2		3			

＊1 プロビタミンAカロテノイドを含まない.
＊2 0〜5か月児の目安量の単位は mg/日.
＊3 6〜11か月は一つの月齢区分として男女別に算定した.
「日本人の食事摂取基準」策定検討会,「日本人の食事摂取基準(2020年版)」, 厚生労働省(2019)より.

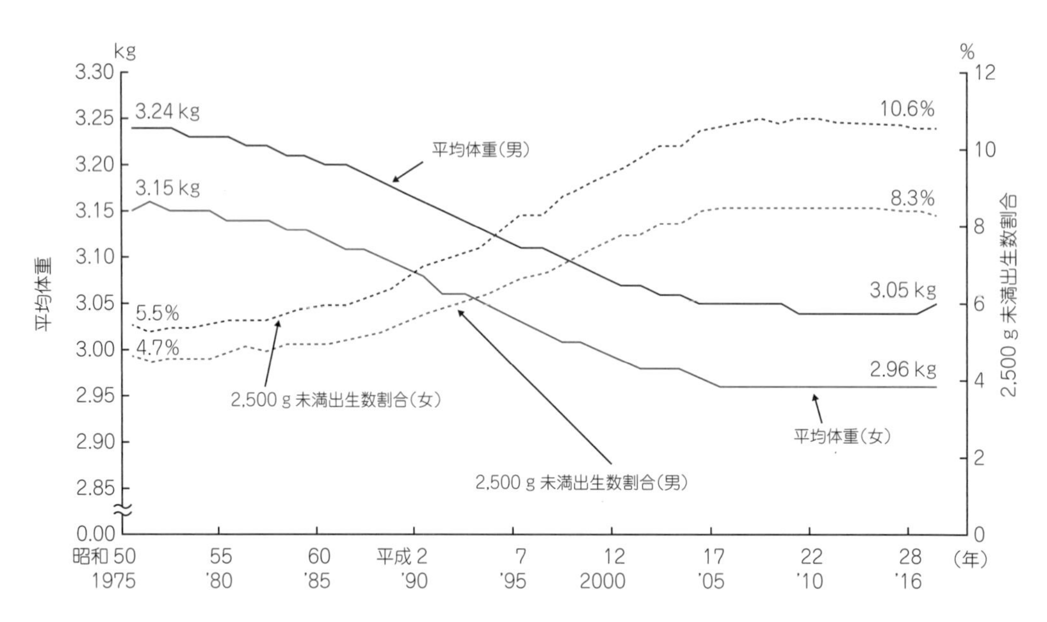

図5.3　性別でみた出生時平均体重および2,500 g未満出生体重児の割合の年次推移(昭和50年〜平成28年)
厚生労働省政策統括官(統計･情報政策担当)編，『平成30年　我が国の人口動態　平成28年までの動向』，厚生労働省(2018).

濃度が上昇し，4〜5日頃にピーク(約12 mg/dL)となり，7〜10日頃には，白眼や皮ふの黄疸は見られなくなる．これを新生児黄疸という．母乳栄養児では，母乳中に含まれる女性ホルモンの一種が肝臓でのグルクロン酸抱合を抑制するために黄疸が長引くことがあり，これを母乳性黄疸という．母乳を2〜3日止めることで黄疸は減少するが，疾患のない新生児の場合は母乳栄養を継続してもよく，生後2か月頃には自然消失する．

(5) ビタミンK摂取と乳児ビタミンK欠乏性出血

母体のビタミンKが胎盤を通過しにくいことや母乳中のビタミンK濃度が低いこと，腸内細菌によるビタミンK産生が少ないことなどから，乳児は，ビタミンK不足に陥りやすい．欠乏症として，生後数日で起こる**新生児メレナ(消化管出血)**，約1か月後に起こる**特発性乳児ビタミンK欠乏性出血症(特発性乳児ビタミンK欠乏性頭蓋内出血症)**が知られている．わが国では，乳児のビタミンK欠乏症予防のために，出生当日および生後1週目と1か月目にビタミンKシロップの経口投与が行われている．

(6) 鉄摂取と貧血

生後しばらくは，体内に貯蔵されている鉄で代謝を賄えるが，母乳育児の場合，生後6か月頃から鉄が欠乏し，鉄欠乏性貧血になりやすい．とくに早産児では母体から胎児への鉄の移行が妊娠後期に増加することから，鉄が欠乏しやすい．

したがって，母乳栄養の場合は，母親自身が鉄の摂取不足にならないような食生活を心がけるとともに，適切な時期に子どもの離乳を開始し，離乳食からも鉄を意識して摂取させることが重要である．離乳が順調に進まず，鉄欠乏のリスクが高い場合は，必要に応じてフォローアップミルクを活用する．

フォローアップミルク
母乳の代替品ではなく，離乳期に不足しがちな栄養素を補う食品として開発されたミルク．鉄欠乏のリスクが高い場合や体重増加が遅い場合など，必要に応じて生後9か月以降に利用する．

（7）乳児下痢症と脱水

乳児期は免疫機能が未熟であるため，感染症にかかりやすく急性下痢症になる頻度が高い．また下痢や嘔吐により脱水症を引き起こすことがあるため，水分と電解質の補給が重要である．吐き気が強くて摂食が難しいときや，脱水が激しいときは輸液を行う．食欲がある場合は，消化のよいものを少しずつ頻回に与える．原因としては，冬に流行するウイルス感染(ロタウイルス，ノロウイルスなど)が多くを占めるが，食事，薬物，体質，環境などさまざまである．

（8）二次性乳糖不耐症

乳糖不耐症とは，乳糖が小腸で分解されず，大腸まで達して水分吸収を阻害することで下痢を起こす疾患である．二次性乳糖不耐症とは，先天性ではなく，急性胃腸炎を起こした際に腸の粘膜がただれてラクターゼの分泌が悪くなり，乳糖が分解されない場合をいう．

おもな症状は，下痢や腹部の張り，酸性便，吐き気，嘔吐などである．重度の場合は，体重増加不良を引き起こす．

治療には，乳糖を含む母乳や人工乳をやめて，乳糖不耐症用ミルクを与える．多くは治療により，ラクターゼ活性が生理的活性レベルに回復する．

（9）食物アレルギー

食物アレルギーは，「食物によって引き起こされる抗原特異的な免疫学的機序を介して生体にとって不利益な症状が惹起される現象」と定義されている．非免疫学的機序による食物不耐症(代謝性疾患，薬理学的な反応，毒性食物による反応など)は，含まない．**表5.5**のように臨床型分類がされており，乳児では，新生児・乳児消化管アレルギー，食物アレルギーの関与する乳児アトピー性皮膚炎，即時型症状に注意が必要である(**表5.5**，**表5.6**)．

食物アレルギーにおける必要最小限の除去
1. 食べると症状が誘発される食物だけを除去する．「念のため」，「心配だから」といって，必要以上に除去する食物を増やさない．検査から原因と疑われ除去している場合には，必要に応じて食物経口負荷試験を実施し，診断を確定する．
2. 原因食物でも，症状が誘発されない「食べられる範囲」までは食べることができる．「食べられる範囲」の量を除去する必要はなく，むしろ「食べられる範囲」までは積極的に食べるように指示することが望ましい．

食物アレルギーの発症にかかわるリスク因子には，遺伝的素因，皮膚バリア機能の低下，秋冬生まれ，特定の食物の摂取開始時期の遅れなどが指摘されている．しかし，効果的な予防法は，未だに確立されていない．

乳幼児期に発症した食物アレルギーは，成長とともに耐性を獲得することが多く，日本における食物アレルギー有症率は，乳児が約10%，3歳児が約5%，保育所児が5.1%，学童以降が1.3～4.5%と考えられている．

乳児期の食物アレルギーの原因食物は，鶏卵，牛乳，小麦がほとんどを占めるが，成長とともに多様になっていく(**図5.4**)．食物アレルギーによって引き起こされる症状は**表5.6**のとおりである．また，離乳食の開始を遅らせることが食物アレルギーを予防するというエビデンスはないため，適切な時期(生後5，6か月)に離乳食を開始することが推奨される．

新生児・乳児消化管アレルギー
新生児期・乳児期に食物抗原が原因となり，消化管を場とした非IgE依存性アレルギー炎症を起こす疾患の総称．嘔吐，下血などの症状を呈することが多いが，体重増加不良のみの場合もある．

子どもがはじめての食品を摂取する際は少しずつ様子を見ながら与え，症状が見られた場合には保護者が自己判断せずにアレルギー専門医を受診し，適切

表5.5　食物アレルギーの臨床型分類

臨床型		発症年齢	頻度の高い食物	耐性獲得(寛解)	アナフィラキシーショックの可能性	食物アレルギーの機序
新生児・乳児消化管アレルギー		新生児期 乳児期	牛乳(乳児用調製粉乳)	多くは寛解	(±)	おもに 非IgE依存性
食物アレルギーの関与する乳児アトピー性皮膚炎		乳児期	鶏卵，牛乳，小麦，大豆など	多くは寛解	(+)	おもに IgE依存性
即時型症状 (じんましん，アナフィラキシーなど)		乳児期～成人期	乳児～幼児： 鶏卵，牛乳，小麦，そば，魚類，ピーナッツなど 学童～成人： 甲殻類，魚類，小麦，果物類，そば，ピーナッツなど	鶏卵，牛乳，小麦，大豆などは寛解しやすい その他は寛解しにくい	(++)	IgE依存性
特殊型	食物依存性運動誘発アナフィラキシー(FDEIA)	学童期～成人期	小麦，エビ，果物など	寛解しにくい	(+++)	IgE依存性
	口腔アレルギー症候群(OAS)	幼児期～成人期	果物・野菜など	寛解しにくい	(±)	IgE依存性

「食物アレルギーの診療の手引き2017」検討委員会，「食物アレルギーの診療の手引き2017」(2018)より．

表5.6　食物アレルギーの症状

皮膚	紅斑，じんましん，血管性浮腫，瘙痒，灼熱感，湿疹	
粘膜	眼症状	結膜充血・浮腫，瘙痒，流涙，眼瞼浮腫
	鼻症状	鼻汁，鼻閉，くしゃみ
	口腔咽頭症状	口腔・咽頭・口唇・舌の違和感・腫脹
呼吸器	喉頭違和感・瘙痒感・絞扼感，嗄声，嚥下困難， 咳嗽，喘鳴，陥没呼吸，胸部圧迫感，呼吸困難，チアノーゼ	
消化器	悪心，嘔吐，腹痛，下痢，血便	
神経	頭痛，活気の低下，不穏，意識障害，失禁	
循環器	血圧低下，頻脈，徐脈，不整脈，四肢冷感，蒼白(末梢循環不全)	

「食物アレルギーの診療の手引き2017」検討委員会，「食物アレルギーの診療の手引き2017」(2018)より．

な診断・治療をうけることが重要である．

食物アレルギーの治療の基本は，「正しい診断に基づいた必要最小限の原因食物の除去」である．食物アレルギーの診断がなされた子どもについては，必要な栄養素などを過不足なく摂取できるよう，管理栄養士が保護者に離乳食の食材や調理の工夫などを提案する．また，子どもの食物アレルギー発症予防のために，妊娠・授乳中の母親が特定の食品を過度に避けたり過剰に摂取する必要はなく，バランスの良い食事をとることが重要である．

FDEIA
food-dependent exercise-induced anaphylaxis，食物依存性運動誘発アナフィラキシー．

食物依存性運動誘発アナフィラキシー
原因食物を摂取後に運動することによってアナフィラキシーが誘発される病型．原因食物摂取から2時間以内に誘発されることが多い．感冒，睡眠不足や疲労などのストレス，月経前状態，非ステロイド性抗炎症薬(NSAIDs)摂取，アルコール摂取や入浴なども発症の誘発因子となる．原因食物を摂取した場合，食後最低2時間(可能なら4時間)は運動を避けるよう指導される．

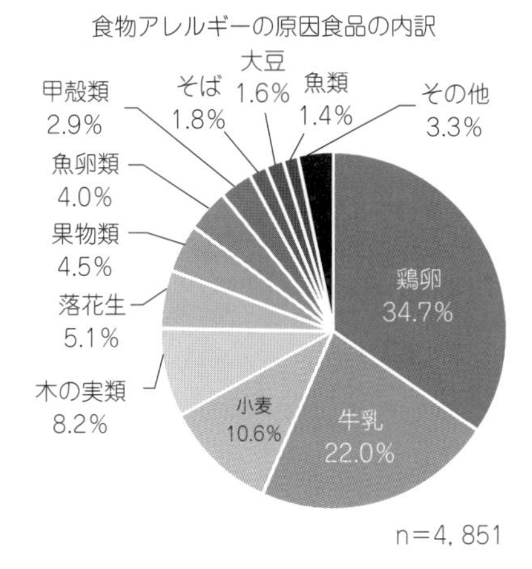

新規発症の原因食物

	0歳 (1356)	1，2歳 (676)	3～6歳 (369)	7～17歳 (246)	≧18歳 (117)
1	鶏卵 55.6%	鶏卵 34.5%	木の実類 32.5%	果物類 21.5%	甲殻類 17.1%
2	牛乳 27.3%	魚卵類 14.5%	魚卵類 14.9%	甲殻類 15.9%	小麦 16.2%
3	小麦 12.2%	木の実類 13.8%	落花生 12.7%	木の実類 14.6%	魚類 14.5%
4		牛乳 8.7%	果物類 9.8%	小麦 8.9%	果物類 12.8%
5		果物類 6.7%	鶏卵 6.0%	鶏卵 5.3%	大豆 9.4%

各年齢群毎に5%以上占めるものを上位5位表記

図5.4 即時型食物アレルギーの原因食品
今井孝成ほか著，「消費者庁「食物アレルギーに関連する食品表示に関する調査研究事業」平成29（2017）年即時型食物アレルギー全国モニタリング調査結果報告」，アレルギー，**69**（8），701（2020）より．

（10）便秘

便秘とは，便が滞った，または便がでにくい状態のことをいい，排便するのに努力や苦痛を伴う状態である．乳児の場合，腹部膨満，哺乳力低下，不機嫌などが見られる．個人差はあるが，週に2回以下，もしくは5日以上排便がない日が続けば便秘と考える．このうち治療が必要な便秘を便秘症といい，長期間にわたり持続的にみられる場合を慢性便秘症という．また，新生児の場合は，解剖学的異常を含む器質性便秘症に注意が必要である．特別な原因がない慢性機能性便秘症は，母乳から人工乳への移行期，離乳食の開始時に発症しやすい．

治療は，便秘の状態や生活状況，哺乳量，離乳食の内容などを確認して行う．乳児の食事療法では，哺乳量や水分量を評価し，不足があれば補う．離乳食開始後であれば，食物繊維の多い食品や，プロバイオティクスの摂取が有効な症例もある．

（11）授乳期の栄養補給法

授乳とは，乳汁を子どもに与えることであり，栄養素等を与えるとともに，母子間の絆を深め，子どもの心身の健やかな成長・発達を促すうえできわめて重要である．

生後間もない子どもは，昼夜関係なく授乳と睡眠が生活の中心であり，授乳のリズムが確立するのは生後6～8週以降といわれている．

授乳期の栄養補給法は母乳栄養，育児用ミルク（人工栄養），混合栄養に分けられる（図5.5）．ヒトは哺乳類であるため，乳児にとって最良の栄養補給法は母乳である．しかし，母親の健康状態や就業状況，母乳分泌不足，子どもの状態などにより，母乳栄養が困難な場合には，混合栄養や育児用ミルクで対応す

即時型食物アレルギーの原因食品
食物アレルギーの有病率は乳児期がもっとも高く，加齢に伴い少なくなる．そのため，全年齢での原因食品においても乳幼児の原因として多い，卵，乳，小麦が圧倒的に多くなっている．

OAS
oralallergy syndrome，口腔アレルギー症候群．口唇·口腔·咽頭粘膜における IgE 抗体を介した即時型アレルギー症状を呈する病型．食物摂取直後からはじまり，口唇・口腔・咽頭のかゆみ，イガイガ，血管浮腫などをきたす．花粉や食物アレルギー症候群では生の果物や野菜の摂取による OAS をきたすことが多い．

即時型食物アレルギー
食物アレルギーの最も典型的なタイプであり，原因食物の摂取後，2時間以内にアレルギー反応による症状を示すことが多い．

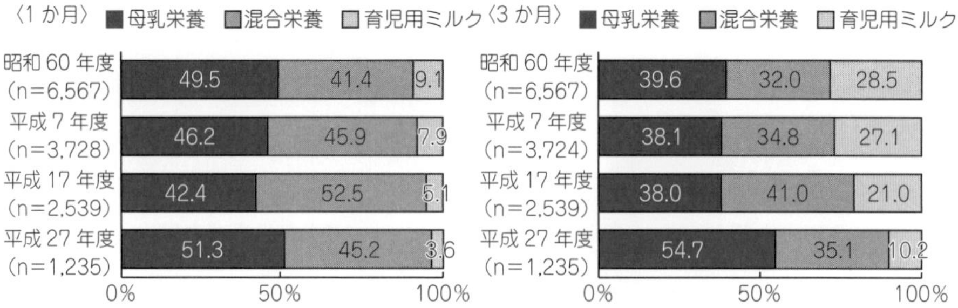

〈1か月〉 ■母乳栄養 ■混合栄養 □育児用ミルク

	母乳栄養	混合栄養	育児用ミルク
昭和60年度(n=6,567)	49.5	41.4	9.1
平成7年度(n=3,728)	46.2	45.9	7.9
平成17年度(n=2,539)	42.4	52.5	5.1
平成27年度(n=1,235)	51.3	45.2	3.6

〈3か月〉 ■母乳栄養 ■混合栄養 □育児用ミルク

	母乳栄養	混合栄養	育児用ミルク
昭和60年度(n=6,567)	39.6	32.0	28.5
平成7年度(n=3,724)	38.1	34.8	27.1
平成17年度(n=2,539)	38.0	41.0	21.0
平成27年度(n=1,235)	54.7	35.1	10.2

0%　50%　100%

図5.5　授乳期の栄養方法

※どちらも，栄養方法「不詳」と答えた場合を除く
※回答者：昭和60年度・平成7年度・平成17年度0～4歳児の保護者，平成27年度0～2歳児の保護者
厚生労働省，「平成27年度　乳幼児栄養調査」，(2015)より.

プロバイオティクス
十分量を摂取したときに宿主に有益な効果を与える生きた微生物(FAO/WHOガイドラインによる定義).

る．現在市販されている育児用ミルクは成分が母乳に近づけられており，衛生的な環境においては大きな問題はない．

いずれの栄養補給法であっても，妊娠中から正しい情報提供を行い，授乳をとおして母子のスキンシップをはかり，母親が，育児に自信がもてるように支援することが大切である．

(a) 母乳栄養

母乳は，乳児の代謝負担が少なく，IgAやラクトフェリンなどの免疫物質が豊富に含まれており，感染症の発症および重症度の低下に貢献する．**表5.7**に母乳と牛乳の成分を示す．

初乳は，とくに免疫物質が豊富であり，少量でも飲ませることが重要である．また，母乳栄養が小児期の肥満や2型糖尿病発症リスクを低下させることも知られている．平成27年度乳幼児栄養調査によると，10年前に比べて母乳栄養

表5.7　母乳と牛乳の成分

	母乳			牛乳
	初乳(～5日)	移行乳(5～10日)	成乳(10日～)	
エネルギー (kcal)	66	66	68	67
たんぱく質 (g)	2.1	1.9	1.3	3.3
脂質 (g)	3.2	3.4	3.8	3.8
炭水化物 (g)	7.1	7.0	7.2	4.8
カルシウム (mg)	29	30	29	110
鉄 (mg)	0.05	0.04	0.04	Tr
ナトリウム (mg)	34	27	16	41
カリウム (mg)	74	73	55	150

※一般に，乳児用調製粉乳には鉄，カルシウム，亜鉛および各種ビタミンが添加されているため，上記の牛乳成分とは異なっている．
田村 明ほか，『イラスト応用栄養学』，東京教学社(2014)p.96より．

の割合が増加している．母乳成分は，母親が摂取したものの影響をうけるため，母乳栄養の場合は母親の食生活にも留意する必要がある．とくに，薬物や喫煙，アルコールの成分が母乳に移行し，乳児の健康障害を起こすことが知られているため注意が必要である．また，母乳栄養児は鉄，ビタミンDが欠乏しやすいことが報告されている．

授乳は，母体の回復を促す効果もあるため，母乳栄養は母子にとってメリットが多いが，母親が成人T細胞白血病，AIDS，サイトメガロウイルスなどに感染している場合は，乳児への感染を防ぐために，母乳を与えないようにする．

（b）育児用ミルク

何らかの理由で母乳栄養が行えず，母乳以外の乳汁で乳児の栄養補給を行う場合を育児用ミルクという．育児用ミルクで用いる，いわゆる粉ミルクには，乳児用調製粉乳と特殊ミルク（無乳糖粉乳，アレルギー疾患用粉乳，治療用特殊粉乳など），フォローアップミルク（9か月以降）がある（p.99を参照）．乳児用調製粉乳の成分は母乳に近づけられているが，IgAなどの免疫物質は含まれていない．

牛乳を原料とした乳児用調製粉乳は，母乳に比べて消化に時間がかかるため，授乳の間隔があく傾向がある．育児用ミルクは，母乳のように経時的に成分が変化することはない．また，月齢に関係なく一定濃度で与えるため，哺乳量で調整する．哺乳瓶の乳首は子どもの飲む力にあわせて適切なものを選択することで，過飲症候群を予防する．育児用ミルクならば母親でなくても行えるため，父親をはじめとした周囲の人からのサポートを得やすいというメリットもある．

過飲症候群
必要以上に乳汁を摂取してしまうことで，嘔吐や腹部膨満などが起こることがある．

2018（平成30）年8月に乳児用調製液状乳（以下「乳児用液体ミルク」という）の製造・販売などを可能とするための改正省令等が公布されるとともに，特別用途食品における乳児用液体ミルクの許可基準等が設定され，事業者がこれらの基準に適合した乳児用液体ミルクを国内で製造・販売することが可能となった．乳児用液体ミルクは，液状の人工乳を容器に密封したものであり，常温での保存が可能であるため，調乳の手間がない．災害時の備えとしても活用が期待される．

（c）混合栄養

母乳と育児用ミルクを併用する栄養補給法を混合栄養という．母乳のみでは十分な栄養量を得られない場合に行う．授乳の際は，はじめに母乳を与え，不足分を人工乳で調整する．

（12）授乳・離乳の支援ガイド

授乳・離乳の支援ガイドは，2007（平成19）年に作成され，妊産婦や子どもに関わる保健医療従事者の基本的な共有事項として活用されてきた．2019年には，近年明らかになった科学的知見や，母子を取り巻く社会環境の変化を反映した改訂版が作成された．

（a）授乳の支援

平成27年乳幼児栄養調査によると，妊娠中に「ぜひ母乳で育てたいと思った」「母乳が出れば母乳で育てたいと思った」と回答した母親が9割を超えている．したがって，母乳で育てたいと思っている母親が安心して母乳育児に取り組めるよう支援することは重要である．また，母子の健康等の理由から育児用ミルクを選択する場合は，その決定を尊重するとともに母親の心の状態等に十分に配慮することが大切である．

授乳は，子どもが「飲みたいと要求」し，その「要求に応じて与える」という両者の関わりが促進されることによって，安定して進行していく．その過程で生じる不安等に対して適切に対応し，母親ら保護者などが自信をもって授乳を行えるように支援する．

授乳・離乳の支援ガイドの「授乳の支援」では，「母乳の場合」，「育児用ミルクの場合」，「混合栄養の場合」にわけて，支援のポイントが記されている．

（b）離乳の支援

平成27年度乳幼児栄養調査では，保護者が離乳食について困ったこととし

Plus One Point

乳児ボツリヌス症

腸内細菌叢が未熟である1歳未満の乳児が，ボツリヌス菌芽胞を摂取することで，芽胞が消化管内で発芽，増殖し，産生された毒素により発症する．

くる病

子どものときにカルシウム・リンが骨基質に十分に沈着せず，骨塩が不充分な弱い骨ができてしまう疾患．わが国においては，戦後の栄養状態の改善とともに減っていたが，1995年以降に報告が増えている．原因としては，食事の偏りと過度に紫外線曝露を避けることがあげられる．国立環境研究所地球環境センターのホームページには，地域ごとに紫外線照射によって体内で生成されるビタミンD量を推定し公開している．

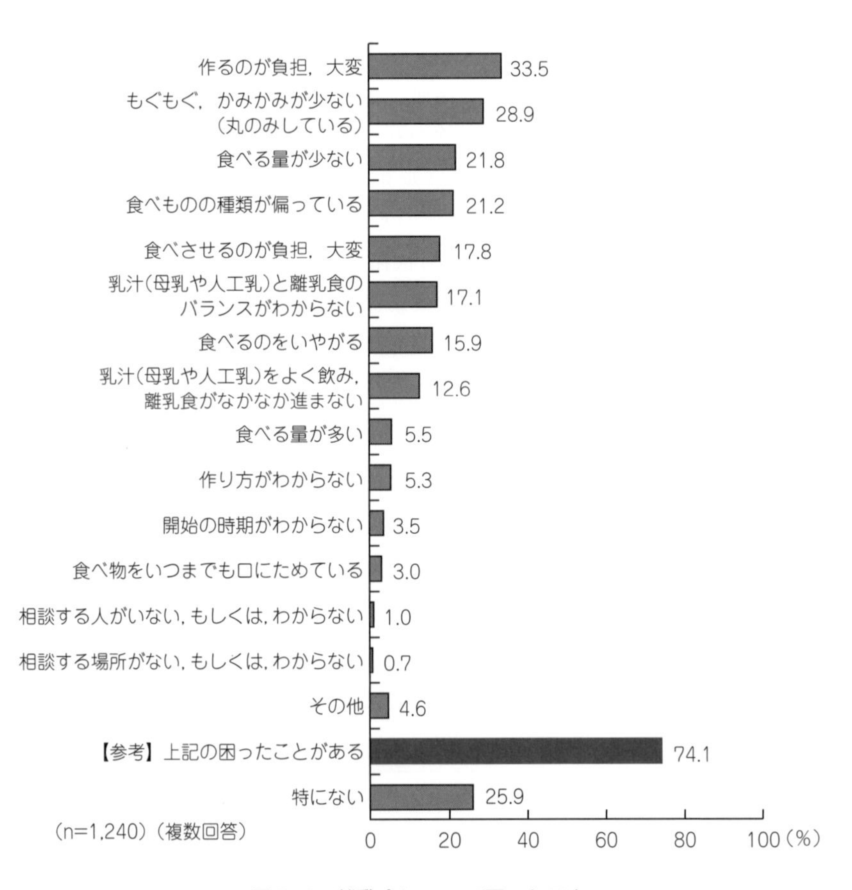

図5.6 離乳食について困ったこと

厚生労働省，「平成27年度乳幼児栄養調査」（2015）より．

て，離乳食を作ることへの負担感や，子どもの食べ方に対する悩みがあげられている（図 5.6）．離乳食の支援にあたっては，「離乳の進め方の目安（図 5.7）」を十分に理解し，子どもや母親，家族の不安を解消し，育児に自信をもたせるような配慮が必要である．離乳食は，乳汁栄養だけでは足りない栄養素を補うだけでなく，食物を咀嚼して嚥下するという摂食機能の発達のために重要である．また，五感を刺激したり，家族との信頼関係を深めたりする意味もある．

	離乳の開始 → 離乳の完了			
	以下に示す事項は，あくまでも目安であり，子どもの食欲や成長・発達の状況に応じて調整する．			
	離乳初期 生後5～6か月頃	離乳中期 生後7～8か月頃	離乳後期 生後9～11か月頃	離乳完了期 生後12～18か月頃
食べ方の目安	○子どもの様子を見ながら1日1回1さじずつ始める ○母乳や育児用ミルクは飲みたいだけ与える	○1日2回食で食事のリズムをつけていく ○いろいろな味や舌ざわりを楽しめるように食品の種類を増やしていく	○食事リズムを大切に，1日3回食に進めていく ○共食を通じて食の楽しい体験を積み重ねる	○1日3回の食事リズムを大切に，生活リズムを整える ○手づかみ食べにより，自分で食べる楽しみを増やす
調理形態	なめらかにすりつぶした状態	舌でつぶせる硬さ	歯ぐきでつぶせる硬さ	歯ぐきで噛める硬さ
1回あたりの目安量				
Ⅰ 穀類（g）	つぶしがゆからはじめる すりつぶした野菜等も試してみる 慣れてきたら，つぶした豆腐・白身魚・卵黄等を試してみる	全がゆ 50～80	全がゆ 90～軟飯80	軟飯90～ ご飯80
Ⅱ 野菜・果物（g）		20～30	30～40	40～50
Ⅲ 魚（g） または肉（g） または豆腐（g） または卵（個） または乳製品（g）		10～15 10～15 30～40 卵黄1～全卵1/3 50～70	15 15 45 全卵1/2 80	15～20 15～20 50～55 全卵1/2～2/3 100
歯の萌出の目安		乳歯が生えはじめる	1歳前後で前歯が8本生えそろう	離乳完了期の後半頃に奥歯（第一乳臼歯）が生えはじめる
摂食機能の目安	口を閉じて取り込みや飲み込みができるようになる 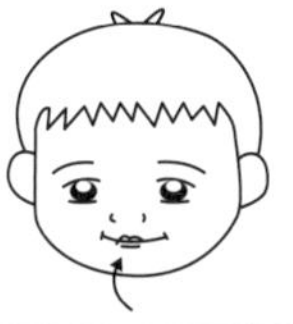	舌と上あごで潰していくことができるようになる 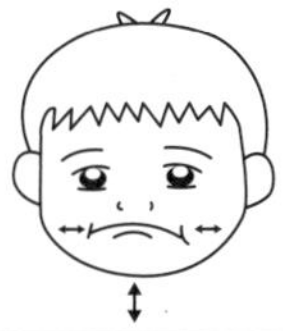	歯ぐきで潰すことができるようになる 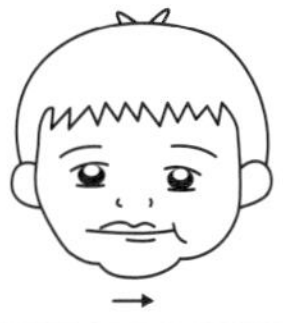	歯を使うようになる

※衛生面に十分に配慮して食べやすく調理したものを与える

図 5.7 離乳食の進め方の目安

「授乳・離乳の支援ガイド」改定に関する研究会，『授乳・離乳の支援ガイド』，厚生労働省（2019）．

表5.8　離乳の支援のポイント

<table>
<tr><th colspan="2">離乳の支援の方法</th></tr>
<tr><td colspan="2">・離乳は，乳汁栄養から幼児食に移行する過程をいう
・乳児の発育および発達の状況に応じた食品の量や，種類，形態を調整する
・乳児が，離乳食を食べる経験を積み重ねることで摂食機能を獲得し成長していく
・食事を規則的に摂ることで，生活リズムを整え，食べる意欲を育み，食べる楽しさを体験していくことを目標とする
・食べる楽しみの経験としては，いろいろな食品の味や舌ざわりを楽しむ，手づかみにより自分で食べることを楽しむといっただけでなく，家族などとの人びとと食卓を囲み，共食を通じて，食の楽しさやコミュニケーションを図る，思いやりの心を育むといった食育の観点も含まれる</td></tr>
<tr><th colspan="2">離乳の開始</th></tr>
<tr><td>離乳の開始</td><td>なめらかにすりつぶした状態の食物をはじめて与えた時</td></tr>
<tr><td>開始時期の目安</td><td>・首のすわりがしっかりして寝返りができる
・5秒以上座れる
・スプーンなどを口に入れても舌で押し出すことが少なくなる(哺乳反射の減弱)
・食べ物に興味を示す
など</td></tr>
<tr><td>時期</td><td>生後5～6か月頃が適当</td></tr>
<tr><td>留意点</td><td>・子どもの発育および発達には個人差があるので，月齢はあくまでも目安
・離乳の開始前の子どもにとって，最適な栄養源は乳汁(母乳または育児用ミルク)である
・離乳の開始前に果汁やイオン飲料を与えることの栄養学的な意義は認められていない
・蜂蜜は，乳児ボツリヌス症を引き起こすリスクがあるため，1歳を過ぎるまでは与えない</td></tr>
<tr><th colspan="2">離乳の進行</th></tr>
<tr><td>離乳初期(生後5か月～6か月頃)</td><td>・おもな目的は，離乳食を飲み込むこと，その舌ざわりや味に慣れること
・離乳食は1日1回与える．母乳または育児用ミルクは，授乳のリズムに沿って子どもの欲するままに与える
・食べ方は，口唇を閉じて，捕食や嚥下ができるようになり，口に入ったものを舌で前から後ろへ送り込むことができる</td></tr>
<tr><td>離乳中期(生後7か月～8か月頃)</td><td>・生後7～8か月頃からは舌でつぶせる硬さのものを与える
・離乳食は1日2回にして生活リズムを確立していく
・母乳または育児用ミルクは離乳食の後に与え，このほかに授乳のリズムに沿って母乳は子どもの欲するままに，ミルクは1日に3回程度与える
・食べ方は，舌，顎の動きは前後から上下運動へ移行し，それに伴って口唇は左右対称に引かれるようになる
・食べさせ方は，平らな離乳食用のスプーンを下唇にのせ，上唇が閉じるのを待つ</td></tr>
<tr><td>離乳後期(生後9か月～11か月頃)</td><td>・歯ぐきでつぶせる硬さのものを与える
・離乳食は1日3回にし，食欲に応じて，離乳食の量を増やす
・離乳食の後に母乳または育児用ミルクを与える．このほかに，授乳のリズムに沿って母乳は子どもの欲するままに，育児用ミルクは1日2回程度与える
・食べ方は，舌で食べ物を歯ぐきの上に乗せられるようになるため，歯や歯ぐきで潰すことが出来るようになる
・口唇は左右非対称の動きとなり，噛んでいる方向に依っていく動きがみられる
食べさせ方は，丸み(くぼみ)のある離乳食用のスプーンを下唇にのせ，上唇が閉じるのを待つ
・手づかみ食べは，生後9か月頃から始まり，1歳過ぎの子どもの発育および発達にとって，積極的にさせたい行動である
・食べ物を触ったり，握ったりすることで，その硬さや触感を体験し，食べ物への関心につながり，自らの意志で食べようとする行動につながる
・子どもが手づかみ食べをすると，周りが汚れて片付けが大変，食事に時間がかかる等の理由から，手づかみ食べをさせたくないと考える親もいる．そのような場合，手づかみ食べが子どもの発育および発達に必要である理由について情報提供することで，親が納得して子どもに手づかみ食べを働きかけることが大切である</td></tr>
</table>

<table>
<tr><th colspan="2">離乳の完了</th></tr>
<tr><td colspan="2">・離乳の完了とは，形のある食物をかみつぶすことができるようになり，エネルギーや栄養素の大部分が母乳または育児用ミルク以外の食物から摂取できるようになった状態をいう．離乳の完了は，母乳または育児用ミルクを飲んでいない状態を意味するものではない．
・時期は生後12か月から18か月頃である
・食事は1日3回となり，その他に1日1～2回の補食を必要に応じて与える
・母乳または育児用ミルクは，子どもの離乳の進行および完了の状況に応じて与える
・なお食べ方は，手づかみ食べで，前歯で噛み取る練習をして，一口量を覚え，やがて食具を使うようになって，自分で食べる準備をしていく</td></tr>
<tr><th colspan="2">食品の種類と調理</th></tr>
<tr><td>食品の種類と組合せ</td><td>・与える食品は，離乳の進行に応じて，食品の種類及び量を増やしていく
・離乳の開始は，おかゆ(米)から始める．新しい食品を始める時には離乳食用のスプーンで1さじずつ与え，子どもの様子をみながら量を増やしていく．慣れてきたら消化の良いものを中心に種類を増やし，脂肪の多いものは遅らせる
・牛乳を飲用として与える場合は，鉄欠乏性貧血の予防の観点から，1歳を過ぎてからが望ましい
・離乳食に慣れ，1日2回食に進む頃には，穀類(主食)，野菜(副菜)・果物，たんぱく質性食品(主菜)を組み合わせた食事とする
・家族の食事から調味する前のものを取り分けたり，薄味のものを適宜取り入れたりして，食品の種類や調理方法が多様となるような食事内容とする
・母乳育児の場合，生後6か月の時点で，ヘモグロビン濃度が低く，鉄欠乏を生じやすいとの報告や，ビタミンD欠乏の指摘もあることから，母乳育児を行っている場合は，適切な時期に離乳を開始し，鉄やビタミンDの供給源となる食品を積極的に摂取するなど，進行を踏まえてそれらの食品を意識的に取り入れる
・フォローアップミルクは母乳代替食品ではなく，離乳が順調に進んでいる場合は，摂取する必要はない
・離乳が順調に進まず鉄欠乏のリスクが高い場合や，適当な体重増加が見られない場合には，医師に相談したうえで，必要に応じてフォローアップミルクを活用することなどを検討する</td></tr>
<tr><td>調理形態・調理方法</td><td>・離乳の進行に応じて，食べやすく調理したものを与える
・子どもは細菌への抵抗力が弱いので，調理を行う際には衛生面に十分に配慮する
・食品は，子どもが口の中で押しつぶせるように十分な硬さになるよう加熱調理をする
・離乳中期頃になると，つぶした食べ物をひとまとめにする動きを覚え始めるので，飲み込みやすいようにとろみをつける工夫も必要になる
・調味について，離乳の開始時期は，調味料は必要ない
・離乳の進行に応じて，食塩，砂糖など調味料を使用する場合は，それぞれの食品のもつ味を生かしながら，薄味でおいしく調理する
・油脂類も少量の使用とする
・離乳食の作り方の提案にあたっては，その家庭の状況や調理する者の調理技術等に応じて，手軽に美味しく安価でできる具体的な提案が必要である</td></tr>
</table>

子どもの発育・発達や保護者の状況をアセスメントし適切に支援することで，望ましい食習慣の基礎作りをめざす．離乳食は，旬の素材の味を生かした手作りが好ましいが，市販のベビーフードなどをうまく活用する方法を周知し，保護者の負担感を減らすような支援も効果的である(**表5.8**)．

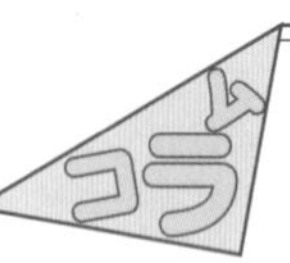

ベビーフードの活用

2019年の「授乳・離乳の支援ガイド」の改定に伴い，ベビーフードの活用についての記載が加わった．共働き世帯や核家族の増加により，離乳食を準備することに対する保護者の負担感が増していることや，市販の離乳食が充実してきていることが背景にある．子どもの頃からの味覚教育の観点で考えると，離乳食からさまざまな食材の味や食感を経験することは大切であるため，栄養士・管理栄養士には，ベビーフードと手作りのメリット・デメリットをよく理解し，1人ひとりにあわせて提案することが求められている．

ベビーフードの利点と課題

【利点】
① 単品で用いるほかに，手作りの離乳食と併用すると，食品数，調理形態も豊かになる．
② 月齢にあわせて粘度，固さ，粒の大きさなどが調整されているので，離乳食を手作りする場合の見本となる．
③ 製品の外箱等に離乳食メニューが提案されているものもあり，離乳食の取りあわせの参考になる．

【課題】
① 多種類の食材を使用した製品は，それぞれの味や固さが体験しにくい．
② ベビーフードだけで1食を揃えた場合，栄養素等のバランスが取りにくい場合がある．
③ 製品によっては子どもの咀嚼機能に対して硬すぎたり，軟らかすぎることがある．

ベビーフードを利用する時の留意点

◆子どもの月齢や硬さのあったものを選び，与える前には一口食べて確認を

子どもに与える前に一口食べてみて，味や硬さを確認するとともに，温めて与える場合には熱すぎないように温度を確かめる．子どもの食べ方をみて，硬さなどが適切かを確認．

◆離乳食を手作りする際の参考に

ベビーフードの食材の大きさ，硬さ，とろみ，味付けなどが，離乳食を手作りする際の参考に．

◆用途にあわせて上手に選択を

そのまま主食やおかずとして与えられるもの，調理しにくい素材を下ごしらえしたもの，家庭で準備した食材を味つけするための調味ソースなど，用途にあわせて種類も多様．外出や旅行のとき，時間のないとき，メニューを一品増やす，メニューに変化をつけるときなど，用途に応じて選択する．不足しがちな鉄分の補給源として，レバーなどを取り入れた製品の利用も可能．

◆料理や原材料が偏らないように

離乳が進み，2回食になったら，ごはんやめん類などの「主食」，野菜を使った「副菜」と果物，たんぱく質性食品の入った「主菜」が揃う食事内容にする．ベビーフードを利用するにあたっては，品名や原材料を確認して，主食を主とした製品を使う場合には，野菜やたんぱく質性食品の入ったおかずや，果物を添えるなどの工夫を．

◆開封後の保存には注意して．食べ残しや作りおきは与えない

乾燥品は，開封後の吸湿性が高いため使い切りタイプの小袋になっているものが多い．瓶詰やレトルト製品は，開封後はすぐに与える．与える前に別の器に移して冷凍または冷蔵で保存することもできる．食品表示をよく読んで適切な使用を．衛生面の観点から，食べ残しや作りおきは与えない．

「授乳・離乳の支援ガイド（2019年改定版）」より抜粋．

練習問題

次の文を読み，正しいものには○，誤っているものには×をつけなさい．

（1）新生児は出生と同時に肺呼吸がはじまることで，肺と心臓の血液循環が行われるようになる．

（2）1分間あたりの乳児の呼吸回数は少なく，成長とともに増加する．

（3）新生児は体内の水分が80%と多く，成長とともにその割合は減っていく．

（4）乳児期は一生のうちでもっとも成長が著しく，生後1年間で身長は約3倍，体重は約1.5倍まで成長する．

（5）乳児の体格評価は身体発育曲線に身長と体重を描き，平均値と比較して判定する．

（6）カウプ指数は体重(g) ÷ 身長(cm)^2 × 10で算定され，年齢により判断基準が異なる．

（7）新生児マススクリーニングにより先天性代謝異常症が見つかれば，各疾患に適した特殊ミルクなどで早期から治療を始める．

（8）食事摂取基準では，生後0～5か月の哺乳量を0.78 L/日として目安量を算定している．

（9）低出生体重児とは，出生体重が3,000 g未満の児をいう．　重要

（10）乳糖不耐症では，乳糖強化ミルクで乳糖を補う．

（11）母乳性黄疸が出現した場合には，母親のカロテン摂取量を制限する．

（12）新生児メレナや頭蓋内出血を予防するためにビタミンDシロップの経口投与がおこなわれている．

（13）分泌型IgA量は，成熟乳より初乳に多い．　重要

（14）母乳には，牛乳より多くのたんぱく質が含まれている．　重要

（15）母親の摂取したアルコールは，母乳に移行する．

（16）乳歯は，生後3～4か月頃より生えはじめる．　重要

（17）生後8か月頃になると乳汁摂取のための原始反射が弱まり，離乳を開始することができる．

（18）離乳開始前に果汁を与えることが，栄養学的に推奨されている．

（19）離乳食介助では，スプーンを乳児の口の奥に入れる．

（20）生後9か月頃から離乳食は1日3回にする．　重要

（21）離乳の完了とは，乳汁を飲んでいない状態を意味する．　重要

（22）卵は，卵黄(固ゆで)から全卵へ進めていく．　重要

（23）咀嚼機能は，離乳の完了より前に完成される．　重要

（24）ビタミンDの欠乏は，くる病の原因となる．

（25）離乳食にベビーフードの使用は推奨されていない．

■出題傾向と対策■

乳児期の範囲では「授乳・離乳の支援ガイド」に関する問題が頻出のため，隅々までよく読んで理解を深めよう．また，子どもの成長・発達について問う問題も多いため，幼児期，学童期とのつながりをまとめておこう．

6

成長期（幼児期，学童期，思春期）

6章を理解するためのポイント

Point 1
幼児期，学童期，思春期における，成長と心身の変化について理解しよう．

Point 2
小児期に必要な栄養や，正しい食生活の形成のための知識を身につけよう．

Point 3
成長とともに生じるリスクが高まる疾患とその栄養ケアを理解しよう．

成長期は，幼児期，学童期，思春期の3つに分類される．幼児期は，1歳から就学前までで，乳児期から開始された離乳食が完了し，幼児食へ移行する食習慣の基礎がつくられる時期である．学童期は，小学生の6～11歳で，学校給食が開始され食習慣の完成を目指す時期である．さらに思春期は中学生と高校生の12～17歳で，自分たちで食事をする機会が多くなることから，食習慣の自立を目指す時期である．

6章では，成長期の幼児期・学童期・思春期の生理的特徴と栄養アセスメントについて理解し，栄養ケアについて学ぶ．

6.1 幼児期の生理的特徴

幼児期は，乳児期と同様に身体が急激に発達するので，とくに大切な時期である．スキャモンの発育曲線は，20歳を100%として考え，各身体組織の発達・発育の特徴を神経型・リンパ型・一般型・生殖型の4つのパターンに分けてグラフ化したものである（図3.2を参照）．

（1）生理機能の発達

（a）身長および体重

乳幼児身体発育調査は1960（昭和35）年から10年ごとに行われ，身長・体重・

胸囲・頭囲が報告されている．とくに 2000（平成 12）年と 2010（平成 22）年ではほとんど差がなく，日本人の成人身長に関する secular trend（年代間の成長促進現象）は男女ともに 2000 年で終了したと考えられることから，体格基準値として 2000 年のデータが使われている．図 6.1 に，2010 年の幼児の身体発育曲線（身長，体重）の調査結果を示す．母子手帳には，2012（平成 24）年より現状値として掲載されている．身長は約 50 cm で生まれ，1 歳で約 75 cm（1.5 倍），5 歳では約 110 cm（約 2.2 倍），体重は約 3 kg で生まれ 1 歳で約 9 kg（約 3 倍），5 歳では約 20 kg（6 ～ 7 倍）になる．出生時には頭囲が胸囲より大きく，出生時の身長と頭囲の比は 4：1 である．頭囲に比べ胸囲が発達し，1 歳で頭囲と胸囲は約 45 cm と同じになり，5 歳で胸囲は約 10 cm，頭囲は約 5 cm 増加する．6 歳の身長と頭囲の比率は 6：1 となり，成人の 8：1 に近づいていく．

（b）口腔機能

乳歯の芽出は 6 か月頃に切歯からはじまり，1 歳前後で前歯が生え揃い，歯を使って噛みちぎれるようになる．2 歳頃には臼歯が生え，20 本が揃う（図 6.2）．多くの食品を歯でつぶせるようになり，咀嚼機能が発達する．

（c）消化機能

胃は，乳児期には垂直に近い形であるが徐々に横になり，容量も 1 歳で約 400 mL，5 歳で 800 mL と約 2 倍になる．しかし，成人と比べると 1/4 程度しかない．ほかにも，成人と比べて肝重量は，1 歳で約 1/4，5 歳で 1/3 と小さいことから，分泌される消化酵素の量，活性も低く消化機能は十分ではない．

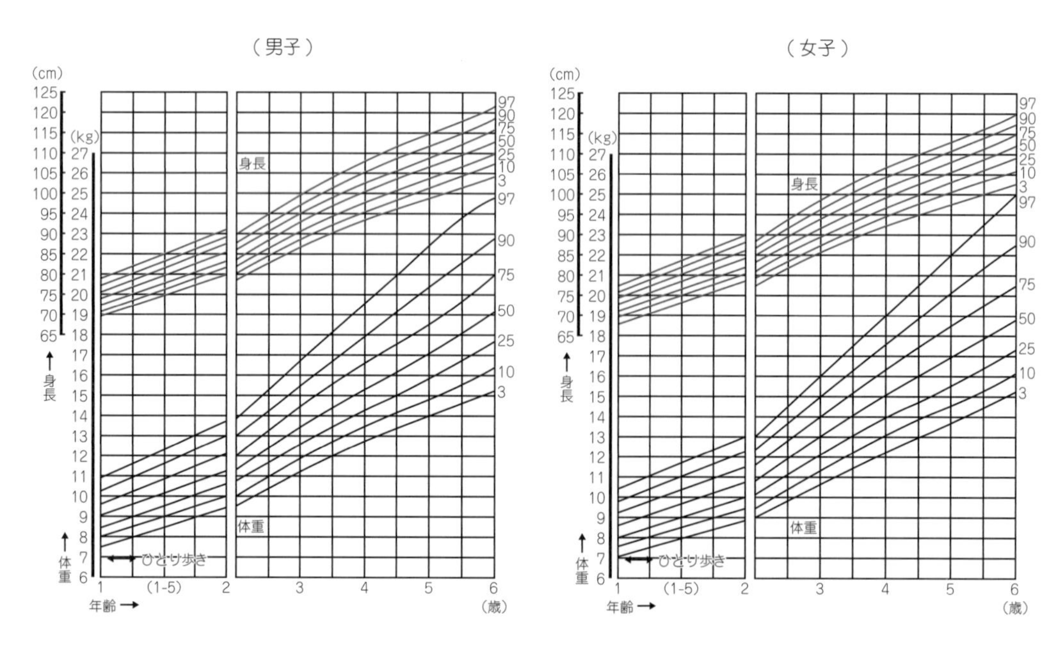

図 6.1　幼児の身体発育曲線（身長，体重）
厚生労働省，「平成 22 年乳幼児身体発育調査」（2011）より．

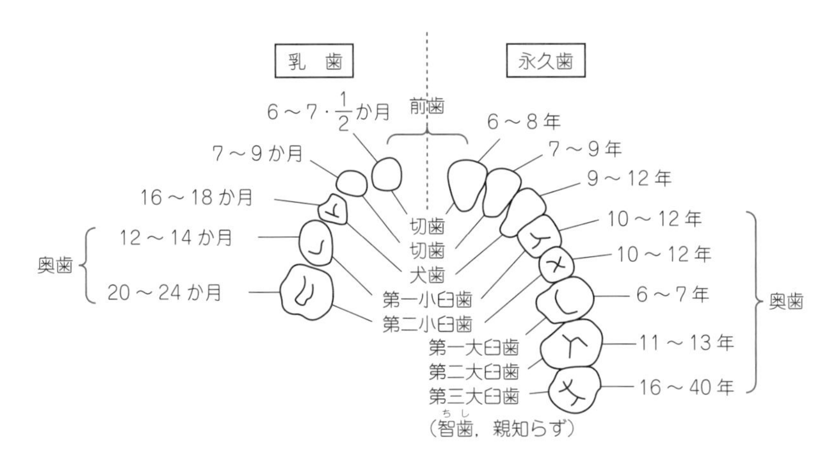

図6.2　成長による歯の変化

このため，一度に多くの食事量をとることが出来ない．身体の維持と成長のためには，3食の食事に加えて間食が必要となる(表6.1)．

(2)　運動機能の発達

幼児期の運動機能は，中心から末端へ，粗い運動(粗大運動)から細かい運動(微細運動)へと発達する．まず下肢を中心とした体全体の粗大運動ができるようになり，それから「力み」や「ぎこちなさ」が取れ滑らかな動きとなり，さらに指を使った微細運動をすることが出来るようになる．

粗大運動の発達では，1歳で「ぎこちない歩行」が，2歳では「両足で跳べる」ようになり，4歳で「片足ケンケン」，5歳で「正しいスキップ」の順で発達する．微細運動は1歳では出来ないが，3歳で「丸」を4歳で「正方形」を描けるようになり，5歳では「ひもの片結び」ができるようになる．摂食行動については，1歳頃で「手づかみ食べ」をマスターすると，「コップで飲む」ことが出来るようになり，2歳で「スプーン」，3歳で「箸」が使えるようになり，4歳で「1人で食事」ができるようになる(表6.1)．

文部科学省は2012(平成24)年3月に幼児期運動指針を策定し，「毎日60分以上楽しく体を動かすことが望ましい」としている．これは，3～6歳の小学校就学前の子どもを対象にし，運動習慣の基盤作りとして遊びを通して以下の3つのポイントを目標とした．

① 多様な動きが経験できるようにさまざまな遊びを取り入れること
② 楽しく体を動かす時間を確保すること
③ 発達の特性に応じた遊びを提供すること

楽しくのびのびと体を動かす遊びを中心とし，また散歩や手伝いなどの生活のなかで周囲の環境に関わりながらさまざまな動きを含めた，身体活動の合計を毎日60分以上にすることが推奨されている(図6.3)．

表6.1　心身の発達と食行動の変化

		1歳前半	1歳後半	2歳前半	2歳後半	3歳〜4歳	4歳〜5歳	5歳〜
運動機能	粗大運動	1人歩きができる		走る ジャンプする 上手投げでボールを投げる 1人で階段をのぼる 両足跳び		片足で立つ 三輪車に乗る	片足で跳ぶ(片足ケンケン)	スキップができる ブランコに立ってこぐ
	微細運動	親指と人差し指で物をつかむ	2個の積み木を積む 絵本を2〜3ページ一緒にめくる	6〜8個の積み木を積む		3個の積み木で橋をつくる 十字形が描ける 丸が描ける	四角が描ける はさみが使える 簡単な人物画(3部分)を描く	複雑な人物画(6部分)を描く ひもを固結びに結べる
摂食行動		手づかみ食べ コップをもって飲む 食事が大体30分前後で終わる ストローを使う	スプーンを使う 1人で食事をしようとする 1人でおつゆが飲める 家族と一緒に食事ができる	スプーンと茶碗を両手で使用できる こぼさないで飲める 「いただきます」「ごちそうさま」の挨拶ができる	1人でだいたい食事ができる	箸を使って食べる 箸と茶碗を両手で使用できる	完全に1人で食事ができる よく噛んで食べる こぼさないように食べる	
精神機能		単語を話す	1〜2語文 絵本中の絵の名前をいう 単純な命令を理解 反抗期になり「イヤ」「ダメ」を連発	言葉を組み合わせる(2〜3語文) 疑問文「これ何？」，否定文「ちがう」	「呼名に対して「ハイ」と返事する 簡単な挨拶をする 2つの指示を理解する	文章が言える 会話ができる 姓名が言える	4〜6語文 反対類推ができる 抽象語彙を理解し使える 嘘をつける 経験したことを話せる	自分の住所が言える 3つの指示を理解する 集団で話し合える
社会性		大人の動作をまねる		子ども同士で遊ぶ ごっこ遊びをする		ままごとができる	かくれんぼでの役割を理解する	友達と競争する

伊藤節子：幼児期，健康・栄養科学シリーズ応用栄養学(渡邊令子，伊藤節子，瀧本秀美編)，改訂第5版，p.148，153，2015，南江堂をもとに作成.

※反対類推とは言葉を理解して，さらに反対語を類推すること．例）「塩はしょっぱい，砂糖は？」，「お父さんは男，お母さんは？」など．言語の発達検査に使われる．

ポイント1
多様な動きが経験できるように
様々な遊びを取り入れる
ポイント2
楽しく体を動かす
時間を確保する
ポイント3
発達の特性に応じた
遊びを提供する

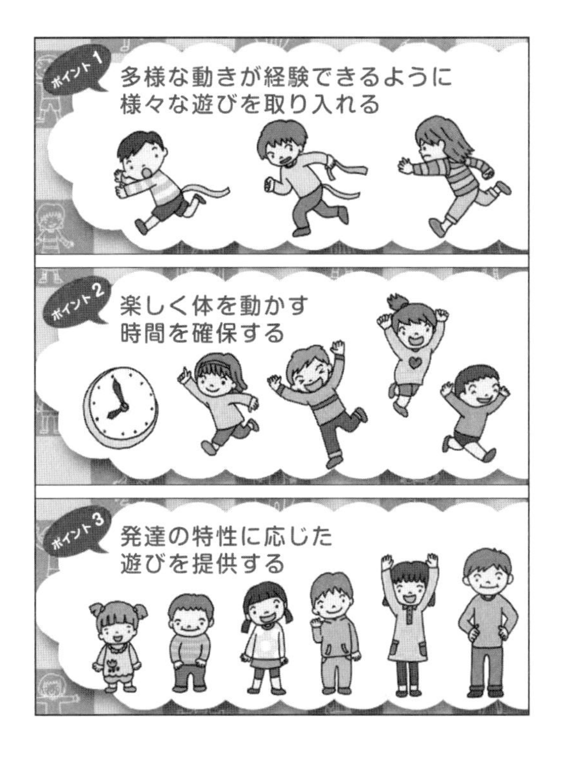

図6.3 運動習慣の基礎作りのためのポイント
幼児期運動指針策定委員会，幼児期運動指針普及用パンフレット，文部科学省HPより．
https://www.mext.go.jp/component/a_menu/sports/detail/_icsFiles/afieldfile/2012/05/11/1319757_1.pdf

(3) 精神機能・社会性の発達

脳重量は著しく増加し，出生時は約300gであるが，4～6歳で成人の脳重量(1,200～1,500g)の約95%に達する．これに伴い周りの環境に興味・関心をもち，さらに食事や排泄，睡眠の生活習慣を獲得していく．自己形成については，1歳頃から自分と他人を区別し，人見知りをするようになり，3歳頃には自我が芽生え第一反抗期を迎える．言語については，「ママ」，「ブウブウ」の単語から2～3語を，3歳くらいで会話ができるようになる．5歳では，自分の住所が言えるようになり，集団で話し合うことが出来るようになる(表6.1)．自我や精神発達に伴い，遊び食い，偏食，食欲不振などが問題となる時期である．

社会性が発達し，2歳頃より子ども同士で遊べるようになり，玩具をめぐって子ども同士でケンカをするようになる．3歳頃より具体的な役割が理解できるようになり，ままごと遊びができる．4歳以降になると抽象的な役割も理解できるようになり，より複雑なルールの遊びができるようになる．

6.2 幼児期の栄養アセスメントと栄養ケア

(1) やせ・低栄養と過体重・肥満

(a) 栄養アセスメント

幼児の身体発育は，図6.1で示した身体発育曲線を使って，幼児の身体発育に関する栄養アセスメントができる．継続的な測定により，いつ頃から変化したか，体重の増加はおだやかか，急激か，身長の成長率が低下していないかどうかなど，簡単に成長の動向を評価できる．

計測した身長・体重をグラフにプロットして，曲線が標準曲線を上向きや下向きに横切るようであれば観察が必要である．身長の発育曲線の2歳時に段差があるのは，2歳未満は仰臥(ぎょうが)位，2歳以上は立位で計測するためである．身長が6.7パーセンタイル(－1.5 SD)は要観察で，2.3パーセンタイル(－2 SD)以下は低身長に該当するので，医療機関への受診が必要である．

SD
standard deviation，標準偏差．同じ年齢の子どもの身長を比べ，身長の高低を，平均身長からSDの何倍離れているか(1SD，2SDなどで示す)によって表す方法をSDスコアという．

栄養状態の評価方法には，標準体重を用いる方法とカウプ指数を用いる方法とがある．標準体重は以下の式から求める(6歳未満，身長70 cm～120 cmの場合)．

男子標準体重 ＝ 0.00206 × 身長(cm)^2 － 0.1166 × 身長(cm) ＋ 6.5273
女子標準体重 ＝ 0.00249 × 身長(cm)^2 － 0.1858 × 身長(cm) ＋ 9.0360

肥満度は，上記の標準体重を使い以下の式から求める．

肥満度(%) ＝ {(実測体重(kg) － 標準体重(kg)) ÷ 標準体重(kg)} × 100

肥満度±15%以内を「ふつう」とする．さらに15%以上20%未満：太り気味，20%以上30%未満：やや太り過ぎ，30%以上を太り過ぎと分類する．カウプ指数は，成長に伴い低傾向となる(**図6.4**)．カウプ指数は，以下の式より求められる．また，カウプ指数の判断については**図6.4**を参照すること．

カウプ指数とBMI
どちらも計算方法は同じだが，カウプ指数は，幼児の成長段階に応じて肥満の判断基準となる値が調整されている．判定基準に男女差はなく，カウプ指数の正常値は，おおよそ15～19としている．しかし，この値はあくまでも目安とする．

カウプ指数の正常範囲
乳児(生後3か月～)：16～18未満
満1歳：15.5～17.5未満
1歳6か月：15～17未満
満2歳：15～17未満
満3歳：14.5～16.5未満
満4歳：14.5～16.5未満
満5歳：14.5～16.5未満

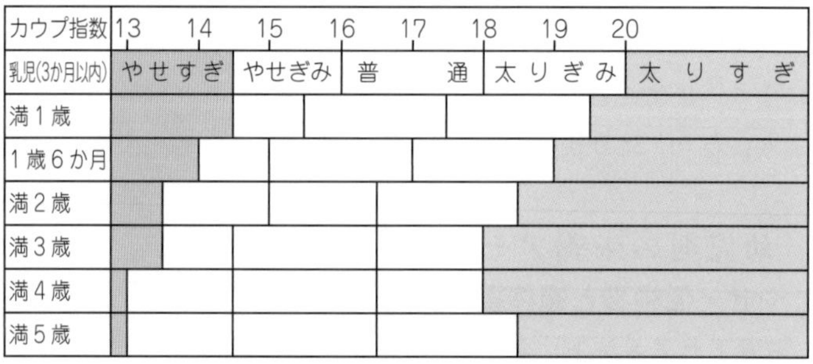

カウプ指数 ＝ 体重(g) ÷ 身長(cm)^2 × 10

カウプ指数	13	14	15	16	17	18	19	20
乳児(3か月以内)	やせすぎ	やせぎみ	普通	太りぎみ	太りすぎ			
満1歳								
1歳6か月								
満2歳								
満3歳								
満4歳								
満5歳								

図6.4　カウプ指数による発育状況の判定
巷野悟郎，『子どもの保健(第7版追補)』，診断と治療社(2018)，p.31より．

(b) 栄養ケア

i) マラスムス・クワシオルコル

やせ・低体重は，マラスムスとクワシオルコルと混合タイプに分かれる．

マラスムスは，「エネルギー・たんぱく質の欠乏」によって起こり，著明な体重減少症状が特徴的で，飢餓などで見られる．クワシオルコルは，「タンパク質欠乏」が主体となって起こり，軽度の体重減少，低栄養性の脂肪肝，低アルブミン血症，浮腫などの症状がある．浮腫は血管内のタンパク質が欠乏することで，膠質浸透圧が低下し起こる．原因は，たんぱく質摂取不足や疾患（肝硬変・重症感染症）によるタンパク質欠乏などである．一般的には，混合タイプが多い．

栄養ケアは，基本的には経口摂取とするが，無理な場合は末梢静脈栄養などの非経口補給とする．

膠質浸透圧の低下
血管内に水分を引き付けておく力が低下するので，水分は細胞外液へ移行し，浮腫となる．

ii) 過体重・肥満

成長期なので，極端な食事制限はせずに，朝食・昼食・夕食の欠食，間食の過食を避け，食事バランスガイドの料理群（主食，副菜，主菜，牛乳・乳製品，果物）を適量とることが大切である．以下に具体的な栄養ケアについて述べる．

① 間食のエネルギーは1日の適正範囲の15%～20%にする．
② 主食・主菜は，炭水化物，たんぱく質の補給源である．主菜は脂質を多く含む場合が多く，高エネルギーになるのでとり過ぎに注意する．
③ 副菜はビタミン，ミネラルおよび食物繊維の供給源で比較的低エネルギーで満腹感が得られるので必ずとる．
④ 牛乳・乳製品と果物は，カルシウム，ビタミンC，カリウムの供給源なので間食で適量とる．
⑤ 運動でエネルギー消費量を増やす．

幼児（3～5歳）向け，食事バランスガイドの1日分の目安
・主食　3～4つ(SV)
・副菜　4つ(SV)
・主菜　3つ(SV)
・牛乳・乳製品　2つ(SV)
・果物　1～2つ(SV)

(2) 脱水

体内の体重あたりの水分割合は，乳児では70%，幼児では65%，学童・成人では60%と，年齢が高いほど少なくなる．体内の水分には，細胞内にある細胞内液と血液や組織液などの細胞外液がある．細胞内液は40%で成人と同じであるが，細胞外液は乳児30%，幼児25%と成人より多い（**表6.2**）．

水分の生理的必要量は，体重あたりでは幼児100 mL/kg/日，成人50 mL/kg/日と2倍となる（**表6.3**）．生理的必要量は，不感蒸泄（ふかんじょうせつ）量，尿量，発育など必要な水分量に分類される．幼児の不感蒸泄量は，呼吸数が20～30回/分と成人の約1.5倍のため多い．尿量は，腎機能が未熟なため尿の濃縮機能が十分にできないことから多くなる．発育などについては，体重あたりの基礎代謝量は成人の2～2.5倍となり，体重あたりの代謝量も多くなることから水分の必要量も多い．

幼児は，環境温度の上昇による発汗や嘔吐・下痢などから水分排泄量が増えることで，容易に脱水を引き起こす．また二次性脱水として内分泌疾患による尿崩症などがある．

不感蒸泄
日常生活において自然に失われる水分のことで，呼気に含まれる水分，皮膚から蒸発する汗や気道の粘膜から蒸発する水分をあわせて称する．

尿崩症
腎臓の水分再吸収機能が低下して，多尿（8～12 L/日），口渇，多飲を主徴とする．排泄する尿量を減らす抗利尿ホルモン（バソプレシン）の分泌の障害（中枢性尿崩症）と，腎臓の機能に問題のある尿崩症（腎性尿崩症）がある．治療には抗利尿ホルモン剤やサイアザイド系利尿剤などが用いらる．

表6.2　体内水分の割合

	体水分	細胞内液	細胞外液
乳児	70	40	30
幼児	65	40	25
学童	60	40	20
成人	60	40	20

体重に対する割合（%）

表6.3　水分の生理的必要量（mL/kg/日）

	不感蒸泄量	尿量	発育・他	生理的必要量
乳児	50	90	10	150
幼児	40	50	10	100
学童	30	40	10	80
成人	20	30	-	50

幼児の脱水の分類と症状は，体重減少の程度で軽症（4～5%以下），中等症（5～10%），重症（10%以上）に分類される．軽症では，口渇が現れるが脈拍や呼吸は正常である．中等症では，頻脈や過呼吸・頻呼吸となり乏尿が現れる．重症では脈拍は微弱になり，唇が乾燥し，無尿に近くなる（**表6.4**）．

幼児の脱水予防のためには，成人と同じように喉の渇きを感じることから，自由に飲水できる環境を整えることや，飲水の指導をすることが重要である．さらに日常の食事や間食での水分補給も大切である．幼児の脱水では水分とナトリウムなどの電解質を同程度失う**等張性脱水**が大半を占めるので，スポーツ飲料や経口補水液や，3食の食事と間食から水分とミネラルを補う．

（3）う歯

う歯は，口腔内の**プラーク**（歯垢）中の**ミュータンス菌**などの原因菌が砂糖などを代謝して作った酸によって，歯の表面のエナメル質が**脱灰**し，歯に穴が空いてしまう疾患である．とくに乳歯は永久歯に比べ軟らかく，酸に弱く，エナメル質が薄いことなどから，う歯になりやすい．さらに，う歯があると咀嚼力が低下して固いものを食べなくなるなど偏食となり，栄養素の過不足などから成長に悪影響を及ぼす．ほかにも生え変わり時期に乳歯根が吸収され永久歯を誘導するので，永久歯の歯並びや発育に影響する．

予防するには，口腔内の歯垢を歯磨きなどで清潔にすることや，フッ化物歯面塗布によるエナメル質の強化などがある．食生活では，歯の形成に必要なカ

表6.4　小児の脱水症の重症度と症状

症状	軽症	中等症	重症
体重減少	5%以下	5～10%	10%以上
水分喪失量	50 mL/kg 以下	50～100 mL/kg	100 mL/kg 以上
症状	口喝 泣くと涙 口腔粘膜は湿潤	傾眠傾向 落ち着かない 口腔粘膜は乾燥 乏尿 大泉門陥凹 皮膚緊張低下	意識レベル低下 四肢冷感 チアノーゼ 無尿

有阪 治，「小児の水・電解質異常の特徴と管理」，日本内科学雑誌，**92**，790（2003）をもとに作成．

ルシウムやビタミンD, たんぱく質が不足しないようにすることが大切である. 間食については時間を決めて, 甘味食品・飲料の摂取回数を減らし, 食後にうがいや歯磨きをする習慣をつけることが大切である. また, 幼児だけでは十分に歯垢除去ができないので, 大人が仕上げることも必要である.

う歯をもつ幼児の割合は, 1993 (平成5)年から2016 (平成28)年の推移を見ると, 減少している(図6.5).

3歳児の全国1人平均う歯本数は, 1993年の3.2本から, 2016年の1.0本と改善傾向にある(表6.5). しかし, 一般的な疾患よりも高い有病率に加え, 所得などの社会格差や地域格差が生じているという報告もあり, 行政のう歯予防対策が重要である.

(4) 偏食, 食欲不振

偏食は, 神経系の発達に伴い, 嗜好が形成され自我意識の発達によって好き嫌いがはっきりすることで生じる. 母親への幼児アンケート調査でも,「現在子どもの食事で困っていること」のなかで「偏食する」という悩みは, 30%程度の割合であがっている(図6.6). 偏食とは, 決まった定義はないが, 特定の食品や料理を極端に好む一方, 嫌がって食べなかったりして, 偏った食事になることである. 幼児期は, 食事経験が少ない発達途中の時期なので, 成長とともに経験を重ねることで解決することもあり, 無理強いせずに長期的に直していくことが大切である.

偏食と関係する要因として, 家族の偏食, 甘やかし, 食事の嫌な体験, う歯, やせ体格, 食事の規則性, 親子の食事作りの経験などがあげられる. 食事の規則性では, 夕食をとる時刻が決まっていないほうが決まっているよりも偏食が多く, 間食も時刻や場所が偏食の有無に影響している. 親子での食事作りの経験のない幼児では, 経験のある幼児よりも偏食が多く見られる.

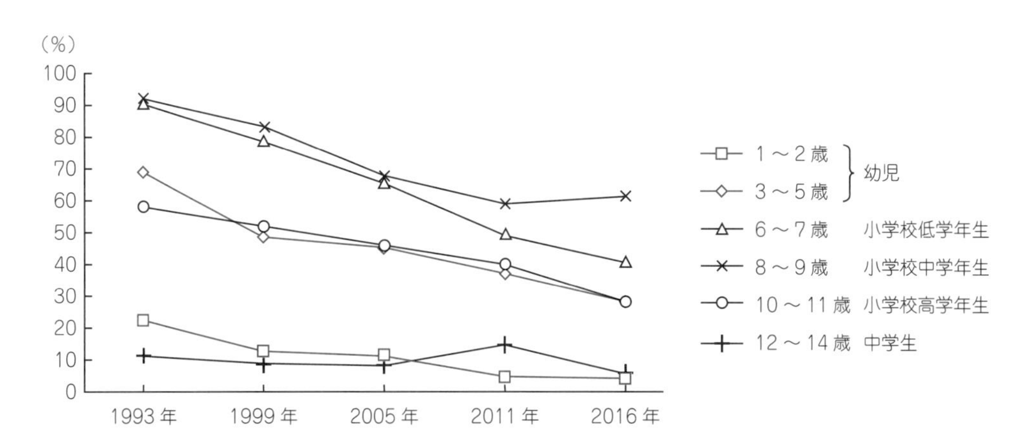

図6.5 1人平均う歯数(dft指数)を持つ者の割合の年次推移(乳歯:1～14歳)

(注) 1993年以前, 1999年以降では, それぞれ未処置歯の診断基準が異なる.
厚生労働省,「平成28年歯科疾患実態調査」より改変.

dft 指数
う歯(う蝕)が原因で処置された歯(decayed and filled teeth, dft)という意味．乳歯のう歯の本数(それぞれ集団の1人平均値)を表す．

表6.5　1人平均う歯数(dft 指数)の年次推移(乳歯：1～14歳)　(本)

年齢	平成5年(1993年)	平成11年(1999年)	平成17年(2005年)	平成23年(2011年)	平成28年(2016年)
1歳	0.3	0.0	0.0	0.0	0.0
2歳	1.4	0.8	0.4	0.2	1.0
3歳	3.2	2.1	0.9	0.6	1.0
4歳	4.3	2.5	2.9	1.5	0.9
5歳	6.2	3.7	2.3	2.8	1.7
6歳	7.1	5.0	3.7	1.8	2.4
7歳	6.2	4.0	4.2	2.6	1.4
8歳	5.8	4.6	3.0	3.0	1.7
9歳	4.8	3.5	3.6	1.7	2.1
10歳	2.7	2.2	2.1	2.0	0.6
11歳	1.3	1.1	1.0	0.7	0.8
12歳	0.6	0.2	0.3	0.5	0.2
13歳	0.1	0.2	0.0	0.3	0.3
14歳	0.0	0.0	0.1	0.0	0.0

(注) 1993年以前，1999年以降では，それぞれ未処置歯の診断基準が異なる．
厚生労働省，「平成28年歯科疾患実態調査結果の概要」，p.7より．

偏食は，成長や将来の味覚の形成，食習慣の基礎作りに影響を及ぼすので，家族と楽しい食事になるような環境作りが必要である．

偏食対策として，以下のことがあげられる．

① 食事時刻，とくに間食の時刻も決める．

間食は，成人とは違い成長するための栄養補給と考える．つまり食事で

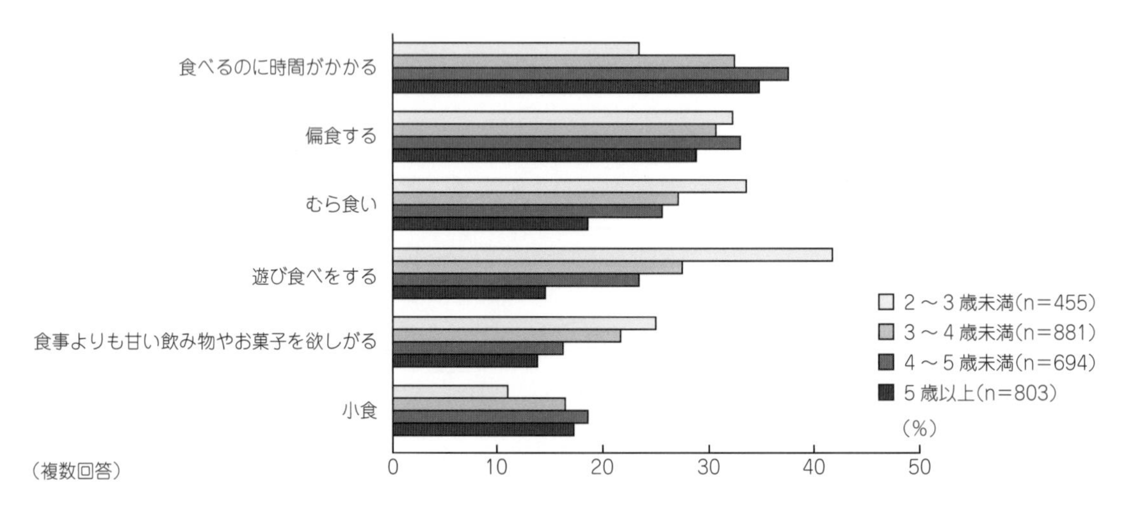

図6.6　現在子どもの食事で困っていること(回答者：2～6歳児の保護者)
厚生労働省，「平成27年度　乳幼児栄養調査結果の概要」より．

不足する食品や栄養素を補う補食である．たとえば，カルシウムやたんぱく質を補うには，牛乳・乳製品を使った，フルーツヨーグルトやパンプキンプディング，豆腐白玉団子などがある．

② 嫌いな食べ物も食卓にあげる．

食卓にあげることで，慣れ，食べる機会ができる．

③ みんなで食べる楽しさを体験する．

食事は栄養補給だけでなく，座って行儀よく食べるなどの社会性や家族との会話などコミュニケーション能力をつける大事な場である．

④ 食事作りを体験する．

食事作りは，何を食べたいか，買い物など食材の調達，後片付けなど範囲を広げてできることに参加する．家族とともに作ることで，楽しい体験ができ，いろいろなものが食べられるようになる．

⑤ 外遊びを習慣にする．

お腹が空いた状態で食事ができるように，エネルギーの消費を心掛ける．

（5） 鉄摂取と貧血

幼児では，成長に伴う体組織の増加，血液中のヘモグロビンの増加，肝臓に蓄えられる貯蔵鉄の増加など鉄分の需要が高い．しかし，離乳食後期より十分摂取することができず，さらに消化器系の機能が未成熟であることから，食事性の鉄分摂取だけでは供給が追いついていかない．従って体内の鉄分の減少によりヘモグロビンの産生が障害され，**鉄欠乏性貧血**が多く見られる．

世界保健機関(WHO)による貧血の定義は，幼児期(6か月～4歳)ではヘモグロビン11 g/L未満と成人よりも低値である(**表6.6**)．

鉄分不足を予防するには，とくに離乳期後期では，吸収率の高い動物性の青魚や赤身肉に含まれるヘム鉄を摂ることや，鉄分の強化されたフォローアップミルクを与えるとよい．

（6） 保育所給食

幼児にとって保育所は生活する場であり，保育所給食は心身の成長を担っている．幼児期には，維持必要量に成長発達のための量が必要となる．アミノ酸

表6.6 貧血を定義するヘモグロビン閾値(小児期)

	ヘモグロビン閾値(g/dL)
6か月～4歳	11.0
5～11歳	11.5
12～14歳	12.0
女性(非妊娠期) (15歳以上)	12.0
妊娠期	11.0
男性(15歳以上)	13.0

Iron deficiency anaemia: assessment, prevention,and control, A guide for programme managers, Geneva, World Health Organization, 2001 (WHO/NHD/01.3)を改変.

保健所における食事の提供ガイドライン
厚生労働省 HP より.
https://www.mhlw.go.jp/bunya/kodomo/pdf/shokujiguide1_1.pdf

バランスを考慮すると，多くの種類の食材をなんでも食べられることが大切である．さらに食事の楽しさ，規則正しい食習慣，共食のマナーなども習得する．

厚生労働省は，保育所の給食について子どもの食をめぐる現状を踏まえ，食事提供の意義や具体的なあり方，評価について，「保育所における食事の提供ガイドライン」を作成している．保育所給食では，調理のにおい，音，つくる人の様子などを五感で感じ取れる自園調理を行うことが原則である．しかし，1998（平成10）年より調理業務の委託が可能となり，現在は3歳児以上の給食には給食センターなどからの外部搬入方式が可能となっている．外部委託や外部搬入方式には，コスト削減，調理場の縮小などの長所があるが，食育活動の低下や献立内容の質の低下など課題も多い．

地方自治体は，厚生労働省のガイドラインを基にそれぞれの地域性を生かした保育所給食の手引きを作成している．この手引きには，運営管理，栄養管理，衛生管理，事務の管理などについて具体的に示してあり，各保育所が施設の特徴をもって運用している．表6.7は，1～2歳児男子，3～5歳児男子の年齢別の栄養目標量のA保育所における例を示した．前者は昼食と間食（午前・午後）で1日の給与目標量の50%，後者は50%としている．

6.3 学童期の生理的特徴

学童期は，乳幼児期と思春期の間で，心身ともに著しく成長し，自立する時期である．就学することで生活環境は変化し，保護者に依存した生活から，自己管理することが多くなる．しかし，生活習慣の乱れなどによる精神的・身体的な課題も存在する時期である．身体的には，発育急進期（成長スパート）を迎え，体格・生殖器・免疫器官などが著しく成長・発達する時期である．

（1）生理機能の発達

身長や体重など体格は，学童期前半では乳幼児よりも穏やかな成長であるが，後半は第二次性徴期を迎え，生殖器官も急激に発達し，男性らしくまた女性らしくなる．免疫器官は著しく発達し，後半では20歳の成長率の2倍を示し，その後は低下していく．

（a）身長および体重

スキャモンの発育曲線で身長や体重，骨，血液量を表す一般型は，前半は緩やかで後半は急激な上昇（S字状の発育曲線）を示す（図3.2）．学童期の身長は，小学校中学年～高学年（8～11歳）で女子が第2発育急進期（思春期スパート）を迎え，男子よりも身長が高くなる．男子は約2年遅れて第2発育急進期を迎え，中学生（12～14歳）では男女の身長の関係が逆転する（図6.7）．体重も同様の傾向を示す．

（b）口腔機能

乳歯から永久歯へ移行する．6か月頃から生えはじめた乳歯は，6歳ころ永久歯に生え替わり，臼歯も8本から20本へ増え，咀嚼力が格段に増す（図

表6.7 保育施設における給与栄養目標量(算出例，旭川市)

1～2歳児の給与栄養目標量

	エネルギー(kcal)	たんぱく質(g)	脂質(g)	カルシウム(mg)	鉄(mg)	ビタミンA(μgRAE)	ビタミンB_1(mg)	ビタミンB_2(mg)	ビタミンC(mg)	食塩相当量(g)	食物繊維(g)
1日あたり食事摂取基準(A)	950	31～47(13～20%)	21～31(20～30%)	450	4.5	400	0.50	0.60	40	3.0	7.0
1日に対する保育所の比率(B%)	50	50	50%	50	50	50	50	50	50	50	50
C ＝ A × B／100	475	15.5～23.5	10.5～15.5	225	2.3	200	0.25	0.30	20	1.5	3.5
保育所における給与栄養目標量	475	16～23	11～15	225	2.3	200	0.25	0.30	20	1.5未満	3.5

1) 1～2歳児の保育施設における給与栄養目標量は，昼食および午前・午後のおやつで，1日にとることが望ましいと考える量のうちの50%を給与する.
2) たんぱく質および脂質については，エネルギー比率(%)として幅をもたせる.
3) 延長保育に伴うおやつの給与量については，1日の食事摂取基準量の10%程度を目安とする(1～2歳児…95 kcal).

3～5歳児の給与栄養目標量

	エネルギー(kcal)	たんぱく質(g)	脂質(g)	カルシウム(mg)	鉄(mg)	ビタミンA(μgRAE)	ビタミンB_1(mg)	ビタミンB_2(mg)	ビタミンC(mg)	食塩相当量(g)	食物繊維(g)
1日あたり食事摂取基準量(A)	1300	42～65(13～20%)	29～43(20～30%)	600	5.5	500	0.70	0.80	50	3.5	8.0
1日に対する保育所の比率(B%)	50	50	50	50	50	50	50	50	50	50	50
保育所における主食を含んだ給与栄養目標量(C ＝ A × B／100)	650	21～32.5	14.5～21.5	300	2.8	250	0.35	0.40	25	1.8	4.0
家庭から持参する米飯110 gの栄養量(D)	184	2.8	0.3	3	0.1	0	0.02	0.01	0	0.0	0.3
E ＝ C － D	466	18.2～29.7	14.2～21.2	297	2.7	250	0.33	0.39	25	1.8	3.7
保育所における給与栄養目標量	465	19～29	15～21	295	2.7	250	0.33	0.39	25	1.9未満	3.7

1) 3～5歳児の施設における給与栄養目標量は，昼食(主食は持参)および午後のおやつで，1日にとることが望ましいと考える量のうち50%を給与する.
2) たんぱく質および脂質については，エネルギー比率(%)として幅をもたせる.
3) 延長保育に伴うおやつの給与量については，1日の食事摂取基準量の10%程度を目安とする(3～5歳児…130 kcal).

《給与栄養目標量を算出する際の基礎》

① 昼食は1日の食事摂取基準量の1/3，間食は10～20%とし，あわせて50%とする
② エネルギー：1～2歳，3～5歳男児の値(最大値)
③ たんぱく質：エネルギー比率13～20%未満の範囲内で設定
④ 脂質：エネルギー比率20～30%未満の範囲内で設定
⑤ ビタミン：ビタミンA・ビタミンB_1・ビタミンB_2・ビタミンCは推奨量の最大値
⑥ ミネラル：カルシウム，鉄は男児の推奨量(最大値)
⑦ 食物繊維：3～5歳は目標量．1～2歳は前回までの目標量の考え方を継続(1,000 kcalあたり7～8 g)
⑧ 基準範囲内で数値を設定するが，3～5歳の塩分量については，段階的に近づける

旭川市HP(https://www.city.asahikawa.hokkaido.jp/500/548/kosodate/osirase/d062136.html)より.

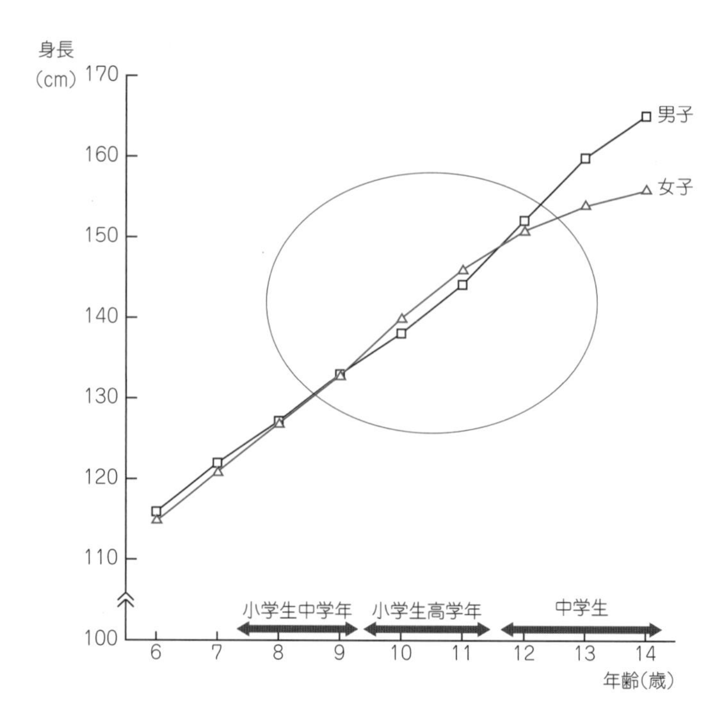

図 6.7　第 2 発育急進期を迎えるまでの年齢別の身長
文部科学省，「令和元年度（2019 年度）学校保健統計調査」より作成．

智歯
p.135 も参照.

6.2）．前歯や奥歯（第一大臼歯）および前歯（永久前歯）の萌出が開始し，学童期に個人差はあるが親知らず（智歯）を除くすべての永久歯が生え揃う．しかし歯の生え変わりや咬合（こうごう）状態のアンバランスさが，咀嚼や嚥下機能に影響を及ぼす時期でもある．口腔機能に影響し，口を開けたまま食べる，口にためて飲み込まない，前歯でかじれないなどの問題が生じる．対応策としては，口腔機能，歯の萌出状況，離乳期の経験などをアセスメントして，原因を見つけ対処する

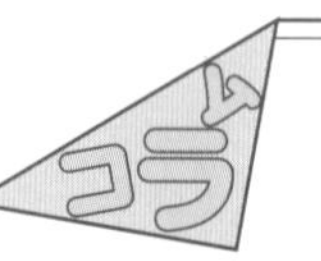

災害時の食物アレルギー対策

食物アレルギーの罹患者の約 80％を小児が占める．原因食物は，0 歳児では鶏卵・牛乳・小麦の 3 品で約 95％を占めるが，3 ～ 6 歳では木の実・落花生が追加され 5 品で約 80％，成人では 5 品で約 60％と，成長に伴い原因食物が多様化される．対策は，原因物質を除くことが基本である．東日本大震災におけるアレルギー児の保護者へのアンケート調査では，除去食が入手困難であったり，炊き出しに原因物質が混入していたり，親の目が十分に届かないことなどがあげられた．これらの対策について① 災害前に備える，② 災害直後の工夫，③ 災害から少し経過してから気を付けることに分け，具体的に以下のことをあげる．

① アレルギー対応食品と水，食物アレルギーを知らせるビブス（カラーゼッケン）またはゼッケンや札，緊急時マニュアル，仲間との情報収集，知識の収集
② 食物アレルギーであることを他者へ知らせる，炊き出しや支援物資の内容確認，水を使わない食品を積極的に利用，行政窓口への相談や支援団体への支援要請，情報収集
③ 誤食に注意，栄養バランスに注意

(表6.8). 正常であれば, 口唇を閉じて咀嚼することが上手になり, 箸などの食具を用いて上手に食べられるようになる.

(c) 生殖器系

学童期後半, 第二次性徴を迎え, 生殖器系が発達してくる. 女子では, 9～10歳くらいから急激に身長が伸び, 乳房が発育し, 月経がはじまる. 男子では女子より2～3年遅れて, 同様に生殖器(陰茎や睾丸)が発育し, 精通や声変りが起こる(p.134思春期を参考).

(d) 各器官

学童期には, 各器官が発達し, 胃は成人と同じ正常な鉤形となり, 肝臓重量は, 成人の1/3～1/2であるが, 機能的には成人と同じとなる(表6.9). 呼吸は腹式呼吸から胸式呼吸に変化する.

鉤形
鉤は, 英語ではフック(hook)である. 先が曲がり, 曲がった部分に何かに引っ掛けて使う金属製の器具で, 成人の胃はこの形が多いといわれる.

口輪筋
唇の周囲に存在する筋肉で, 口を閉じる, 口の周囲(唇)を前方に尖らせる動きを司る.

表6.8 口腔機能に生じる問題とそのアセスメントとケア

口を開けたまま食べる	鼻疾患(鼻呼吸が可能か)の有無を確認する. 食事以外の場面でも口が開いているかを確認し, 普段から口輪筋の低緊張により開口している場合は口腔諸器官の運動訓練を行う
むせる	食べ方(早食いや丸呑みなど)や食形態, 食事姿勢などの原因がないか確認し, 修正する, 上記が適正であるにもかかわらず頻繁にむせている場合は摂食嚥下機能の検査〔嚥下造影検査(VF)など〕を検討する
肉類(硬いもの)をなかなか飲み込めない	歯の萌出や咬合状態を確認する. 肉類などの線維質の食品が咀嚼可能な口腔内かを確認し, 修正する. 口腔機能に適切な食形態に調整する
口に溜めて飲み込まない	口腔機能の問題なのか, 歯の萌出状況の問題なのか, 心理的問題なのかを評価する. 口腔機能が育っていない場合は食形態を軟らかい物に調整する. 食べたくないのに無理やり食べさせるなどの食事の強要がないかを確認し, 環境調整を行う
前歯でかじれない	乳幼児期に手づかみ食べによるかじり取りの経験が少なかった可能性があるため, 積極的にかじり取りを経験させる
よだれが出る	学童期以降は流涎(りゅうぜん)があることは稀であるため, 積極的に原因を究明する. 流涎以外に口輪筋の低緊張や口呼吸による口唇閉鎖不全があれば対応する→口唇閉鎖力測定→口腔諸器官の運動訓練を行う

日本歯科医学会,「小児の口腔機能発達評価マニュアル」(2018), p.47～48を改変.

表6.9 消化器系の発達

	1歳	5歳	成人
唾液(mL/日)	50～150	400～500	1,000～1,500
胃の容量(mL)	370～460	700～850	3,000
胃液分泌量(mL/時)	42.5	42.5	143.2
肝重量(g)	350～400	550～620	1,500～1,800
膵重量(g)	12	25	80

伊藤節子:幼児期, 健康・栄養科学シリーズ応用栄養学(渡邊令子, 伊藤節子, 瀧本秀美編), 改訂第5版, p.151, 2015, 南江堂より許諾を得て転載.

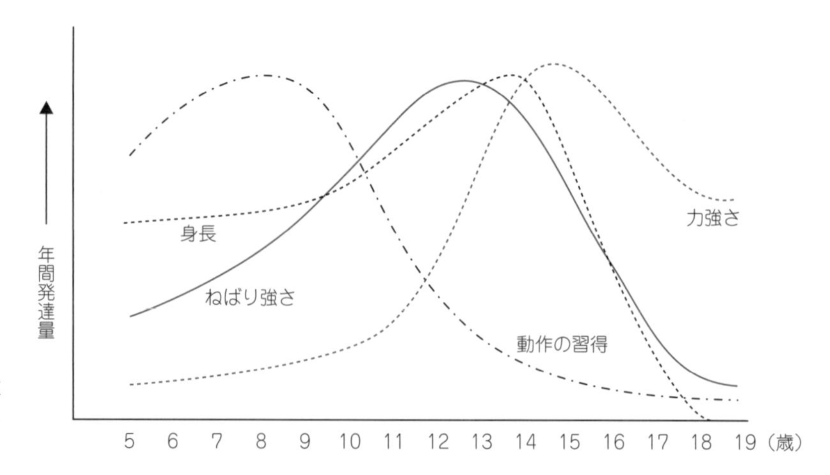

図6.8　運動能力の発達
宮下充正，「子どものからだ」東京大学出版会，(1980)をもとに作成．

リンパ節や胸腺は成長期に発達し，10～12歳頃に成人の2倍となり，その後縮小する．これらの器官は，免疫系の中心となることから感染に対する防御機構として，成人期の免疫に影響する．

（2）運動機能の発達

学童期前半では，筋肉量が急激に増えて運動機能が発達する．とくに全身の筋肉を使うことで体のバランス機能が身につくことから，筋肉トレーニングなど特定の複雑な運動を繰り返し行うことは避ける．さらに脳の発達も著しいことから集団での遊びのルールが理解できるようになる．たとえば，鬼ごっこ，だるまさんが転んだ，けんけんぱなどの昔ながらの全身を使った遊びが推奨される．骨格については，軟骨がまだ多いので大きな負荷がかかると，骨折や関節障害など成長に障害をおよぼす場合があるので，特定の筋力トレーニングなどは避ける．

学童期後半には，スキャモンの発育曲線の神経型が成人と同じ100％に達するように，運動神経の発達とともに運動機能が著しく発達する．とくに10～12歳頃は，ゴールデンエイジと呼ばれている．運動能力については，運動神経系がまず発達し，バランス感覚など動作の習得，持久力(ねばり強さ)，筋力のパワー（力強さ)へと発達することから，適切な時期に適切な運動をすることが重要である(図6.8)．学童期に運動神経系を刺激し運動機能を発達させることは，将来の運動機能へ影響する．たとえば，ドッジボールなどのボール投げは，バランス感覚や巧緻性などが身につき全身の筋肉を使い楽しくできることから，推奨される．

（3）精神機能と社会性の発達

学童期には脳や神経系が発達し，精神機能も発達する．自己中心的で，具体的・直感的な思考が，抽象的・客観的な思考へと移行し，記憶力や理解力も上がる．学校生活や地域での活動を通して，同年代の子どもと接するなかで，自分と他人を比べるようになり，友人よりも劣っているという劣等感を感じるようになる．一方，勉強がはじまり，宿題を計画的に実行することや，友人に負けないように努力することで自信がつき，自己肯定感が身につく．そして自己管理能力が備わる．

また，生活のおもな場所が家庭から学校へと移行することで，集団生活の中で同世代の友人との交流を通して社会性が身につき，さらにリーダーが現れる．

自我意識が明確になる時期であるので，不得意，失敗，挫折も経験するが，あきらめるのではなく，努力できるようにほめることも重要である．

6.4　学童期の栄養アセスメントと栄養ケア

（1）やせ・低栄養と過体重・肥満

（a）栄養アセスメント

i）身体計測

小学校では，学校保健安全法による健康診断の結果に基づき，4月1日から6月30日の間に身体測定が実施される．これらの値から体格は，**ローレル指数**によって評価される．ローレル指数は，以下の式から求められる．判定値は身長が低いものは指数が高くなる．100未満をやせ，160以上を肥満とする．

肥満度判定曲線
平成12年度学校保健統計調査結果より作成された．日本における小児の身長の上昇が2000年でほぼ完成したからである．

ローレル指数
Rohrer index

$$\text{ローレル指数} = \{\text{体重(kg)} \div \text{身長(cm)}^3\} \times 10^7$$

身長SDスコアを用いる方法では，学校保健統計調査より得られた平均値および標準偏差値と対象者とを比較する．スコアの結果は，低身長のアセスメントに使用され，－2.0以上の場合を低身長としている．

肥満を判定する方法には，肥満度判定，体脂肪測定(生体インピーダンス法，皮下脂肪測定など)，ウエスト周囲長(腹囲)判定，成長曲線判定などがある．とくに肥満度判定は，肥満度判定曲線を使用しており，学童では－20％未満をやせ，20～30％を軽度肥満，30～50％を中等度肥満，50％～を高度肥満と分類する(**図6.9**)．体脂肪測定による肥満の判定は，18歳未満男子では25％以上，11歳未満の女子は30％以上，11歳以上18歳未満の女子は35％以上を肥満とする．腹囲による判定は，腹部CTの内臓脂肪面積60 cm^2 以上の小児の腹囲である80 cm以上を肥満とする．またウエスト身長比が0.5以上で内臓脂肪蓄積疑いとする．成長曲線判定は，個人の経過観察をするのに簡便で有用である．急激な肥満の進行や身長の伸びの停滞が認められる場合は，内分泌疾患などが疑われるので，医療機関への受診が必要である．

ii）臨床検査

小児における肥満を伴う生活習慣病は，成人期へ移行することが多い．小児肥満は幼児期で30％，学童前期40％，思春期70～80％と年齢が上がるほど成人肥満への移行率が高くなるので，学童期での改善が重要である．

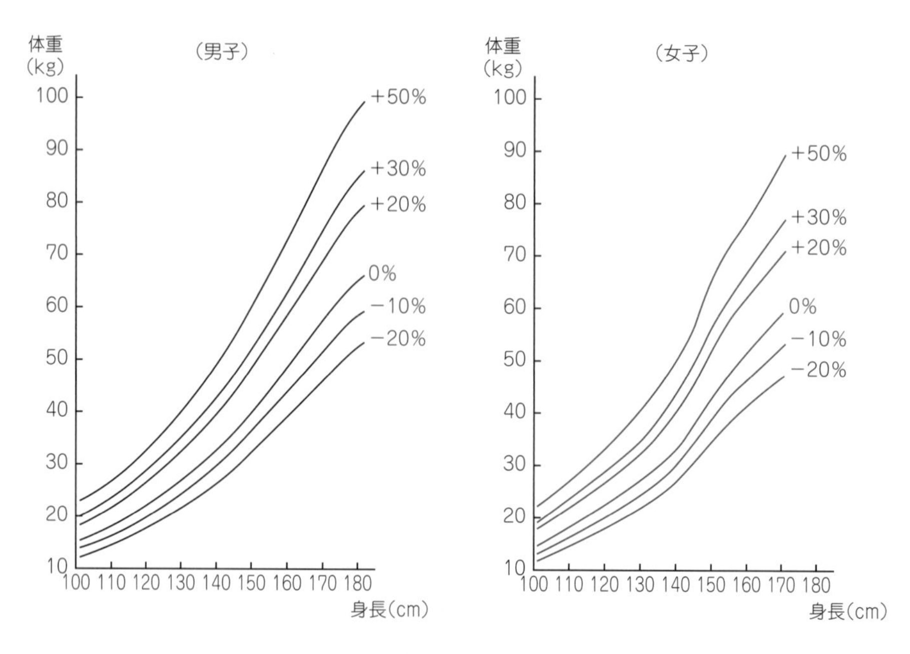

図6.9　肥満度判定曲線(6～17歳)

伊藤善也ほか著，*Clinical pediatric endocrinology*, 25，2，77，(2016)より．

(b) 栄養ケア

i) 肥満の改善

学童期の肥満の現状を見ると，2017～2019年の出現率は，学童期前半(6～8歳)で約6%，後半(9～11歳)で9%である．年次推移は，2002～2006年をピークに減少傾向となっている(図6.10)．

学童期の「食事バランスガイド」
農林水産省HP，「実践食育ナビ」より．
https://www.maff.go.jp/j/syokuiku/zissen_navi/schools/cases1.html

肥満改善の目標は，成長期であることから体重減少ではなく，内臓脂肪を中心とした体脂肪の減量である．食事と運動と生活スタイルなどの改善をしながら，身長の伸びを待つ．

① 食事

食事は3食きちんと摂り，間食を控えるようにする．食事内容として，主食，副菜，主菜，牛乳・乳製品，果物を食事バランスガイドで示されている適量をとることで，過食が避けられる．とくに量が足りない場合は，副菜を増やすことで満足度が上がる．またゆっくりとよく噛んで食べることで満腹感が得られ，過食を避けられる．間食の菓子や甘い飲料は，エネルギー，糖分，脂質を多く含む物が多いため，控えたほうがよい．たとえば，キャンディーや炭酸飲料類には，炭水化物(糖質)のエネルギーのみでほかの栄養素がほとんど含まれないエンプティーカロリー食品が多い．

エンプティーカロリー食品
炭酸ジュースや菓子類など，高カロリーで高脂質だが，たんぱく質ビタミンやミネラルなどの栄養素が少ない食品．

② 運動

知能の発達によりルールを理解できるようになることから，個人競技や団体競技の楽しさを知ることができる．運動習慣は，筋肉増加により基礎代謝量が

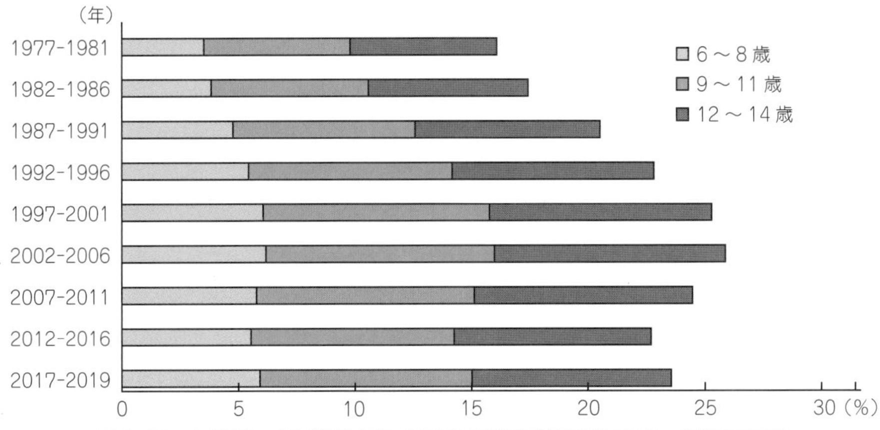

図6.10　年齢別　肥満傾向児の出現率の推移(昭和52年度～令和元年度)

(注)肥満傾向児とは以下の者である.

1. 1977(昭和52)年度から2005(平成17)年度は，性別・年齢別に身長別平均体重を求め，その平均体重の120%以上の者.
2. 2006(平成18)年度からは，以下の式により性別・年齢別・身長別標準体重から肥満度を求め，肥満度が20%以上の者.

肥満度(過体重度)= {実測体重(kg) − 身長別標準体重(kg)} / 身長別標準体重(kg) × 100 (%)

文部科学省,「平成30年度学校保健統計調査報告書」(2019)より作成.

高まることで，継続的なエネルギー消費効果があり肥満改善に役立つ.

③ 生活スタイル

夜更かし，屋内でのゲーム，テレビの視聴などが，肥満へ影響していることから，規則正しい生活スタイルが大切である．とくに筋肉同化作用を有する成長ホルモンの分泌は，夜12時前後でピークを迎えることから，早寝が大切である．食事と運動習慣のリズムを整えることで，肥満が改善する.

ii）脂質異常・高血圧・高血糖の改善

脂質異常症の小児は，小児全体の約10%存在する．原因として身体活動量の低下や食生活の乱れ，肥満の増加などがあげられる．食事や運動など生活習慣の改善に伴い肥満が改善され，脂質異常が改善されている.

食事で注意することは，肥満予防の観点から適正なエネルギー量や脂質エネルギー比(20～30%エネルギー/日)を守ることである．さらに動物性脂肪に多く含まれる飽和脂肪酸(10%エネルギー以下)，オリーブ油に多く含まれる一価不飽和脂肪酸，魚油やアマニ油に多く含まれる多価不飽和脂肪酸の摂取を，3：4：3を目安に心がける．つまり脂肪の質のバランスが重要である.

高血圧の改善には，減塩や日本型食生活を行う，間食・夜食を控えるなどの食生活改善，減量，外遊びや運動系部活の奨励，テレビゲームやインターネットの制限など，生活習慣の指導が重要となる(**表6.10**).

2型糖尿病の原因には，低出生体重児などの胎内環境，生活習慣などの環境因子がある．とくに生活習慣によって引き起こされる高血糖は，肥満の解消によって改善される.

小児の高血圧の割合
わが国では，学校定期健康診断で血圧測定が実施されておらず，小児の血圧測定はほとんど行われていない．一部地域での結果では，小学校高学年から高校生の約1～3%が高血圧であったとの報告がある．さらに原因不明の本態性高血圧が多く，肥満との関連が強い.

小児期の高血圧の判定基準
高血圧治療ガイドライン2014を参照.
https://www.jpnsh.jp/guideline_digital.html

日本型食生活
昭和50年代頃の食生活のこと．ごはんを中心に，主菜・副菜に加え，適度に牛乳・乳製品や果物が加わった食事．洋食と比べて低脂質で，食料自給率が高いなどの利点がある．また，だしによる減塩効果が期待できる.

表6.10　生活習慣の修正に向けた指導内容（小児の本態性高血圧）

	指導内容
1. 食生活の改善	薄味にする（できれば食塩< 6 g/日） 和食中心の日本型食生活 間食・夜食を控える
2. 減量の目標	肥満度< 20% ウエスト周囲長：小学生< 75 cm，中学生< 80 cm 毎日体重測定を行い，体重が増加しないような食事量に調整する
3. 運　動	外遊びの奨励 運動系の部活動などの奨励 テレビゲーム，インターネットなどの制限

日本肥満学会 編，「小児肥満症診断ガイドライン 2017」（2017），p.25 より改変.

小児糖尿病の割合

学校尿検査の結果から，小児2型糖尿病発見率は，小学生で0.002%，中学生で0.02%である．頻度は低いが，わが国の小児1型糖尿病発見率よりも高率である．2型糖尿病は，高血圧と同様に肥満児に多い．

（2）脱水

体水分量の割合は，幼児期よりも少なく，成人期よりも多くなる．また細胞内液は変わらないが，細胞外液が変化する（表6.3）．学童の場合には，スポーツクラブなど課外活動時の脱水に注意が必要である．熱中症対策として，食事を3食しっかりとる，また，スポーツ実施前，実施中，実施後の水分補給と電解質補給が必要である．

（3）う歯

学童のう歯の割合は，幼児期と同様に減少している．1993（平成5）年から2016（平成28）年の推移を見ると，6歳児では89.0%→45.5%，9歳児では95.1%→71.9%と減少している（図6.5，表6.11参照）．歯磨きの頻度は，1969（昭和44）年と2016（平成28）年を比べると「毎日磨く者」が約80%から95%と増えて，さらに「毎日2回以上磨く者」が増加を続けている．「フッ化物塗布の経験のある者」は，60%以上いる．う歯の減少には，歯のケアが充実していることも要因の1つと考えられる．

表6.11　う歯をもつ者の割合の年次推移（乳歯＋永久歯：5～14歳）（%）

年齢（歳）	平成5年（1993年）	平成11年（1999年）	平成17年（2005年）	平成23年（2011年）	平成28年（2016年）
5	77.0	64.0	60.5	50.0	39.0
6	89.0	78.0	63.4	42.1	45.5
7	91.0	79.3	67.3	57.8	38.2
8	92.4	89.4	61.7	69.2	60.5
9	95.1	84.5	75.4	53.3	71.9
10	94.3	80.3	81.3	62.5	36.4
11	94.8	77.5	68.1	42.1	34.4
12	87.4	71.9	58.5	45.9	10.3
13	92.1	72.3	70.7	42.9	44.4
14	91.7	84.9	71.0	52.6	38.1

※平成5年（1993年）以前，平成11年（1999年）以降では，それぞれ未処置歯の診断基準が異なる．
厚生労働省，「平成28年歯科疾患実態調査結果の概要」（2017）より．

(4) 偏食，食欲不振

小児期に形成された偏った食習慣は，成人期まで持続することが多い．学童期には，食べ物の自己選択が可能となり，自分で食べる量を調節することができるようになる．さらに食事・栄養バランスを理解し実践できるようになる．

学童期を対象とした調査では，嫌いな食べ物ではゴーヤ，なす，ピーマン，レバー，ホルモン，アスパラガスなど苦味のある野菜が多くあげられた．しかし「嫌いな食べ物をがまんして食べる」，「学校では食べる」，「少しだけ食べる」と答えた児童は男子約85%，女子90%と，前向きに食べる努力をしている結果もある(図6.11)．さらに栄養教諭による栄養バランスの指導がある場合は，ない場合よりも好き嫌いが少ないこともあり，適切な指導が必要であることがうかがえる．

食欲に影響を及ぼす要因には，体調不良や運動不足などの身体的側面，悩みやストレスなどの精神的側面，孤食などの社会的側面，食事作りや栄養バランスの理解などの食スキルや郷土食・諸外国の食べ物など食文化的側面がある．「食欲がないことがある」と答えた学童は，約50%であることから，食事のリズムを整える，共食の楽しさをもてるようにするなどの指導のほかに，健康や栄養について理解し実践できる食のスキルを身につけることも大切である(図6.12)．

(5) 鉄摂取と貧血

学童期には，体格が大きくなり活動量も上がり，筋肉や血液なども増量することから，鉄の必要量は年齢が上がるに従い増加する．

WHOによる貧血の定義は，学童(5～11歳)ではヘモグロビン11.5 g/dL未満と成人女子より低値になる(表6.6)．

不規則な生活からの朝食抜き，容姿を意識したダイエットなどの食行動の問題も現れてくることから需要に対する供給ができず，鉄摂取不足が原因の貧血が見られる．予防には，まず偏食や欠食をなくし食事のリズムを整え，鉄を多

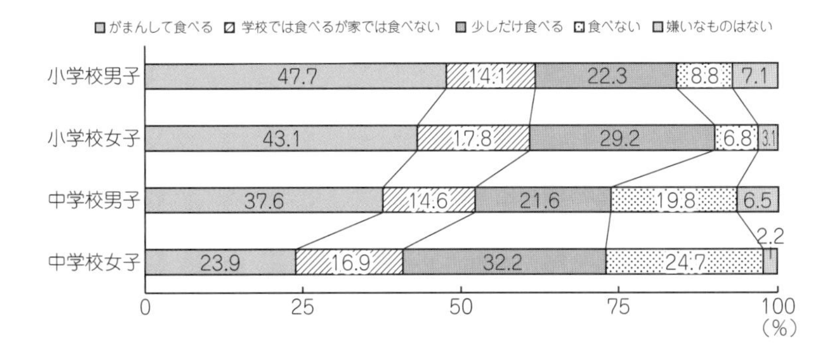

図6.11 嫌いな食べものをどうしているか

独立行政法人日本スポーツ振興センター，「平成22年度　児童生徒の食生活実態調査　食生活実態調査編」より．

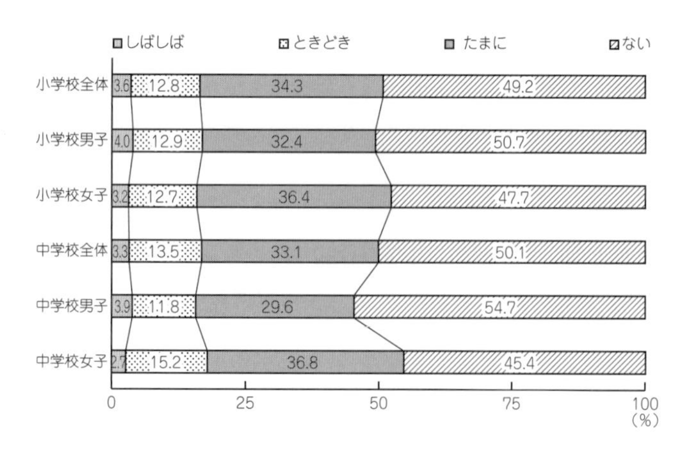

図6.12　食欲がないことがある
独立行政法人日本スポーツ振興センター，「平成22年度　児童生徒の食生活実態調査　食生活実態調査編」より．

く含む食品を食事に取り入れる．ほうれん草やひじきに多く含まれる非ヘム鉄は，レバーや赤身肉に多く含まれるヘム鉄に比べ吸収率が低い．非ヘム鉄は，生野菜や果物に多く含まれるビタミンCと一緒に摂取すると吸収率があがる．

（6）学校給食

学校給食は，多様な食材を使った幅広い料理を食することで，偏食をなくし，より適切なエネルギーや栄養素の摂取に貢献している．学校給食摂取基準は，学校給食法に基づき文部科学省より改正が告知され，各都道府県教育委員会より市町村所轄の学校に周知される．2018（平成30）年の改正は，「日本人の食事摂取基準（2015年版）」を参考とし，食事状況調査の結果より，健康増進や食育推進を図るために望ましい栄養素量を算出したものである*．食事状況調査では，給食のある日とない日の比較では，ほとんどの栄養素でない日の方が，推

学校給食摂取基準
文部科学省HP，「学校給食摂取基準の策定について（報告）」，p.13～16を参照．
https://www.mext.go.jp/a_menu/sports/syokuiku/__icsFiles/afieldfile/2019/06/17/1405481_001.pdf

＊文献情報
Satoshi Sasaki et al., School lunches in Japan, their contribution to healthier nutrient intake among elementary-school and junior high-school children. *Public Health Nutrition*, 20 (9), 1523 (2017).

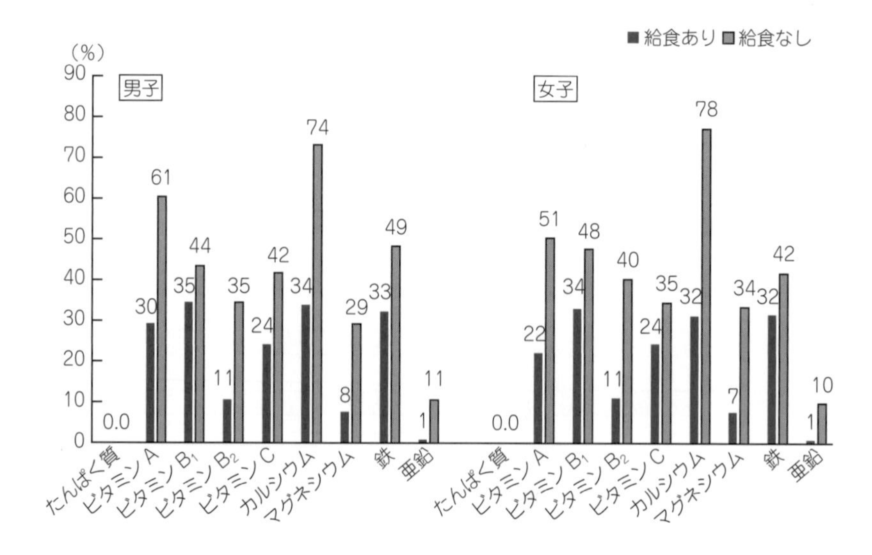

図6.13　推定平均必要量が食事摂取基準に適合してない割合

表 6.12 学校給食のエネルギー算出

年齢	身体活動レベル	身長(平均値)(平成28年学校保健統計調査)※4月1日現在の満年齢			標準体重	基礎代謝量	推定エネルギー必要量	推定エネルギー必要量男女平均	学校給食のエネルギー
6～7歳	1.55	7歳(小2)	男子	122.5	24.0	1,062	1,661	1,599	530
			女子	121.5	23.4	979	1,537		
8～9歳	1.6	9歳(小4)	男子	133.6	30.4	1,240	2,009	1,938	650
			女子	133.4	30.0	1,148	1,867		
10～11歳	1.65	11歳(小6)	男子	145.2	38.4	1,438	2,412	2,342	780
			女子	146.8	39.0	1,358	2,271		

身体活動レベル(PAL)は，レベルⅡ(ふつう)を用いて，推定エネルギー必要量を算出
佐々木　敏，厚生労働科学研究費補助金「循環器疾患・糖尿病等生活習慣病対策総合研究事業「食事摂取基準を用いた食生活改善に資するエビデンスの構築に関する研究」学校給食摂取基準策定について(報告)，p1より改変．

表 6.13 学校給食において摂取すべき各栄養素の基準値など

	エネルギー(kcal)	たんぱく質(%エネルギー)	脂質(%エネルギー)	食物繊維(g)	ビタミンA(μgRAE)	ビタミンB_1(mg)	ビタミンB_2(mg)	ビタミンC(mg)	ナトリウム(食塩相当量)(g)	カルシウム(mg)	マグネシウム(mg)	鉄(mg)
6～7歳	530	13～20	20～30	4以上	170	0.3	0.4	20	2未満	290	40	2.5
8～9歳	650	13～20	20～30	5以上	200	0.4	0.4	20	2未満	350	50	3
10～11歳	780	13～20	20～30	5以上	240	0.5	0.5	25	2.5未満	360	70	4

表に掲げるもののほか，亜鉛についても示した摂取について配慮すること．
亜鉛…5歳：1 mg，6～7歳：2 mg，8～9歳：2 mg，10～11歳：2 mg，12～14歳：3 mg，15～17歳：3 mg
① たんぱく質
食事摂取基準の目標量を用いることとし，学校給食による摂取エネルギー全体の13～20%エネルギーを学校給食の基準値とした．
② 脂質
食事摂取基準の目標量を用いることとし，学校給食による摂取エネルギー全体の20～30%エネルギーを学校給食の基準値とした．
・学校給食のエネルギーは，学校保健統計調査より算出したエネルギーを基準とした．(推定エネルギー必要量の3分の1の値と比較し，差が少ないため)
・男女比は1：1とした．
③ ビタミンB_1，ビタミンB_2
昼食必要摂取量の中央値は，食事摂取基準の推奨量の約40%であり，食事摂取基準の推奨量の40%を学校給食の基準値とした．
④ ビタミンC
昼食必要摂取量の中央値は，食事摂取基準の推奨量の3分の1以下であるが，望ましい献立としての栄養バランスの観点から，四分位範囲内で，食事摂取基準の推奨量の3分の1を学校給食の基準値とした．
⑤ 食物繊維
昼食必要摂取量の中央値は，小学3年生は食事摂取基準の目標量の約40%，小学5年生は約3分の1であるが，中学2年生は40%を超えている．献立作成の実情に鑑み，四分位範囲内で，食事摂取基準の目標量の40%以上を学校給食の基準値とした．
佐々木　敏，厚生労働科学研究費補助金「循環器疾患・糖尿病等生活習慣病対策総合研究事業「食事摂取基準を用いた食生活改善に資するエビデンスの構築に関する研究」学校給食摂取基準策定について(報告)，p1より改変．

定平均必要量に達していない．とくに多量ミネラルのカルシウム，B群ビタミンの差が大きく，学校給食の重要な役割が示されている(図6.13)．

さらに，摂取量が適切な人たちと不適切な人たちとを比べると，野菜や豆・果実・きのこ・海藻では適切な人が多く，不適切な人が少ない．一方で菓子やソフトドリンクなどについては，不適切な人たちの摂取量が多く注意が必要で

ある．また，不適切な人は，主食が多く主菜・副菜が少ない傾向も見られることから，学校給食を生きた教材として適正な食事の量やバランスを指導することが重要である．

学校給食における各栄養素の基準値等を示す．各栄養素の基準値は食事摂取基準が定めた学童期(小学校低学年；6～7歳，中学年；8～9歳，高学年；10～11歳)の指標(目標量または推奨量)の3分の1とすることを基本とし，下限としている．しかしこの基準は全国的な平均値を示す代表値であるので，各学校の実態を身体計測や食事調査などでアセスメントして，実態にあわせて活用する必要がある(表6.12，表6.13)．

6.5 思春期の生理的特徴

四分位範囲
小さい順に並べたデータの中央値を境目として，全体を2つに分けたとき，その中央値を第2四分位数，中央値から見て前半にあたるデータの中央値を第1四分位数，後半にあたるデータの中央値を第3四分位数という．第3四分位数と第1四分位数の差を四分位範囲という．

思春期は学童期後半より成人期までの期間で，個人差があり期間は一定しない．さらに小学校高学年～中学生の思春期(puberty)，高校生～成人の青年期(youth)にも分けられる．身体的・精神的・社会的な側面より，子どもから大人へ変化している期間であると定義している．身体的側面では，二次性徴の出現から性成熟期までの段階，精神的側面では，子どもから大人へ向かって発達する心理過程，自己認識パターンの確立段階，社会的側面では，社会経済上の相対的な依存状態から完全に自立するまでの過渡期である．第2発育急進期をむかえ体格の成長，性ホルモンの分泌促進による生殖器などの発達，脳の発達による自我の確立や社会性が増すことによるアンバランスが生じやすい時期である．偏食・摂食障害(拒食症や過食症)・鉄欠乏性貧血など，食と関係する疾

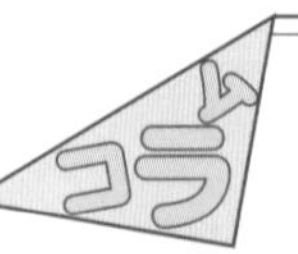

小児肥満の現状

小児肥満は，経年変化では1977（昭和52）～2000（平成14)年頃まで肥満傾向児数は1.5～2.0倍ほど増えていたが，その後2005（平成17)年くらいまで横ばいで，2006（平成18)年以降は減少傾向にある．世界の小児肥満状況と比べると，WHO基準による過体重･肥満は増加し，とくに米国では増加し続けている．減少傾向の要因としては，2005年の食育基本法の制定，2007年の小児メタボリックシンドローム診断基準の制定など啓蒙活動の効果も一因としてあげられる．しかし，2006年以降総数は減少したが，高度肥満は減少していない現状もある．

また，地域差の問題がある．北海道・東北・四国・九州地方で肥満小児の頻度が高く，南関東・近畿地方で低い傾向がある．たとえば，全国平均は7.98%で，秋田県13.6%，福島県12.8%，青森県12.6%の順に高く，京都府4.96%，福井県6.08%と低かった．

小児肥満は，肥満度が高く年齢が高いほど，成人期肥満に移行する率が高い．とくに高度肥満は，男女差に関係なく約75%が成人期の肥満(BMI ≧ 25)へ移行する．

小児期の肥満は，高血圧や2型糖尿病などのさまざまな健康問題や，いじめの対象になりやすく，不登校など心理的問題をも引き起こす．

生活習慣の改善はもちろんであるが，適切な運動と家族揃っての食事が必要である．

患も多く見られる時期である.

(1) 生理機能の発達

(a) 身長および体重

中学生(12～14歳)で男子も第2発育急進期をむかえ，著しく成長することから男女身長が逆転する．高校生(17歳)の平均身長は，男子170.6 cm，女子157.8 cmと，男子の急激な成長が見られる．体重も同様の傾向を示す.

(b) 口腔機能

永久歯として，親知らず(智歯)以外の臼歯が生え揃い，咀嚼力は成人と同じとなる.

(c) 生殖器系

思春期に見られる第二次性徴は，第一次性徴の外形的性差(男子：精巣・陰茎，女子：子宮・卵巣など)以外の身体の各部分に見られる男女の特徴である.

第二次性徴は，身長や体重の第2発育急進期がはじまり加速してから発現する．発現の約2年前より，視床下部から性腺刺激ホルモン放出ホルモン(GnRH)の刺激により，下垂体から性腺刺激ホルモン(LH，FSH)の分泌が増加し，男子では精巣が発達し男性ホルモン(アンドロゲン，おもにテストステロン)，女子では卵巣が発育し女性ホルモン(エストロゲン，プロゲステロン)が分泌される．男性ホルモンは，男性器の発達，精通の発生，声変わり，体毛の発生，筋肉の発達などを促すため，より男性らしい体つきになる．女性ホルモンは，乳房の発達，月経の開始，体毛の発生，骨盤の発達，腰回りの脂肪の増大などを促し，女性らしく妊娠や出産に適応した体つきになる.

(2) 運動機能の発達

思春期では，スキャモンの発育曲線の一般型の身長，体重，呼吸器，消化器，大動脈が発育する．呼吸器の発達では，肺活量が増大し有酸素運動のエネルギー供給が大きくなる．消化器の発達により，運動で消費するエネルギーを食物からより補うことができるようになる．とくに男子では，生殖型の発達による男性ホルモンの影響で，筋肉が肥大するため筋力が上がる．これらにより思春期では，おもに有酸素運動が優位となるなど持久力がつく．さらに筋力が向上し，スピードや瞬発力が向上する．この時期の運動は，身体を動かす運動からルールをもったスポーツとなり，個人の運動能力を競う運動へと移行する．このように思春期では体力(敏捷性，瞬発力，筋力，柔軟性，持久力)，運動能力(走力，跳力，投力，懸垂力)ともに著しく発達する時期であることから，競技に必要な筋肉を鍛えることが重要である.

(3) 精神機能と社会性の発達

子どもから大人への移行時期で，学童期よりさらに自己管理能力が発達する．しかし自意識と客観的事実との違いなどから，いじめや不登校などの引きこもり，自殺などの深刻な問題が発生しやすくなる．自殺は，この世代の死因の第1位であり，また，日本人の自殺率はOECD加盟国中7位と高い順位である

智歯(ちし)
下顎第三大臼歯，上顎第三大臼歯を指し，16～40歳くらいに生えるので「親知らず」ともいわれる．上下左右4本あり全部で永久歯は32本となる.

Plus One Point

ジェームズ・タナー(JamesTanner)
ジェームズ・タナーはイギリスの小児科医で，思春期の第二次性徴の発達段階を男性器や女性の乳房の形や大きさによって分類した．第二次性徴の評価には，タナー段階が使われる．男子は，精巣の大きさ，陰茎の大きさ，陰毛の発毛状態で評価する．精巣の大きさは，精巣容量測定器のサンプルと比較することで評価できる．女子は，乳房の形状と陰毛の発生状態で評価する．男女ともに1～5段階で評価し，女子の乳房のタナー1段階では未発達で乳房のみ突出，3段階では乳房が大きく突出し，5段階では成人型となる.

GnRH
Gonadotropin releasing hormone，性腺刺激ホルモン放出ホルモン．ゴナドトロピン放出ホルモンともいう.

LH
Luteinzing Hormone，黄体形成ホルモン．4章も参照.

FSH
Follicle-Stimulating Hormone，卵胞刺激ホルモン．4章も参照.

(2019年現在). また，薬物の乱用，飲酒や喫煙などの課題もあげられる. 大人への準備期間であることから，自己の在り方を考え進路を決定する，社会の一員として法や決まりを守り自立した生活を営む力をつけるよう支援することが大切である.

OECD
Organisation for Economic Co-operation and Development, 経済協力開発機構. 1961年に設立された，経済・社会の幅広い分野において多岐にわたる活動を行っている国際機関. 日本は1964(昭和39)年に，加盟した. 現在の日本を含む加盟国は，37か国である.

日本の自殺率
OECD Data,「Suicide rates」より.
https://data.oecd.org/healthstat/suicide-rates.htm

6.6 思春期の栄養アセスメントと栄養ケア

(1) やせ・低栄養と過体重・肥満

(a) 栄養アセスメント

i) 身体計測

思春期前半の中学生でも小学生と同様に，年に1度，身体測定が実施される. これらの値から体格は，ローレル指数によって評価される. 身長が低いものは値が高くなり，110～129 cmでは180以上，130～149 cmでは170以上，150 cmでは160以上を肥満とする. 思春期の後半はBMIを用いる. やせの判定方法には，肥満度－20%以下を使用する.

ii) 臨床検査

思春期では幼児期や学童期に比べて，生活習慣病が成人期へ移行することがさらに多い. 小児メタボリックシンドローム判定基準(表6.14)に示されているように，血清脂質，血圧，血糖の異常値が認められるかどうか，診断基準値に基づいた栄養アセスメントが必要である.

(2) 脱水

運動部活動時の水分補給は，学童期同様に大切である(p.127学童期を参照).

(3) う歯

塾通いや部活動などによる，遅い時間の食事や，外食や間食の増加によって，う歯が増加する時期である. また，ホルモンバランスや生活の変化から歯肉炎が起きやすい時期でもある(思春期性歯肉炎). 女性ホルモンと歯周病菌との関連が報告されている. 歯磨きだけではなく，プラークコントロールなど口腔衛生に気をつけることが大切である.

プラークコントロール
虫歯や歯周病の原因となる歯垢などの細菌の塊を除いて，過剰増殖を防ぐこと.

(4) 偏食，食欲不振

思春期では，偏食や食欲不振より，やせをきたす摂食障害が多く見られる. 摂食障害(ED)は，WHOの診断基準ICD-10にて,「身体的要因と精神的要因が，相互に密接に関連して形成された食行動の異常」と定義されている. さらに神経性やせ症(AN)と神経性過食症(BN)，その他特定不能の摂食障害に分類される(表6.15). 未受診例や治療中断例が多く，正確な患者の実態把握は難しい. 神経性やせ症は，1980年代から1990年代にかけて4倍に増加し，2000年代以降は横ばいが続いている. 神経性過食症も同様に3～4倍，その他も増加をしている. 神経性やせ症は10代，神経性過食症は20代が多い. 男女比については，一般に90%以上が女性と報告されている.

身体的要因では，第二次性徴によるホルモンバランスの変化が影響すること

ED
eating disorder，摂食障害.

AN
anorexia nervosa，神経性やせ症.

BN
bulimia nervosa，神経性過食症.

表 6.14　小児のメタボリックシンドローム診断基準(6～15 歳)

(1) ウエスト周囲長≧ 80 cm ウエスト身長比(ウエスト周囲長(cm)/身長(cm))≧ 0.5 であれば項目(1)に該当するとする 小学生ではウエスト周囲長≧ 75 cm で項目(1)に該当するとする	
(2) 血清脂質※	TG(中性脂肪)≧ 120 mg/dL かつ/または HDL-C ＜ 40 mg/dL ※採血が食後 2 時間以降の場合：TG ≧ 150 mg/dL(ただし空腹時採血で確定)
(3) 血　圧	収縮期血圧≧ 125 mmHg かつ/または 拡張期血圧≧ 70 mmHg 高血圧治療ガイドライン 2002：小学生，中学生女子の正常高値血圧
(4) 空腹時血糖※≧ 100 mg/dL	※採血が食後 2 時間以降の場合：血糖≧ 100 mg/dL

(1)があり，(2)～(4)のうち 2 項目を満たす場合にメタボリックシンドロームと診断する．
厚生労働省研究班，「小児科メタボリックシンドロームに対する効果的な介入方法に関する研究」(2009)より．

表 6.15　WHO の摂食障害の分類

摂食障害	神経性やせ症	制限型
		むちゃ食い排出型
	神経性過食症	排出型
		非排出型
	その他食障害	特定不能摂

香月毅史，「拒食症(神経性やせ症)の病理と対応」，日本調理科学会誌，45，30，(2012)をもとに作成．

が明らかになってきた．ダイエットなどの食事制限による栄養低下は，視床下部のホルモンの分泌を変化させ，下垂体ホルモンの分泌にも影響する．下垂体前葉ホルモンは，成長ホルモン，甲状腺刺激ホルモン，黄体形成ホルモン，性腺刺激ホルモン，副腎皮質刺激ホルモンなど各器官のホルモンの分泌を促すことから，各器官のホルモンの分泌が低下し，全身に影響する．たとえば，卵胞刺激ホルモンの低下によって卵胞の発育と成熟を促進するエストロゲンの分泌が低下する．それによって排卵が起こらず，無月経が生じる．また，セロトニンは，精神的ストレスによって低下すると，消化器官や食欲にも影響する．症状は全身，歯科口腔，循環器系，消化器系，内分泌系，神経精神系，皮膚などに発現する．

下垂体ホルモンの分泌量の変化
摂食制限によるストレスは，視床下部から下垂体の性腺刺激ホルモン(LH および FSH)の分泌量の低下をもたらす．その結果，卵巣からのエストロゲン分泌が減少し，無月経などを引き起こす．さらに，副腎皮質刺激ホルモンが増加は，副腎皮質よりコーチゾル分泌量を増進させ，免疫機能低下などが起きる．

摂食障害によって身体に起こる変化・症状
- 体重の著しい減少，あるいは増加
- 学童期における成長曲線や BMI 値の原因不明な低下
- 寒さを強く感じるようになる
- 身体のほてり，発汗
- めまい，失神
- 疲労，倦怠感，不眠
- 抑うつ，不安症，集中できない
- 脱毛，手や背中の吐きダコ
- 疲労骨折
- 低血圧
- 浮腫

・胃食道逆流症，便秘

・無月経

治療には，薬物療法や栄養療法がある．後者では，食事を規則的にとり，空腹感や満腹感のメリハリをつけ，また食事の楽しさを実感できるように味わって食べることも重要である．

精神的要因では，やせ願望，肥満恐怖，ボディイメージの偏りなどによる標準体重より著しくかけ離れた過激な減量などがあげられる．マスメディアによるやせの称賛など，社会的な要因も関わっている．さらに家族環境や友人関係などでは，親との不和，親からの高い期待，友人とのトラブルによるストレスが原因となることも多い．対応策としては，病気についての理解，不安の軽減ストレスコーピングの向上などをとおしてストレスを軽減する．

ストレスコーピング
R.S. ラザルスのストレス論により定義されたモデル．ストレスを軽減するため，意識的に問題に対応する防御反応．

神経性やせ症の診断(厚生労働省)は，やせ，食行動の異常，体重や体型の歪んだ認識，発症年齢，無月経，器質性疾患がない，など6項目を基準としている(表6.16)．

表6.16 神経性やせ症の診断基準

1. 標準体重の－20% 以上のやせ
2. 食行動の異常(不食，大食，隠れ食いなど)
3. 体重や体型についての歪んだ認識(体重増加に対する極端な恐怖など)
4. 発症年齢：30歳以下
5. (女性ならば)無月経
6. やせの原因と考えられる器質性疾患がない

備考) 1，2，3，5は既往歴を含む(たとえば，－20% 以上のやせがかつてあれば，現在はそうでなくても基準を満たすとする)．6項目すべてを満たさないものは，疑診例として経過観察する．

(5) 鉄摂取と貧血

思春期貧血の原因には，鉄の需要増加と食事での鉄供給の低下がある．前者では，成長に伴い血液量が増加する．後者では，異性を意識したダイエットやファストフードの著しい利用などの偏食，さらに受験勉強などから食生活の規則性が乱れることなどがある．症状は，眼瞼(がんけん)結膜が青白くなる，皮膚や唇が赤みを失い青白くなる，口角炎，爪がスプーン状になったり割れたりするなど，自覚的に発見できる．貧血は，中学生になると男女ともに高頻度に認められる．

貧血の者の割合は男子は，中学生になると成長急伸や運動部活動によるスポーツ貧血により貧血の症状は増加するが，高校生になるとほとんどいなくなり正常になる．女子は中学2，3年生になると約10%も貧血が認められる．男子と同様に成長に伴う需要の増大と，さらに月経開始に伴う血液の体外への漏出から需要が増加する．通常，小学6年生から中学1年生くらいに初経があるが，その後1～2年してから鉄不足が検査で見つかるとされている．高校生になるとやや減少するが5～8%くらい貧血が認められる．

スポーツ貧血
9章も参照．

鉄欠乏性貧血は，ゆっくりと進行する．予防対策は，思春期は男女ともに一生でもっとも鉄の需要が増大することを理解し，貧血の重大性に気づくことである．食事から鉄を効果的に十分摂取することが重要である．

6.7 成長期の食事摂取基準

小児における「日本人の食事摂取基準(2020年版)」の対象年齢区分は，1歳から17歳である．幼児期は1～2歳，3～5歳の2区分，学童期は6～7歳の

日本人の食事摂取基準（抜粋）

2020 年版

【2020 年版でのおもな改定のポイント】

◎活力ある健康長寿社会の実現に向けて

○きめ細かな栄養施策を推進する観点から，50 歳以上について，より細かな年齢区分による摂取基準を設定．

○高齢者のフレイル予防の観点から，総エネルギー量に占めるべきたんぱく質由来エネルギー量の割合（%エネルギー）について，65 歳以上の目標量の下限を 13%エネルギーから 15%エネルギーに引き上げ．

○若いうちからの生活習慣病予防を推進するため，以下の対応を実施．

・飽和脂肪酸，カリウムについて，小児の目標量を新たに設定．

・ナトリウム（食塩相当量）について，成人の目標量を 0.5 g/日引き下げるとともに，高血圧および慢性腎臓病（CKD）の重症化予防を目的とした量として，新たに 6 g/日未満と設定．

・コレステロールについて，脂質異常症の重症化予防を目的とした量として，新たに 200 mg/日未満に留めることが望ましいことを記載．

◎EBPM（Evidence Based Policy Making：根拠に基づく政策立案）のさらなる推進に向けて

○食事摂取基準を利用する専門職等の理解の一助となるよう，目標量のエビデンスレベルを対象栄養素ごとに新たに設定．

参考：https://www.mhlw.go.jp/stf/newpage_08415.html

（株）化学同人
〒 600-8074　京都市下京区仏光寺通柳馬場西入ル
TEL 075-352-3373　FAX 075-351-8301
E-mail　webmaster@kagakudojin.co.jp
URL　https://www.kagakudojin.co.jp

1　策定方針

日本人の食事摂取基準は，健康な個人および集団を対象として，国民の健康の保持・増進，生活習慣病の予防のために参照するエネルギーおよび栄養素の摂取量の基準を示すものである．

日本人の食事摂取基準（2020 年版）策定の方向性を図 1 に示した．平成 25 年度に開始した健康日本 21（第二次）では，高齢化の進展や糖尿病等有病者数の増加等を踏まえ，主要な生活習慣病の発症予防と重症化予防の徹底を図るとともに，社会生活を営むために必要な機能の維持および向上を図ること等が基本的方向として掲げられている．こうしたことから，2020 年版については，栄養に関連した身体・代謝機能の低下の回避の観点から，健康の保持・増進，生活習慣病の発症予防および重症化予防に加え，高齢者の低栄養予防やフレイル予防も視野に入れて策定を行うこととした．このため，関連する各種疾患ガイドラインとも調和を図っていくこととした．なお，フレイル（frailty）の用語については，2015 年版では「フレイルティ」を用いたが，平成 26 年 5 月の日本老年医学会の提唱を踏まえ，2020 年版においては「フレイル」を用いることとした．

また，科学的根拠に基づく策定を行うことを基本とし，現時点で根拠は十分ではないが重要な課題については，今後，実践や研究を推進していくことで根拠の集積を図る必要があることから，研究課題の整理も行うこととした．

さらに，本文読後の理解を助けるものとして，総論および各論（エネルギー・栄養素）については，分野ごとに概要を示した．

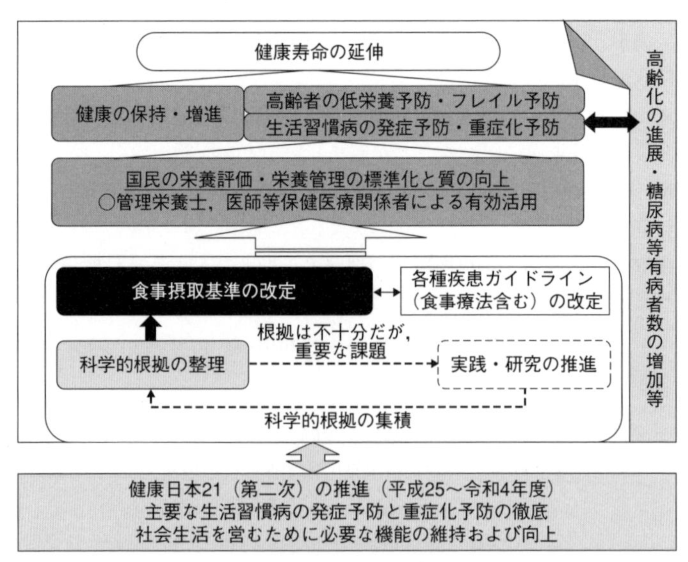

図 1　日本人の食事摂取基準（2020 年版）策定の方向性

1-1　対象とする個人および集団の範囲

食事摂取基準の対象は，健康な個人および健康な者を中心として構成されている集団とし，生活習慣病等に関する危険因子を有していたり，また，高齢者においてはフレイルに関する危険因子を有していたりしても，おおむね自立した日常生活を営んでいる者およびこのような者を中心として構成されている集団は含むものとする．具体的には，歩行や家事などの身体活動を行っている者であり，体格〔body mass index：BMI，体重 (kg)÷身長 $(m)^2$〕が標準より著しく外れていない者とする．なお，フレイルについては，現在のところ世界的に統一された概念は存在せず，フレイルを健常状態と要介護状態の中間的な段階に位置づける考え方と，ハイリスク状態から重度障害状態までをも含める考え方があるが，食事摂取基準においては，食事摂取基準の対象範囲を踏まえ，前者の考え方を採用する．

また，疾患を有していたり，疾患に関する高いリスクを有していたりする個人および集団に対して治療を目的とする場合は，食事摂取基準におけるエネルギーおよび栄養素の摂取に関する基本的な考え方を必ず理解した上で，その疾患に関連する治療ガイドライン等の栄養管理指針を用いることになる．

1-2　策定するエネルギーおよび栄養素

食事摂取基準は，健康増進法に基づき，厚生労働大臣が定めるものとされている**表1**に示したエネルギー（熱量）および栄養素について，その摂取量の基準を策定するものである．

併せて，国民の健康の保持・増進を図る上で重要な栄養素であり，かつ十分な科学的根拠に基づき，望ましい摂取量の基準を策定できるものがあるかについて，諸外国の食事摂取基準も参考に検討する．

1-3　指標の目的と種類

●エネルギーの指標

エネルギーについては，エネルギー摂取の過不足の回避を目的とする指標を設定する．

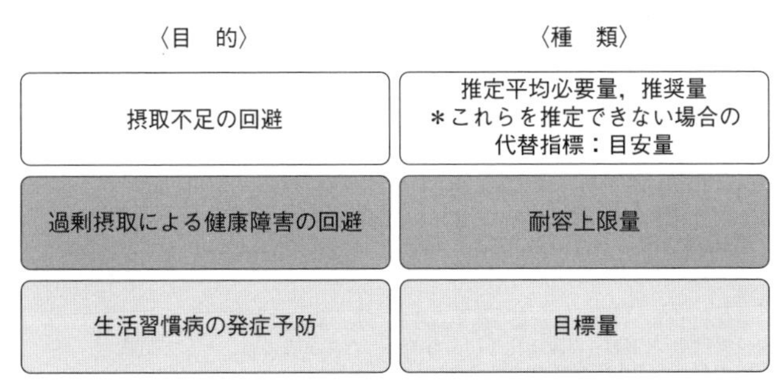

図2　栄養素の指標の目的と種類

＊十分な科学的根拠がある栄養素については，上記の指標とは別に，生活習慣病の重症化予防およびフレイル予防を目的とした量を設定．

●栄養素の指標

栄養素の指標は，三つの目的からなる五つの指標で構成する．具体的には，摂取不足の回避を目的とする3種類の指標，過剰摂取による健康障害の回避を目的とする指標および生活習慣病の発症予防を目的とする指標から構成する（図2，表1）．なお，食事摂取基準

表1　基準を策定した栄養素と指標[1]（1歳以上）

栄養素			推定平均必要量 (EAR)	推奨量 (RDA)	目安量 (AI)	耐容上限量 (UL)	目標量 (DG)
たんぱく質[2]			○$_{b}$	○$_{b}$	—	—	○[3]
脂質		脂質	—	—	—	—	○[3]
		飽和脂肪酸[4]	—	—	—	—	○[3]
		n-6系脂肪酸	—	—	○	—	—
		n-3系脂肪酸	—	—	○	—	—
		コレステロール[5]	—	—	—	—	—
炭水化物		炭水化物	—	—	—	—	○[3]
		食物繊維	—	—	—	—	○
		糖類	—	—	—	—	—
主要栄養素バランス[2]			—	—	—	—	○[3]
ビタミン	脂溶性	ビタミンA	○$_{a}$	○$_{a}$	—	○	—
		ビタミンD[2]	—	—	○	○	—
		ビタミンE	—	—	○	○	—
		ビタミンK	—	—	○	—	—
	水溶性	ビタミンB_1	○$_{c}$	○$_{c}$	—	—	—
		ビタミンB_2	○$_{c}$	○$_{c}$	—	—	—
		ナイアシン	○$_{a}$	○$_{a}$	—	○	—
		ビタミンB_6	○$_{b}$	○$_{b}$	—	○	—
		ビタミンB_{12}	○$_{a}$	○$_{a}$	—	—	—
		葉酸	○$_{a}$	○$_{a}$	—	○[7]	—
		パントテン酸	—	—	○	—	—
		ビオチン	—	—	○	—	—
		ビタミンC	○$_{x}$	○$_{x}$	—	—	—
ミネラル	多量	ナトリウム[6]	○$_{a}$	—	—	—	○
		カリウム	—	—	○	—	○
		カルシウム	○$_{b}$	○$_{b}$	—	○	—
		マグネシウム	○$_{b}$	○$_{b}$	—	○[7]	—
		リン	—	—	○	○	—
	微量	鉄	○$_{x}$	○$_{x}$	—	○	—
		亜鉛	○$_{b}$	○$_{b}$	—	○	—
		銅	○$_{b}$	○$_{b}$	—	○	—
		マンガン	—	—	○	○	—
		ヨウ素	○$_{a}$	○$_{a}$	—	○	—
		セレン	○$_{a}$	○$_{a}$	—	○	—
		クロム	—	—	○	○	—
		モリブデン	○$_{b}$	○$_{b}$	—	○	—

1　一部の年齢区分についてだけ設定した場合も含む．
2　フレイル予防を図る上での留意事項を表の脚注として記載．
3　総エネルギー摂取量に占めるべき割合（%エネルギー）．
4　脂質異常症の重症化予防を目的としたコレステロールの量と，トランス脂肪酸の摂取に関する参考情報を表の脚注として記載．
5　脂質異常症の重症化予防を目的とした量を飽和脂肪酸の表の脚注に記載．
6　高血圧及び慢性腎臓病（CKD）の重症化予防を目的とした量を表の脚注として記載．
7　通常の食品以外の食品からの摂取について定めた．
a　集団内の半数の者に不足又は欠乏の症状が現れ得る摂取量をもって推定平均必要量とした栄養素．
b　集団内の半数の者で体内量が維持される摂取量をもって推定平均必要量とした栄養素．
c　集団内の半数の者で体内量が飽和している摂取量をもって推定平均必要量とした栄養素．
x　上記以外の方法で推定平均必要量が定められた栄養素．

で扱う生活習慣病は，高血圧，脂質異常症，糖尿病および慢性腎臓病（chronic kidney disease：CKD）を基本とするが，わが国において大きな健康課題であり，栄養素との関連が明らかであるとともに栄養疫学的に十分な科学的根拠が存在する場合には，その他の疾患も適宜含める．また，脳血管疾患および虚血性心疾患は，生活習慣病の重症化に伴って生じると考え，重症化予防の観点から扱うこととする．

摂取不足の回避を目的として，「推定平均必要量」（estimated average requirement：EAR）を設定する．推定平均必要量は，半数の者が必要量を満たす量である．推定平均必要量を補助する目的で「推奨量」（recommended dietary allowance：RDA）を設定する．推奨量は，ほとんどの者が充足している量である．

十分な科学的根拠が得られず，推定平均必要量と推奨量が設定できない場合は，「目安量」（adequate intake：AI）を設定する．一定の栄養状態を維持するのに十分な量であり，目安量以上を摂取している場合は不足のリスクはほとんどない．

過剰摂取による健康障害の回避を目的として，「耐容上限量」（tolerable upper intake level：UL）を設定する．十分な科学的根拠が得られない栄養素については設定しない．

一方，生活習慣病の発症予防を目的として食事摂取基準を設定する必要のある栄養素が存在する．しかしながら，そのための研究の数および質はまだ十分ではない．そこで，これらの栄養素に関して，「生活習慣病の発症予防のために現在の日本人が当面の目標とすべき摂取量」として「目標量」（tentative dietary goal for preventing life-style related diseases：DG）を設定する．なお，生活習慣病の重症化予防およびフレイル予防を目的として摂取量の基準を設定できる栄養素については，発症予防を目的とした量（目標量）とは区別して示す．

2　参照体位

参照体位（参照身長，参照体重）[1]

性　別	男　性		女　性[2]	
年齢等	参照身長（cm）	参照体重（kg）	参照身長（cm）	参照体重（kg）
0～5（月）	61.5	6.3	60.1	5.9
6～11（月）	71.6	8.8	70.2	8.1
6～8（月）	69.8	8.4	68.3	7.8
9～11（月）	73.2	9.1	71.9	8.4
1～2（歳）	85.8	11.5	84.6	11.0
3～5（歳）	103.6	16.5	103.2	16.1
6～7（歳）	119.5	22.2	118.3	21.9
8～9（歳）	130.4	28.0	130.4	27.4
10～11（歳）	142.0	35.6	144.0	36.3
12～14（歳）	160.5	49.0	155.1	47.5
15～17（歳）	170.1	59.7	157.7	51.9
18～29（歳）	171.0	64.5	158.0	50.3
30～49（歳）	171.0	68.1	158.0	53.0
50～64（歳）	169.0	68.0	155.8	53.8
65～74（歳）	165.2	65.0	152.0	52.1
75 以上（歳）	160.8	59.6	148.0	48.8

1　0～17 歳は，日本小児内分泌学会・日本成長学会合同標準値委員会による小児の体格評価に用いる身長，体重の標準値を基に，年齢区分に応じて，当該月齢および年齢区分の中央時点における中央値を引用した．ただし，公表数値が年齢区分と合致しない場合は，同様の方法で算出した値を用いた．18 歳以上は，平成 28 年国民健康・栄養調査における当該の性および年齢区分における身長・体重の中央値を用いた．

2　妊婦，授乳婦を除く．

参考　食事摂取基準の各指標を理解するための概念

推定平均必要量や耐容上限量などの指標を理解するための概念図を下記に示す．この図は，習慣的な摂取量と摂取不足または過剰摂取に由来する健康障害のリスク，すなわち，健康障害が生じる確率との関係を概念的に示している．この概念を集団に当てはめると，摂取不足を生じる人の割合または過剰摂取によって健康障害を生じる人の割合を示す図として理解することもできる．

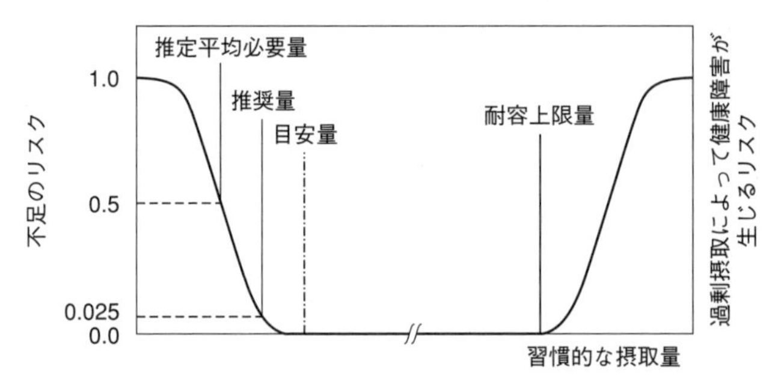

食事摂取基準の各指標（推定平均必要量，推奨量，目安量，耐容上限量）を理解するための概念図

縦軸は，個人の場合は不足または過剰によって健康障害が生じる確率を，集団の場合は不足状態にある人または過剰摂取によって健康障害を生じる人の割合を示す．

不足の確率が推定平均必要量では0.5（50％）あり，推奨量では0.02～0.03（中間値として0.025）（2～3％または2.5％）あることを示す．耐容上限量以上の量を摂取した場合には，過剰摂取による健康障害が生じる潜在的なリスクが存在することを示す．そして，推奨量と耐容上限量との間の摂取量では，不足のリスク，過剰摂取による健康障害が生じるリスクともに0（ゼロ）に近いことを示す．

目安量については，推定平均必要量および推奨量と一定の関係をもたない．しかし，推奨量と目安量を同時に算定することが可能であれば，目安量は推奨量よりも大きい（図では右方）と考えられるため，参考として付記した．

目標量は，ここに示す概念や方法とは異なる性質のものであることから，ここには図示できない．

3 活用の基本的考え方

健康な個人または集団を対象として，健康の保持・増進，生活習慣病の発症予防および重症化予防のための食事改善に，食事摂取基準を活用する場合は，PDCA サイクルに基づく活用を基本とする．その概要を下図に示す．まず，食事摂取状況のアセスメントにより，エネルギー・栄養素の摂取量が適切かどうかを評価する．食事評価に基づき，食事改善計画の立案，食事改善を実施し，それらの検証を行う．検証を行う際には，食事評価を行う．検証結果を踏まえ，計画や実施の内容を改善する．

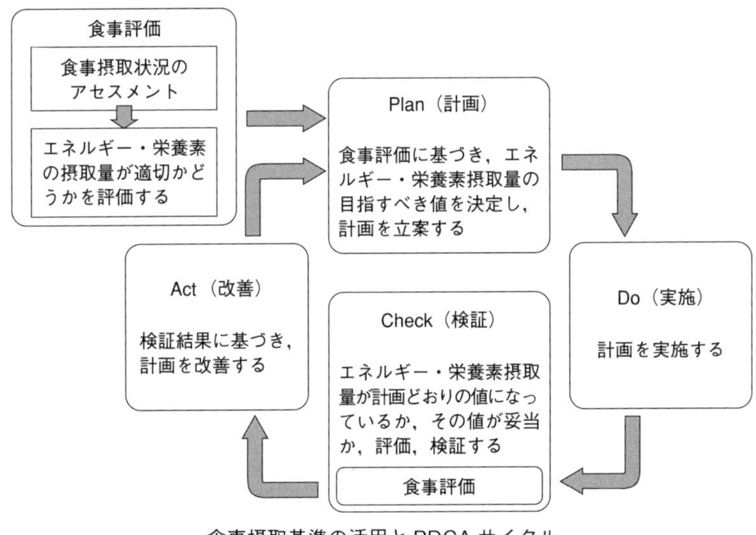

食事摂取基準の活用と PDCA サイクル

4　目的に応じた活用上の留意点

個人の食事改善を目的として食事摂取基準を活用する場合の基本的事項

目　的	用いる指標	食事摂取状況のアセスメント	食事改善の計画と実施
エネルギー摂取の過不足の評価	体重変化量 BMI	○体重変化量を測定 ○測定されたBMIが，目標とするBMIの範囲を下回っていれば「不足」，上回っていれば「過剰」の恐れがないか，他の要因も含め，総合的に判断	○BMIが目標とする範囲内に留まること，またはその方向に体重が改善することを目的として立案 〈留意点〉おおむね4週間ごとに体重を計測記録し，16週間以上フォローを行う
栄養素の摂取不足の評価	推定平均必要量 推奨量 目安量	○測定された摂取量と推定平均必要量および推奨量から不足の可能性とその確率を推定 ○目安量を用いる場合は，測定された摂取量と目安量を比較し，不足していないことを確認	○推奨量よりも摂取量が少ない場合は，推奨量を目指す計画を立案 ○摂取量が目安量付近かそれ以上であれば，その量を維持する計画を立案 〈留意点〉測定された摂取量が目安量を下回っている場合は，不足の有無やその程度を判断できない
栄養素の過剰摂取の評価	耐容上限量	○測定された摂取量と耐容上限量から過剰摂取の可能性の有無を推定	○耐容上限量を超えて摂取している場合は耐容上限量未満になるための計画を立案 〈留意点〉耐容上限量を超えた摂取は避けるべきであり，それを超えて摂取していることが明らかになった場合は，問題を解決するために速やかに計画を修正，実施
生活習慣病の発症予防を目的とした評価	目標量	○測定された摂取量と目標量を比較．ただし，発症予防を目的としている生活習慣病が関連する他の栄養関連因子および非栄養性の関連因子の存在とその程度も測定し，これらを総合的に考慮した上で評価	○摂取量が目標量の範囲に入ることを目的とした計画を立案 〈留意点〉発症予防を目的としている生活習慣病が関連する他の栄養関連因子および非栄養性の関連因子の存在と程度を明らかにし，これらを総合的に考慮した上で，対象とする栄養素の摂取量の改善の程度を判断．また，生活習慣病の特徴から考えて，長い年月にわたって実施可能な改善計画の立案と実施が望ましい

集団の食事改善を目的として食事摂取基準を活用する場合の基本的事項

目　的	用いる指標	食事摂取状況のアセスメント	食事改善の計画と実施
エネルギー摂取の過不足の評価	体重変化量 BMI	○体重変化量を測定 ○測定されたBMIの分布から，BMIが目標とするBMIの範囲を下回っている，あるいは上回っている者の割合を算出	○BMIが目標とする範囲内に留まっている者の割合を増やすことを目的として計画を立案 〈留意点〉一定期間をおいて2回以上の評価を行い，その結果に基づいて計画を変更し，実施
栄養素の摂取不足の評価	推定平均必要量 目安量	○測定された摂取量の分布と推定平均必要量から，推定平均必要量を下回る者の割合を算出 ○目安量を用いる場合は，摂取量の中央値と目安量を比較し，不足していないことを確認	○推定平均必要量では，推定平均必要量を下回って摂取している者の集団内における割合をできるだけ少なくするための計画を立案 ○目安量では，摂取量の中央値が目安量付近かそれ以上であれば，その量を維持するための計画を立案 〈留意点〉摂取量の中央値が目安量を下回っている場合，不足状態にあるかどうかは判断できない
栄養素の過剰摂取の評価	耐容上限量	○測定された摂取量の分布と耐容上限量から，過剰摂取の可能性を有する者の割合を算出	○集団全員の摂取量が耐容上限量未満になるための計画を立案 〈留意点〉耐容上限量を超えた摂取は避けるべきであり，超えて摂取している者がいることが明らかになった場合は，問題を解決するために速やかに計画を修正，実施
生活習慣病の発症予防を目的とした評価	目標量	○測定された摂取量の分布と目標量から，目標量の範囲を逸脱する者の割合を算出する．ただし，発症予防を目的としている生活習慣病が関連する他の栄養関連因子および非栄養性の関連因子の存在と程度も測定し，これらを総合的に考慮した上で評価	○摂取量が目標量の範囲に入る者または近づく者の割合を増やすことを目的とした計画を立案 〈留意点〉発症予防を目的としている生活習慣病が関連する他の栄養関連因子および非栄養性の関連因子の存在とその程度を明らかにし，これらを総合的に考慮した上で，対象とする栄養素の摂取量の改善の程度を判断．また，生活習慣病の特徴から考え，長い年月にわたって実施可能な改善計画の立案と実施が望ましい

5 エネルギー，栄養素

●エネルギー

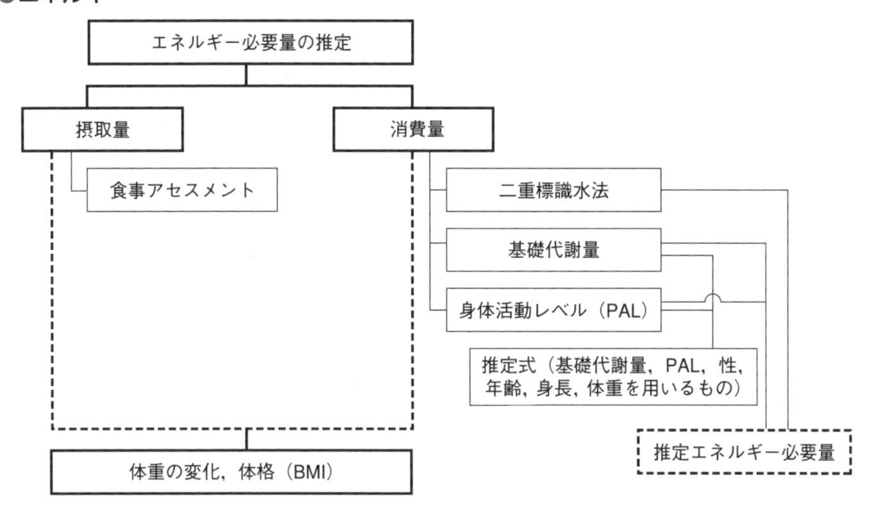

エネルギー必要量を推定するための測定法と体重変化，体格(BMI)，推定エネルギー必要量との関連

目標とするBMIの範囲（18歳以上）[1,2]

年齢（歳）	目標とするBMI（kg/m^2）
18～49	18.5～24.9
50～64	20.0～24.9
65～74[3]	21.5～24.9
75以上[3]	21.5～24.9

1 男女共通．あくまでも参考として使用すべきである．
2 観察疫学研究において報告された総死亡率が最も低かったBMIを基に，疾患別の発症率とBMIの関連，死因とBMIとの関連，喫煙や疾患の合併によるBMIや死亡リスクへの影響，日本人のBMIの実態に配慮し，総合的に判断し目標とする範囲を設定．
3 高齢者では，フレイルの予防および生活習慣病の発症予防の両者に配慮する必要があることも踏まえ，当面目標とするBMIの範囲を21.5～24.9 kg/m^2 とした．

参照体重における基礎代謝量

性別	男性			女性		
年齢（歳）	基礎代謝基準値（kcal/kg体重/日）	参照体重（kg）	基礎代謝量（kcal/日）	基礎代謝基準値（kcal/kg体重/日）	参照体重（kg）	基礎代謝量（kcal/日）
1～2	61.0	11.5	700	59.7	11.0	660
3～5	54.8	16.5	900	52.2	16.1	840
6～7	44.3	22.2	980	41.9	21.9	920
8～9	40.8	28.0	1,140	38.3	27.4	1,050
10～11	37.4	35.6	1,330	34.8	36.3	1,260
12～14	31.0	49.0	1,520	29.6	47.5	1,410
15～17	27.0	59.7	1,610	25.3	51.9	1,310
18～29	23.7	64.5	1,530	22.1	50.3	1,110
30～49	22.5	68.1	1,530	21.9	53.0	1,160
50～64	21.8	68.0	1,480	20.7	53.8	1,110
65～74	21.6	65.0	1,400	20.7	52.1	1,080
75以上	21.5	59.6	1,280	20.7	48.8	1,010

身体活動レベル別にみた活動内容と活動時間の代表例

身体活動レベル[1]	低い（Ⅰ） 1.50（1.40～1.60）	ふつう（Ⅱ） 1.75（1.60～1.90）	高い（Ⅲ） 2.00（1.90～2.20）
日常生活の内容[2]	生活の大部分が座位で，静的な活動が中心の場合	座位中心の仕事だが，職場内での移動や立位での作業・接客等，通勤・買い物での歩行，家事，軽いスポーツ，のいずれかを含む場合	移動や立位の多い仕事への従事者，あるいは，スポーツ等余暇における活発な運動習慣を持っている場合
中程度の強度（3.0～5.9 メッツ）の身体活動の１日当たりの合計時間（時間/日）[3]	1.65	2.06	2.53
仕事での１日当たりの合計歩行時間（時間/日）[3]	0.25	0.54	1.00

1　代表値．（　）内はおよその範囲．
2　Black, *et al.*, Ishikawa-Takata, *et al.* を参考に，身体活動レベル（PAL）に及ぼす仕事時間中の労作の影響が大きいことを考慮して作成．
3　Ishikawa-Takata, *et al.* による．

年齢階級別にみた身体活動レベルの群分け（男女共通）

身体活動レベル	Ⅰ（低い）	Ⅱ（ふつう）	Ⅲ（高い）
1～2（歳）	―	1.35	―
3～5（歳）	―	1.45	―
6～7（歳）	1.35	1.55	1.75
8～9（歳）	1.40	1.60	1.80
10～11（歳）	1.45	1.65	1.85
12～14（歳）	1.50	1.70	1.90
15～17（歳）	1.55	1.75	1.95
18～29（歳）	1.50	1.75	2.00
30～49（歳）	1.50	1.75	2.00
50～64（歳）	1.50	1.75	2.00
65～74（歳）	1.45	1.70	1.95
75以上（歳）	1.40	1.65	―

〈参考　推定エネルギー必要量（kcal/日）〉

性別	男性			女性		
身体活動レベル[1]	Ⅰ	Ⅱ	Ⅲ	Ⅰ	Ⅱ	Ⅲ
0～5（月）	―	550	―	―	500	―
6～8（月）	―	650	―	―	600	―
9～11（月）	―	700	―	―	650	―
1～2（歳）	―	950	―	―	900	―
3～5（歳）	―	1,300	―	―	1,250	―
6～7（歳）	1,350	1,550	1,750	1,250	1,450	1,650
8～9（歳）	1,600	1,850	2,100	1,500	1,700	1,900
10～11（歳）	1,950	2,250	2,500	1,850	2,100	2,350
12～14（歳）	2,300	2,600	2,900	2,150	2,400	2,700
15～17（歳）	2,500	2,800	3,150	2,050	2,300	2,550
18～29（歳）	2,300	2,650	3,050	1,700	2,000	2,300
30～49（歳）	2,300	2,700	3,050	1,750	2,050	2,350
50～64（歳）	2,200	2,600	2,950	1,650	1,950	2,250
65～74（歳）	2,050	2,400	2,750	1,550	1,850	2,100
75以上（歳）[2]	1,800	2,100	―	1,400	1,650	―
妊婦（付加量）[3] 初期				+50	+50	+50
中期				+250	+250	+250
後期				+450	+450	+450
授乳婦（付加量）				+350	+350	+350

1　身体活動レベルは，低い，ふつう，高いの三つのレベルとして，それぞれⅠ，Ⅱ，Ⅲで示した．
2　レベルⅡは自立している者，レベルⅠは自宅にいてほとんど外出しない者に相当する．レベルⅠは高齢者施設で自立に近い状態で過ごしている者にも適用できる値である．
3　妊婦個々の体格や妊娠中の体重増加量および胎児の発育状況の評価を行うことが必要である．
注1：活用に当たっては，食事摂取状況のアセスメント，体重およびBMIの把握を行い，エネルギーの過不足は，体重の変化またはBMIを用いて評価すること．
注2：身体活動レベルⅠの場合，少ないエネルギー消費量に見合った少ないエネルギー摂取量を維持することになるため，健康の保持・増進の観点からは，身体活動量を増加させる必要がある．

●たんぱく質（推定平均必要量，推奨量，目安量：g/日，目標量：%エネルギー）

性別	男性				女性			
年齢等	推定平均必要量	推奨量	目安量	目標量[1]	推定平均必要量	推奨量	目安量	目標量[1]
0～5（月）	—	—	10	—	—	—	10	—
6～8（月）	—	—	15	—	—	—	15	—
9～11（月）	—	—	25	—	—	—	25	—
1～2（歳）	15	20	—	13～20	15	20	—	13～20
3～5（歳）	20	25	—	13～20	20	25	—	13～20
6～7（歳）	25	30	—	13～20	25	30	—	13～20
8～9（歳）	30	40	—	13～20	30	40	—	13～20
10～11（歳）	40	45	—	13～20	40	50	—	13～20
12～14（歳）	50	60	—	13～20	45	55	—	13～20
15～17（歳）	50	65	—	13～20	45	55	—	13～20
18～29（歳）	50	65	—	13～20	40	50	—	13～20
30～49（歳）	50	65	—	13～20	40	50	—	13～20
50～64（歳）	50	65	—	14～20	40	50	—	14～20
65～74（歳）[2]	50	60	—	15～20	40	50	—	15～20
75以上（歳）[2]	50	60	—	15～20	40	50	—	15～20
妊婦（付加量）初期					＋0	＋0	—	—[3]
中期					＋5	＋5	—	—[3]
後期					＋20	＋25	—	—[4]
授乳婦（付加量）					＋15	＋20	—	—[4]

1　範囲に関しては，おおむねの値を示したものであり，弾力的に運用すること．
2　65歳以上の高齢者について，フレイル予防を目的とした量を定めることは難しいが，身長・体重が参照体位に比べて小さい者や，特に75歳以上であって加齢に伴い身体活動量が大きく低下した者など，必要エネルギー摂取量が低い者では，下限が推奨量を下回る場合があり得る．この場合でも，下限は推奨量以上とすることが望ましい．
3　妊婦（初期・中期）の目標量は，13～20%エネルギーとした．
4　妊婦（後期）および授乳婦の目標量は，15～20%エネルギーとした．

●脂質

脂質（%エネルギー）

性別	男性		女性	
年齢等	目安量	目標量[1]	目安量	目標量[1]
0～5（月）	50	—	50	—
6～11（月）	40	—	40	—
1～2（歳）	—	20～30	—	20～30
3～5（歳）	—	20～30	—	20～30
6～7（歳）	—	20～30	—	20～30
8～9（歳）	—	20～30	—	20～30
10～11（歳）	—	20～30	—	20～30
12～14（歳）	—	20～30	—	20～30
15～17（歳）	—	20～30	—	20～30
18～29（歳）	—	20～30	—	20～30
30～49（歳）	—	20～30	—	20～30
50～64（歳）	—	20～30	—	20～30
65～74（歳）	—	20～30	—	20～30
75以上（歳）	—	20～30	—	20～30
妊婦			—	20～30
授乳婦			—	20～30

1　範囲に関しては，おおむねの値を示したものである．

性別 年齢等	n-6系脂肪酸（g/日） 男性 目安量	n-6系脂肪酸（g/日） 女性 目安量	n-3系脂肪酸（g/日） 男性 目安量	n-3系脂肪酸（g/日） 女性 目安量	飽和脂肪酸（%エネルギー）[1,2] 男性 目標量	飽和脂肪酸（%エネルギー）[1,2] 女性 目標量
0～5（月）	4	4	0.9	0.9	—	—
6～11（月）	4	4	0.8	0.8	—	—
1～2（歳）	4	4	0.7	0.8	—	—
3～5（歳）	6	6	1.1	1.0	10以下	10以下
6～7（歳）	8	7	1.5	1.3	10以下	10以下
8～9（歳）	8	7	1.5	1.3	10以下	10以下
10～11（歳）	10	8	1.6	1.6	10以下	10以下
12～14（歳）	11	9	1.9	1.6	10以下	10以下
15～17（歳）	13	9	2.1	1.6	8以下	8以下
18～29（歳）	11	8	2.0	1.6	7以下	7以下
30～49（歳）	10	8	2.0	1.6	7以下	7以下
50～64（歳）	10	8	2.2	1.9	7以下	7以下
65～74（歳）	9	8	2.2	2.0	7以下	7以下
75以上（歳）	8	7	2.1	1.8	7以下	7以下
妊婦		9		1.6		7以下
授乳婦		10		1.8		7以下

1　飽和脂肪酸と同じく，脂質異常症および循環器疾患に関与する栄養素としてコレステロールがある．コレステロールに目標量は設定しないが，これは許容される摂取量に上限が存在しないことを保証するものではない．また，脂質異常症の重症化予防の目的からは，200 mg/日未満に留めることが望ましい．
2　飽和脂肪酸と同じく，冠動脈疾患に関与する栄養素としてトランス脂肪酸がある．日本人の大多数は，トランス脂肪酸に関する世界保健機関（WHO）の目標（1％エネルギー未満）を下回っており，トランス脂肪酸の摂取による健康への影響は，飽和脂肪酸の摂取によるものと比べて小さいと考えられる．ただし，脂質に偏った食事をしている者では，留意する必要がある．トランス脂肪酸は人体にとって不可欠な栄養素ではなく，健康の保持・増進を図る上で積極的な摂取は勧められないことから，その摂取量は1％エネルギー未満に留めることが望ましく，1％エネルギー未満でもできるだけ低く留めることが望ましい．

●炭水化物

性別 年齢等	炭水化物（%エネルギー） 男性 目標量[1,2]	炭水化物（%エネルギー） 女性 目標量[1,2]	食物繊維（g/日） 男性 目標量	食物繊維（g/日） 女性 目標量
0～5（月）	—	—	—	—
6～11（月）	—	—	—	—
1～2（歳）	50～65	50～65	—	—
3～5（歳）	50～65	50～65	8以上	8以上
6～7（歳）	50～65	50～65	10以上	10以上
8～9（歳）	50～65	50～65	11以上	11以上
10～11（歳）	50～65	50～65	13以上	13以上
12～14（歳）	50～65	50～65	17以上	17以上
15～17（歳）	50～65	50～65	19以上	18以上
18～29（歳）	50～65	50～65	21以上	18以上
30～49（歳）	50～65	50～65	21以上	18以上
50～64（歳）	50～65	50～65	21以上	18以上
65～74（歳）	50～65	50～65	20以上	17以上
75以上（歳）	50～65	50～65	20以上	17以上
妊婦		50～65		18以上
授乳婦		50～65		18以上

1　範囲に関しては，おおむねの値を示したものである．
2　アルコールを含む．ただし，アルコールの摂取を勧めるものではない．

●エネルギー産生栄養素バランス（%エネルギー）

性別	男性				女性			
	目標量[1,2]				目標量[1,2]			
年齢等	たんぱく質[3]	脂質[4] 脂質	脂質[4] 飽和脂肪酸	炭水化物[5,6]	たんぱく質[3]	脂質[4] 脂質	脂質[4] 飽和脂肪酸	炭水化物[5,6]
0～11（月）	—	—	—	—	—	—	—	—
1～2（歳）	13～20	20～30	—	50～65	13～20	20～30	—	50～65
3～14（歳）	13～20	20～30	10以下	50～65	13～20	20～30	10以下	50～65
15～17（歳）	13～20	20～30	8以下	50～65	13～20	20～30	8以下	50～65
18～49（歳）	13～20	20～30	7以下	50～65	13～20	20～30	7以下	50～65
50～64（歳）	14～20	20～30	7以下	50～65	14～20	20～30	7以下	50～65
65～74（歳）	15～20	20～30	7以下	50～65	15～20	20～30	7以下	50～65
75以上（歳）	15～20	20～30	7以下	50～65	15～20	20～30	7以下	50～65
妊婦 初期					13～20	20～30	7以下	50～65
中期					13～20			
後期					15～20			
授乳婦					15～20			

1　必要なエネルギー量を確保した上でのバランスとすること．
2　範囲に関しては，おおむねの値を示したものであり，弾力的に運用すること．
3　65歳以上の高齢者について，フレイル予防を目的とした量を定めることは難しいが，身長・体重が参照体位に比べて小さい者や，特に75歳以上であって加齢に伴い身体活動量が大きく低下した者など，必要エネルギー摂取量が低い者では，下限が推奨量を下回る場合があり得る．この場合でも，下限は推奨量以上とすることが望ましい．
4　脂質については，その構成成分である飽和脂肪酸など，質への配慮を十分に行う必要がある．
5　アルコールを含む．ただし，アルコールの摂取を勧めるものではない．
6　食物繊維の目標量を十分に注意すること．

●脂溶性ビタミン

ビタミンA（μgRAE/日）[1]

性　別	男　性				女　性			
年齢等	推定平均必要量[2]	推奨量[2]	目安量[3]	耐容上限量[3]	推定平均必要量[2]	推奨量[2]	目安量[3]	耐容上限量[3]
0～5（月）	—	—	300	600	—	—	300	600
6～11（月）	—	—	400	600	—	—	400	600
1～2（歳）	300	400	—	600	250	350	—	600
3～5（歳）	350	450	—	700	350	500	—	850
6～7（歳）	300	400	—	950	300	400	—	1,200
8～9（歳）	350	500	—	1,200	350	500	—	1,500
10～11（歳）	450	600	—	1,500	400	600	—	1,900
12～14（歳）	550	800	—	2,100	500	700	—	2,500
15～17（歳）	650	900	—	2,500	500	650	—	2,800
18～29（歳）	600	850	—	2,700	450	650	—	2,700
30～49（歳）	650	900	—	2,700	500	700	—	2,700
50～64（歳）	650	900	—	2,700	500	700	—	2,700
65～74（歳）	600	850	—	2,700	500	700	—	2,700
75以上（歳）	550	800	—	2,700	450	650	—	2,700
妊婦（付加量）初期					＋0	＋0	—	—
中期					＋0	＋0	—	—
後期					＋60	＋80	—	—
授乳婦（付加量）					＋300	＋450	—	—

1　レチノール活性当量（μgRAE）
＝レチノール(μg)＋β-カロテン(μg)×1/12＋α-カロテン(μg)×1/24＋β-クリプトキサンチン(μg)×1/24＋その他のプロビタミンAカロテノイド(μg)×1/24
2　プロビタミンAカロテノイドを含む．
3　プロビタミンAカロテノイドを含まない．

ビタミンD（μg/日）[1]

性別 年齢等	男性		女性	
	目安量	耐容上限量	目安量	耐容上限量
0～5（月）	5.0	25	5.0	25
6～11（月）	5.0	25	5.0	25
1～2（歳）	3.0	20	3.5	20
3～5（歳）	3.5	30	4.0	30
6～7（歳）	4.5	30	5.0	30
8～9（歳）	5.0	40	6.0	40
10～11（歳）	6.5	60	8.0	60
12～14（歳）	8.0	80	9.5	80
15～17（歳）	9.0	90	8.5	90
18～29（歳）	8.5	100	8.5	100
30～49（歳）	8.5	100	8.5	100
50～64（歳）	8.5	100	8.5	100
65～74（歳）	8.5	100	8.5	100
75以上（歳）	8.5	100	8.5	100
妊婦			8.5	—
授乳婦			8.5	—

1　日照により皮膚でビタミンDが産生されることを踏まえ，フレイル予防を図る者はもとより，全年齢区分を通じて，日常生活において可能な範囲内での適度な日光浴を心掛けるとともに，ビタミンDの摂取については，日照時間を考慮に入れることが重要である．

ビタミンE（mg/日）[1]　　ビタミンK（μg/日）

性別 年齢等	ビタミンE 男性		ビタミンE 女性		ビタミンK 男性	ビタミンK 女性
	目安量	耐容上限量	目安量	耐容上限量	目安量	目安量
0～5（月）	3.0	—	3.0	—	4	4
6～11（月）	4.0	—	4.0	—	7	7
1～2（歳）	3.0	150	3.0	150	50	60
3～5（歳）	4.0	200	4.0	200	60	70
6～7（歳）	5.0	300	5.0	300	80	90
8～9（歳）	5.0	350	5.0	350	90	110
10～11（歳）	5.5	450	5.5	450	110	140
12～14（歳）	6.5	650	6.0	600	140	170
15～17（歳）	7.0	750	5.5	650	160	150
18～29（歳）	6.0	850	5.0	650	150	150
30～49（歳）	6.0	900	5.5	700	150	150
50～64（歳）	7.0	850	6.0	700	150	150
65～74（歳）	7.0	850	6.5	650	150	150
75以上（歳）	6.5	750	6.5	650	150	150
妊婦			6.5	—		150
授乳婦			7.0	—		150

1　α-トコフェロールについて算定した．α-トコフェロール以外のビタミンEは含んでいない．

[illegible]齢等	推定[illegible]	[illegible]	[illegible]	[illegible]	[illegible]	[illegible]
0～5（月）	—	—	0.1			
6～11（月）	—	—	0.2	—		
1～2（歳）	0.4	0.5	—	0.4	0.5	
3～5（歳）	0.6	0.7	—	0.6	0.7	—
6～7（歳）	0.7	0.8	—	0.7	0.8	—
8～9（歳）	0.8	1.0	—	0.8	0.9	—
10～11（歳）	1.0	1.2	—	0.9	1.1	—
12～14（歳）	1.2	1.4	—	1.1	1.3	—
15～17（歳）	1.3	1.5	—	1.0	1.2	—
18～29（歳）	1.2	1.4	—	0.9	1.1	—
30～49（歳）	1.2	1.4	—	0.9	1.1	—
50～64（歳）	1.1	1.3	—	0.9	1.1	—
65～74（歳）	1.1	1.3	—	0.9	1.1	—
75以上（歳）	1.0	1.2	—	0.8	0.9	—
妊　婦（付加量）				+0.2	+0.2	—
授乳婦（付加量）				+0.2	+0.2	—

1　チアミン塩化物塩酸塩（分子量＝337.3）の重量として示した.

2　身体活動レベルⅡの推定エネルギー必要量を用いて算定した.

特記事項：推定平均必要量は，ビタミン B_1 の欠乏症である脚気を予防するに足る最小必要量からではなく，尿中にビタミン B_1 の排泄量が増大し始める摂取量（体内飽和量）から算定.

ビタミン B_2（mg/日）[1]

性別	男性			女性		
年齢等	推定平均必要量	推奨量	目安量	推定平均必要量	推奨量	目安量
0～5（月）	—	—	0.3	—	—	0.3
6～11（月）	—	—	0.4	—	—	0.4
1～2（歳）	0.5	0.6	—	0.5	0.5	—
3～5（歳）	0.7	0.8	—	0.6	0.8	—
6～7（歳）	0.8	0.9	—	0.7	0.9	—
8～9（歳）	0.9	1.1	—	0.9	1.0	—
10～11（歳）	1.1	1.4	—	1.0	1.3	—
12～14（歳）	1.3	1.6	—	1.2	1.4	—
15～17（歳）	1.4	1.7	—	1.2	1.4	—
18～29（歳）	1.3	1.6	—	1.0	1.2	—
30～49（歳）	1.3	1.6	—	1.0	1.2	—
50～64（歳）	1.2	1.5	—	1.0	1.2	—
65～74（歳）	1.2	1.5	—	1.0	1.2	—
75以上（歳）	1.1	1.3	—	0.9	1.0	—
妊　婦（付加量）				+0.2	+0.3	—
授乳婦（付加量）				+0.5	+0.6	—

1　身体活動レベルⅡの推定エネルギー必要量を用いて算定した.

特記事項：推定平均必要量は，ビタミン B_2 の欠乏症である口唇炎，口角炎，舌炎などの皮膚炎を予防するに足る最小摂取量からではなく，尿中にビタミン B_2 の排泄量が増大し始める摂取量（体内飽和量）から算定.

					—	—	2	—
		—	3	—	—	—	3	—
	5	6	—	60（15）	4	5	—	60（15）
3～5（歳）	6	8	—	80（20）	6	7	—	80（20）
6～7（歳）	7	9	—	100（30）	7	8	—	100（30）
8～9（歳）	9	11	—	150（35）	8	10	—	150（35）
10～11（歳）	11	13	—	200（45）	10	10	—	150（45）
12～14（歳）	12	15	—	250（60）	12	14	—	250（60）
15～17（歳）	14	17	—	300（70）	11	13	—	250（65）
18～29（歳）	13	15	—	300（80）	9	11	—	250（65）
30～49（歳）	13	15	—	350（85）	10	12	—	250（65）
50～64（歳）	12	14	—	350（85）	9	11	—	250（65）
65～74（歳）	12	14	—	300（80）	9	11	—	250（65）
75以上（歳）	11	13	—	300（75）	9	10	—	250（60）
妊　婦（付加量）					+0	+0	—	—
授乳婦（付加量）					+3	+3	—	—

1　ナイアシン当量（NE）＝ナイアシン＋1/60トリプトファンで示した．
2　身体活動レベルⅡの推定エネルギー必要量を用いて算定した．
3　ニコチンアミドの重量（mg/日），（　）内はニコチン酸の重量（mg/日）．
4　単位はmg/日．

ビタミンB_6（mg/日）[1]

性　別	男　性				女　性			
年齢等	推定平均必要量	推奨量	目安量	耐容上限量[2]	推定平均必要量	推奨量	目安量	耐容上限量[2]
0～5（月）	—	—	0.2	—	—	—	0.2	—
6～11（月）	—	—	0.3	—	—	—	0.3	—
1～2（歳）	0.4	0.5	—	10	0.4	0.5	—	10
3～5（歳）	0.5	0.6	—	15	0.5	0.6	—	15
6～7（歳）	0.7	0.8	—	20	0.6	0.7	—	20
8～9（歳）	0.8	0.9	—	25	0.8	0.9	—	25
10～11（歳）	1.0	1.1	—	30	1.0	1.1	—	30
12～14（歳）	1.2	1.4	—	40	1.0	1.3	—	40
15～17（歳）	1.2	1.5	—	50	1.0	1.3	—	45
18～29（歳）	1.1	1.4	—	55	1.0	1.1	—	45
30～49（歳）	1.1	1.4	—	60	1.0	1.1	—	45
50～64（歳）	1.1	1.4	—	55	1.0	1.1	—	45
65～74（歳）	1.1	1.4	—	50	1.0	1.1	—	40
75以上（歳）	1.1	1.4	—	50	1.0	1.1	—	40
妊　婦（付加量）					+0.2	+0.2	—	—
授乳婦（付加量）					+0.3	+0.3	—	—

1　たんぱく質の推奨量を用いて算定した（妊婦・授乳婦の付加量は除く）．
2　ピリドキシン（分子量＝169.2）の重量として示した．

ビタミンB_{12}（μg/日）[1]

性別	男性			女性		
年齢等	推定平均必要量	推奨量	目安量	推定平均必要量	推奨量	目安量
0～5（月）	—	—	0.4	—	—	0.4
6～11（月）	—	—	0.5	—	—	0.5
1～2（歳）	0.8	0.9	—	0.8	0.9	—
3～5（歳）	0.9	1.1	—	0.9	1.1	—
6～7（歳）	1.1	1.3	—	1.1	1.3	—
8～9（歳）	1.3	1.6	—	1.3	1.6	—
10～11（歳）	1.6	1.9	—	1.6	1.9	—
12～14（歳）	2.0	2.4	—	2.0	2.4	—
15～17（歳）	2.0	2.4	—	2.0	2.4	—
18～29（歳）	2.0	2.4	—	2.0	2.4	—
30～49（歳）	2.0	2.4	—	2.0	2.4	—
50～64（歳）	2.0	2.4	—	2.0	2.4	—
65～74（歳）	2.0	2.4	—	2.0	2.4	—
75以上（歳）	2.0	2.4	—	2.0	2.4	—
妊婦（付加量）				+0.3	+0.4	—
授乳婦（付加量）				+0.7	+0.8	—

1　シアノコバラミン（分子量=1,355.37）の重量として示した.

葉酸（μg/日）[1]

性別	男性				女性			
年齢等	推定平均必要量	推奨量	目安量	耐容上限量[2]	推定平均必要量	推奨量	目安量	耐容上限量[2]
0～5（月）	—	—	40	—	—	—	40	—
6～11（月）	—	—	60	—	—	—	60	—
1～2（歳）	80	90	—	200	90	90	—	200
3～5（歳）	90	110	—	300	90	110	—	300
6～7（歳）	110	140	—	400	110	140	—	400
8～9（歳）	130	160	—	500	130	160	—	500
10～11（歳）	160	190	—	700	160	190	—	700
12～14（歳）	200	240	—	900	200	240	—	900
15～17（歳）	220	240	—	900	200	240	—	900
18～29（歳）	200	240	—	900	200	240	—	900
30～49（歳）	200	240	—	1,000	200	240	—	1,000
50～64（歳）	200	240	—	1,000	200	240	—	1,000
65～74（歳）	200	240	—	900	200	240	—	900
75以上（歳）	200	240	—	900	200	240	—	900
妊婦（付加量）[3,4]					+200	+240	—	—
授乳婦（付加量）					+80	+100	—	—

1　プテロイルモノグルタミン酸（分子量=441.40）の重量として示した.
2　通常の食品以外の食品に含まれる葉酸（狭義の葉酸）に適用する.
3　妊娠を計画している女性，妊娠の可能性がある女性および妊娠初期の妊婦は，胎児の神経管閉鎖障害のリスク低減のために，通常の食品以外の食品に含まれる葉酸（狭義の葉酸）を400 μg/日摂取することが望まれる.
4　付加量は，中期および後期にのみ設定した.

パントテン酸（mg/日）　ビオチン（μg/日）

性別	パントテン酸 男性	パントテン酸 女性	ビオチン 男性	ビオチン 女性
年齢等	目安量	目安量	目安量	目安量
0～5（月）	4	4	4	4
6～11（月）	5	5	5	5
1～2（歳）	3	4	20	20
3～5（歳）	4	4	20	20
6～7（歳）	5	5	30	30
8～9（歳）	6	5	30	30
10～11（歳）	6	6	40	40
12～14（歳）	7	6	50	50
15～17（歳）	7	6	50	50
18～29（歳）	5	5	50	50
30～49（歳）	5	5	50	50
50～64（歳）	6	5	50	50
65～74（歳）	6	5	50	50
75以上（歳）	6	5	50	50
妊婦		5		50
授乳婦		6		50

ビタミンC（mg/日）[1]

性別	男性			女性		
年齢等	推定平均必要量	推奨量	目安量	推定平均必要量	推奨量	目安量
0～5（月）	—	—	40	—	—	40
6～11（月）	—	—	40	—	—	40
1～2（歳）	35	40	—	35	40	—
3～5（歳）	40	50	—	40	50	—
6～7（歳）	50	60	—	50	60	—
8～9（歳）	60	70	—	60	70	—
10～11（歳）	70	85	—	70	85	—
12～14（歳）	85	100	—	85	100	—
15～17（歳）	85	100	—	85	100	—
18～29（歳）	85	100	—	85	100	—
30～49（歳）	85	100	—	85	100	—
50～64（歳）	85	100	—	85	100	—
65～74（歳）	80	100	—	80	100	—
75以上（歳）	80	100	—	80	100	—
妊婦（付加量）				+10	+10	—
授乳婦（付加量）				+40	+45	—

1　L-アスコルビン酸（分子量＝176.12）の重量で示した.
特記事項：推定平均必要量は，ビタミンCの欠乏症である壊血病を予防するに足る最小量からではなく，心臓血管系の疾病予防効果および抗酸化作用の観点から算定.

●多量ミネラル

ナトリウム〔mg/日，（　）は食塩相当量（g/日）〕[1]

性　別	男　性			女　性		
年齢等	推定平均必要量	目安量	目標量	推定平均必要量	目安量	目標量
0～5（月）	—	100（0.3）	—	—	100（0.3）	—
6～11（月）	—	600（1.5）	—	—	600（1.5）	—
1～2（歳）	—	—	（3.0 未満）	—	—	（3.0 未満）
3～5（歳）	—	—	（3.5 未満）	—	—	（3.5 未満）
6～7（歳）	—	—	（4.5 未満）	—	—	（4.5 未満）
8～9（歳）	—	—	（5.0 未満）	—	—	（5.0 未満）
10～11（歳）	—	—	（6.0 未満）	—	—	（6.0 未満）
12～14（歳）	—	—	（7.0 未満）	—	—	（6.5 未満）
15～17（歳）	—	—	（7.5 未満）	—	—	（6.5 未満）
18～29（歳）	600（1.5）	—	（7.5 未満）	600（1.5）	—	（6.5 未満）
30～49（歳）	600（1.5）	—	（7.5 未満）	600（1.5）	—	（6.5 未満）
50～64（歳）	600（1.5）	—	（7.5 未満）	600（1.5）	—	（6.5 未満）
65～74（歳）	600（1.5）	—	（7.5 未満）	600（1.5）	—	（6.5 未満）
75 以上（歳）	600（1.5）	—	（7.5 未満）	600（1.5）	—	（6.5 未満）
妊　婦				600（1.5）	—	（6.5 未満）
授乳婦				600（1.5）	—	（6.5 未満）

1　高血圧および慢性腎臓病（CKD）の重症化予防のための食塩相当量の量は，男女とも 6.0 g/日未満とした.

カリウム（mg/日）

性　別	男　性		女　性	
年齢等	目安量	目標量	目安量	目標量
0～5（月）	400	—	400	—
6～11（月）	700	—	700	—
1～2（歳）	900	—	900	—
3～5（歳）	1,000	1,400 以上	1,000	1,400 以上
6～7（歳）	1,300	1,800 以上	1,200	1,800 以上
8～9（歳）	1,500	2,000 以上	1,500	2,000 以上
10～11（歳）	1,800	2,200 以上	1,800	2,000 以上
12～14（歳）	2,300	2,400 以上	1,900	2,400 以上
15～17（歳）	2,700	3,000 以上	2,000	2,600 以上
18～29（歳）	2,500	3,000 以上	2,000	2,600 以上
30～49（歳）	2,500	3,000 以上	2,000	2,600 以上
50～64（歳）	2,500	3,000 以上	2,000	2,600 以上
65～74（歳）	2,500	3,000 以上	2,000	2,600 以上
75 以上（歳）	2,500	3,000 以上	2,000	2,600 以上
妊　婦			2,000	2,600 以上
授乳婦			2,200	2,600 以上

カルシウム（mg/日）

性　別	男　性				女　性			
年齢等	推定平均必要量	推奨量	目安量	耐容上限量	推定平均必要量	推奨量	目安量	耐容上限量
0～5（月）	—	—	200	—	—	—	200	—
6～11（月）	—	—	250	—	—	—	250	—
1～2（歳）	350	450	—	—	350	400	—	—
3～5（歳）	500	600	—	—	450	550	—	—
6～7（歳）	500	600	—	—	450	550	—	—
8～9（歳）	550	650	—	—	600	750	—	—
10～11（歳）	600	700	—	—	600	750	—	—
12～14（歳）	850	1,000	—	—	700	800	—	—
15～17（歳）	650	800	—	—	550	650	—	—
18～29（歳）	650	800	—	2,500	550	650	—	2,500
30～49（歳）	600	750	—	2,500	550	650	—	2,500
50～64（歳）	600	750	—	2,500	550	650	—	2,500
65～74（歳）	600	750	—	2,500	550	650	—	2,500
75 以上（歳）	600	700	—	2,500	500	600	—	2,500
妊　婦（付加量）					+0	+0	—	—
授乳婦（付加量）					+0	+0	—	—

マグネシウム（mg/日）

性別	男性				女性			
年齢等	推定平均必要量	推奨量	目安量	耐容上限量[1]	推定平均必要量	推奨量	目安量	耐容上限量[1]
0～5（月）	—	—	20	—	—	—	20	—
6～11（月）	—	—	60	—	—	—	60	—
1～2（歳）	60	70	—	—	60	70	—	—
3～5（歳）	80	100	—	—	80	100	—	—
6～7（歳）	110	130	—	—	110	130	—	—
8～9（歳）	140	170	—	—	140	160	—	—
10～11（歳）	180	210	—	—	180	220	—	—
12～14（歳）	250	290	—	—	240	290	—	—
15～17（歳）	300	360	—	—	260	310	—	—
18～29（歳）	280	340	—	—	230	270	—	—
30～49（歳）	310	370	—	—	240	290	—	—
50～64（歳）	310	370	—	—	240	290	—	—
65～74（歳）	290	350	—	—	230	280	—	—
75以上（歳）	270	320	—	—	220	260	—	—
妊　婦（付加量）					＋30	＋40	—	—
授乳婦（付加量）					＋0	＋0	—	—

1　通常の食品以外からの摂取量の耐容上限量は，成人の場合 350 mg/日，小児では 5 mg/kg 体重/日とした．それ以外の通常の食品からの摂取の場合，耐容上限量は設定しない．

リン（mg/日）

性別	男性		女性	
年齢等	目安量	耐容上限量	目安量	耐容上限量
0～5（月）	120	—	120	—
6～11（月）	260	—	260	—
1～2（歳）	500	—	500	—
3～5（歳）	700	—	700	—
6～7（歳）	900	—	800	—
8～9（歳）	1,000	—	1,000	—
10～11（歳）	1,100	—	1,000	—
12～14（歳）	1,200	—	1,000	—
15～17（歳）	1,200	—	900	—
18～29（歳）	1,000	3,000	800	3,000
30～49（歳）	1,000	3,000	800	3,000
50～64（歳）	1,000	3,000	800	3,000
65～74（歳）	1,000	3,000	800	3,000
75以上（歳）	1,000	3,000	800	3,000
妊　婦			800	—
授乳婦			800	—

●微量ミネラル

鉄（mg/日）

性別	男性				女性					
					月経なし		月経あり			
年齢等	推定平均必要量	推奨量	目安量	耐容上限量	推定平均必要量	推奨量	推定平均必要量	推奨量	目安量	耐容上限量
0～5（月）	—	—	0.5	—	—	—	—	—	0.5	—
6～11（月）	3.5	5.0	—	—	3.5	4.5	—	—	—	—
1～2（歳）	3.0	4.5	—	25	3.0	4.5	—	—	—	20
3～5（歳）	4.0	5.5	—	25	4.0	5.5	—	—	—	25
6～7（歳）	5.0	5.5	—	30	4.5	5.5	—	—	—	30
8～9（歳）	6.0	7.0	—	35	6.0	7.5	—	—	—	35
10～11（歳）	7.0	8.5	—	35	7.0	8.5	10.0	12.0	—	35
12～14（歳）	8.0	10.0	—	40	7.0	8.5	10.0	12.0	—	40
15～17（歳）	8.0	10.0	—	50	5.5	7.0	8.5	10.5	—	40
18～29（歳）	6.5	7.5	—	50	5.5	6.5	8.5	10.5	—	40
30～49（歳）	6.5	7.5	—	50	5.5	6.5	9.0	10.5	—	40
50～64（歳）	6.5	7.5	—	50	5.5	6.5	9.0	11.0	—	40
65～74（歳）	6.0	7.5	—	50	5.0	6.0	—	—	—	40
75以上（歳）	6.0	7.0	—	50	5.0	6.0	—	—	—	40
妊婦（付加量）										
初期					+2.0	+2.5	—	—	—	—
中期・後期					+8.0	+9.5	—	—	—	—
授乳婦（付加量）					+2.0	+2.5	—	—	—	—

亜鉛（mg/日）

性別	男性				女性			
年齢等	推定平均必要量	推奨量	目安量	耐容上限量	推定平均必要量	推奨量	目安量	耐容上限量
0～5（月）	—	—	2	—	—	—	2	—
6～11（月）	—	—	3	—	—	—	3	—
1～2（歳）	3	3	—	—	2	3	—	—
3～5（歳）	3	4	—	—	3	3	—	—
6～7（歳）	4	5	—	—	3	4	—	—
8～9（歳）	5	6	—	—	4	5	—	—
10～11（歳）	6	7	—	—	5	6	—	—
12～14（歳）	9	10	—	—	7	8	—	—
15～17（歳）	10	12	—	—	7	8	—	—
18～29（歳）	9	11	—	40	7	8	—	35
30～49（歳）	9	11	—	45	7	8	—	35
50～64（歳）	9	11	—	45	7	8	—	35
65～74（歳）	9	11	—	40	7	8	—	35
75以上（歳）	9	10	—	40	6	8	—	30
妊婦（付加量）					+1	+2	—	—
授乳婦（付加量）					+3	+4	—	—

銅（mg/日）

性別	男性				女性			
年齢等	推定平均必要量	推奨量	目安量	耐容上限量	推定平均必要量	推奨量	目安量	耐容上限量
0～5（月）	—	—	0.3	—	—	—	0.3	—
6～11（月）	—	—	0.3	—	—	—	0.3	—
1～2（歳）	0.3	0.3	—	—	0.2	0.3	—	—
3～5（歳）	0.3	0.4	—	—	0.3	0.3	—	—
6～7（歳）	0.4	0.4	—	—	0.4	0.4	—	—
8～9（歳）	0.4	0.5	—	—	0.4	0.5	—	—
10～11（歳）	0.5	0.6	—	—	0.5	0.6	—	—
12～14（歳）	0.7	0.8	—	—	0.6	0.8	—	—
15～17（歳）	0.8	0.9	—	—	0.6	0.7	—	—
18～29（歳）	0.7	0.9	—	7	0.6	0.7	—	7
30～49（歳）	0.7	0.9	—	7	0.6	0.7	—	7
50～64（歳）	0.7	0.9	—	7	0.6	0.7	—	7
65～74（歳）	0.7	0.9	—	7	0.6	0.7	—	7
75以上（歳）	0.7	0.8	—	7	0.6	0.7	—	7
妊婦（付加量）					+0.1	+0.1	—	—
授乳婦（付加量）					+0.5	+0.6	—	—

マンガン（mg/日）

性別	男性		女性	
年齢等	目安量	耐容上限量	目安量	耐容上限量
0～5（月）	0.01	—	0.01	—
6～11（月）	0.5	—	0.5	—
1～2（歳）	1.5	—	1.5	—
3～5（歳）	1.5	—	1.5	—
6～7（歳）	2.0	—	2.0	—
8～9（歳）	2.5	—	2.5	—
10～11（歳）	3.0	—	3.0	—
12～14（歳）	4.0	—	4.0	—
15～17（歳）	4.5	—	3.5	—
18～29（歳）	4.0	11	3.5	11
30～49（歳）	4.0	11	3.5	11
50～64（歳）	4.0	11	3.5	11
65～74（歳）	4.0	11	3.5	11
75以上（歳）	4.0	11	3.5	11
妊婦			3.5	—
授乳婦			3.5	—

ヨウ素（μg/日）

性　別	男　性				女　性			
年齢等	推定平均必要量	推奨量	目安量	耐容上限量	推定平均必要量	推奨量	目安量	耐容上限量
0～5（月）	—	—	100	250	—	—	100	250
6～11（月）	—	—	130	250	—	—	130	250
1～2（歳）	35	50	—	300	35	50	—	300
3～5（歳）	45	60	—	400	45	60	—	400
6～7（歳）	55	75	—	550	55	75	—	550
8～9（歳）	65	90	—	700	65	90	—	700
10～11（歳）	80	110	—	900	80	110	—	900
12～14（歳）	95	140	—	2,000	95	140	—	2,000
15～17（歳）	100	140	—	3,000	100	140	—	3,000
18～29（歳）	95	130	—	3,000	95	130	—	3,000
30～49（歳）	95	130	—	3,000	95	130	—	3,000
50～64（歳）	95	130	—	3,000	95	130	—	3,000
65～74（歳）	95	130	—	3,000	95	130	—	3,000
75以上（歳）	95	130	—	3,000	95	130	—	3,000
妊　婦(付加量)					+75	+110	—	—[1]
授乳婦(付加量)					+100	+140	—	—[1]

1　妊婦および授乳婦の耐容上限量は，2,000 μg/日とした．

セレン（μg/日）

性　別	男　性				女　性			
年齢等	推定平均必要量	推奨量	目安量	耐容上限量	推定平均必要量	推奨量	目安量	耐容上限量
0～5（月）	—	—	15	—	—	—	15	—
6～11（月）	—	—	15	—	—	—	15	—
1～2（歳）	10	10	—	100	10	10	—	100
3～5（歳）	10	15	—	100	10	10	—	100
6～7（歳）	15	15	—	150	15	15	—	150
8～9（歳）	15	20	—	200	15	20	—	200
10～11（歳）	20	25	—	250	20	25	—	250
12～14（歳）	25	30	—	350	25	30	—	300
15～17（歳）	30	35	—	400	20	25	—	350
18～29（歳）	25	30	—	450	20	25	—	350
30～49（歳）	25	30	—	450	20	25	—	350
50～64（歳）	25	30	—	450	20	25	—	350
65～74（歳）	25	30	—	450	20	25	—	350
75以上（歳）	25	30	—	400	20	25	—	350
妊　婦(付加量)					+5	+5	—	—
授乳婦(付加量)					+15	+20	—	—

クロムの食事摂取基準（μg/日）

性　別	男　性		女　性	
年齢等	目安量	耐容上限量	目安量	耐容上限量
0～5（月）	0.8	—	0.8	—
6～11（月）	1.0	—	1.0	—
1～2（歳）	—	—	—	—
3～5（歳）	—	—	—	—
6～7（歳）	—	—	—	—
8～9（歳）	—	—	—	—
10～11（歳）	—	—	—	—
12～14（歳）	—	—	—	—
15～17（歳）	—	—	—	—
18～29（歳）	10	500	10	500
30～49（歳）	10	500	10	500
50～64（歳）	10	500	10	500
65～74（歳）	10	500	10	500
75 以上（歳）	10	500	10	500
妊　婦			10	—
授乳婦			10	—

モリブデン（μg/日）

性　別	男　性				女　性			
年齢等	推定平均必要量	推奨量	目安量	耐容上限量	推定平均必要量	推奨量	目安量	耐容上限量
0～5（月）	—	—	2	—	—	—	2	—
6～11（月）	—	—	5	—	—	—	5	—
1～2（歳）	10	10	—	—	10	10	—	—
3～5（歳）	10	10	—	—	10	10	—	—
6～7（歳）	10	15	—	—	10	15	—	—
8～9（歳）	15	20	—	—	15	15	—	—
10～11（歳）	15	20	—	—	15	20	—	—
12～14（歳）	20	25	—	—	20	25	—	—
15～17（歳）	25	30	—	—	20	25	—	—
18～29（歳）	20	30	—	600	20	25	—	500
30～49（歳）	25	30	—	600	20	25	—	500
50～64（歳）	25	30	—	600	20	25	—	500
65～74（歳）	20	30	—	600	20	25	—	500
75 以上（歳）	20	25	—	600	20	25	—	500
妊　婦(付加量)					＋0	＋0	—	—
授乳婦(付加量)					＋3	＋3	—	—

メモ

メモ

メモ

「日本人の食事摂取基準（2020年版）」策定検討会報告書，「日本人の食事摂取基準」策定検討会，最終更新：令和2年1月21日.
https://www.mhlw.go.jp/content/10904750/000586553.pdf より作成.

低学年，8～9歳の中学年，10～11歳の高学年の3区分，思春期に相当するのは12～14歳の中学生，15～17歳の高校生の2区分に分類される．

小児を対象とした研究が少ないことから，成人の観察によって得られた値から外挿して求めるものが多いという特徴をもつ．それにはビタミンD，ビタミンK，カリウムなどがある．外挿方法は体重比の0.75乗より体表面積を推定する方法が用いられ，成長によって蓄積される量は成長因子を乗じて求められる(**図6.14**)．

耐用上限量は，情報が少なく算定できないものが多く，成人では17種類の栄養素で策定されているが，小児では9種類しか策定されなかった(**表6.17**)．

（1）エネルギー

成人のエネルギーの過不足のアセスメントでは，BMIと体重変化量を用いるが，小児ではBMIが短期間で大きく変化するので使用せず，**成長曲線（身体発育曲線）**を用いて，縦断的に評価し観察する．

（2）たんぱく質（推定平均必要量・推奨量・目標量）

たんぱく質必要量の推定平均必要量は，たんぱく質維持必要量に新生組織蓄積量を加える要因加算法によって求める．新生組織蓄積量は，たんぱく質蓄積量を蓄積効率で割って求める(**図6.15**)．推奨量は，成人と同様に推奨量算定係数1.25を乗じて求める．目標量は，成人と同様に13～20%エネルギーである(**表6.18**)．

（3）脂質

脂質の目標量（脂肪エネルギー比率）は，成人と同様に上限値は飽和脂肪酸を超えない値，下限値はn-6系脂肪酸，n-3系脂肪酸，一価不飽和脂肪酸の合計とグリセロールを考慮した値として，20～30%エネルギーである．

（a）飽和脂肪酸

現在摂取している値の中央値を目標量の上限値とした．3～14歳は10%エネルギー，15～17歳は8%エネルギーとし，1歳～2歳は，研究報告が少なかったことから見送られた．

n-6系脂肪酸，n-3系脂肪酸の目安量は，成人と同様に平成28年国民健康・栄養調査の中央値より男女別で求めた．

年齢等	成長因子
6～11か月	0.30
1～2歳	0.30
3～14歳	0.15
15～17歳（男児）	0.15
15～17歳（女児）	0
18歳以上	0

推定平均必要量または目安量の求め方
（1日あたりのX_0が与えられ，W_0が明らかな場合）

$X：X_0 \times (W/W_0)^{0.75} \times (1 + G)$

X：求めたい年齢区分の推定平均必要量または目安量（1日あたり摂取量）
X_0：推定平均必要量または目安量の参照値（1日あたり摂取量）
W：求めたい年齢区分の参照体重
W_0：推定平均必要量または目安量の参照値が得られた研究の対象者の体重の代表値（平均値または中央値）
G：成長因子（数値は左図を参照のこと）

図6.14　成長因子と推定平均必要量または目安量の求め方

表6.17　小児の耐容上限量が策定されている栄養素

栄養素	成人（17種類）	小児（9種類）
脂溶性ビタミン	ビタミンA・ビタミンD・ビタミンK	ビタミンA・ビタミンD・ビタミンK
水溶性ビタミン	ナイアシン・ビタミンB_6・葉酸	ナイアシン・ビタミンB_6・葉酸
多量ミネラル	カルシウム・マグネシウム・リン	なし
微量ミネラル	鉄・亜鉛・銅・マンガン・ヨウ素・セレン・クロム・モリブデン	鉄・ヨウ素・セレン

伊藤貞嘉，佐々木　敏　監修，『日本人の食事摂取基準　2020年版』，第一出版(2020)を参考にして作成．

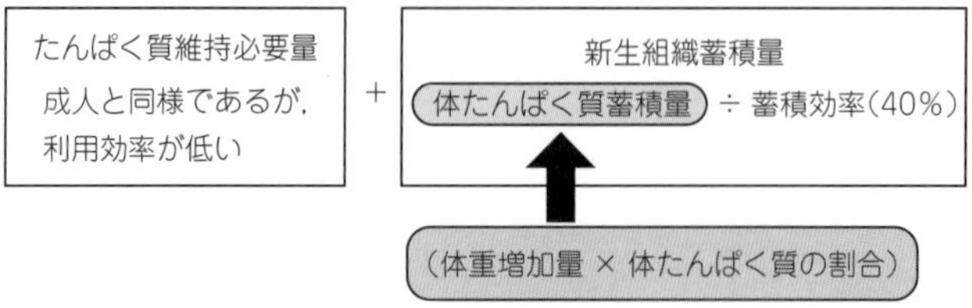

図6.15　小児のたんぱく質の推定平均必要量の求め方（要因加算法）

表6.18　小児のたんぱく質利用効率と体たんぱく質の割合

日常食混合たんぱく質の利用効率

年齢	利用効率（％）（男女共通）
1～9歳	70
10～11歳	75
12～14歳	80
15～17歳	85
18歳以上	90

小児の体重に対する体たんぱく質の割合（％）

年齢	体たんぱく質（％）	
	男児	女児
1～2歳	13.2	13.0
3～5歳	14.7	14.1
6～7歳	15.5	14.1
8～9歳	14.5	13.7
10～11歳	13.9	14.6
12～14歳	13.9	14.8
15～17歳	15.0	11.9

「日本人の食事摂取基準」策定検討会，「日本人の食事摂取基準（2020年版）」，厚生労働省（2019）より作成．

（4）炭水化物（食物繊維）

小児の食物繊維摂取量と生活習慣病に関する報告は乏しいが，この時期の食習慣は成人期へ移行し，中年期以降の発症に影響することから，摂取実態が明らかでない1～2歳を除く，3～17歳の目標量が策定された．策定方法は成人期と同様であり，計算値よりも摂取量の中央値が上回る場合は中央値とした．

（5）ビタミン

ビタミンAの不足
角膜乾燥症の発症リスクを上げることが発展途上国で報告されている．

ビタミンAの小児の推定平均量の算出方法は，成人期と同様に肝臓内で貯蔵する最低量（20 μg/g）を維持するための摂取量より算出した．とくに5歳以下の小児は，体重あたりの肝重量が成人の2倍（42 g/kg）となるので，年齢階級別に算出した．耐用上限量は，成人の体重比から外挿し設定した．

小児のビタミンDの不足は，くる病や低カルシウム血症を引き起こす．小児の目安量は，成人の目安量に成長因子を考慮し，体重比に0.75を乗じた体表面積を外挿して求めた．成人と同様に，日照による皮膚でのビタミンDの産生も考慮して設定した．

（6）ミネラル

ナトリウムは，目標量のみ年齢階級別に設定されている．成人期と同様にWHOのガイドラインが推奨している5 g/日に参照体重を外挿した値と，平成28年国民健康・栄養調査の摂取量の中央値との中間値を小児の目標量とした．

カリウムについては，成人の値を基準に外挿法を用いて算出した目安量と目標量が設定された．ナトリウムと同様にWHOの推奨する3,510 mg/日に参照体重を外挿した値と平成28年国民健康・栄養調査の摂取量の中央値との中間値を，3～17歳の目標量とした．なお，算出された値と現在の平均摂取量を比べ多い方を目標量とした．

カルシウムについては，成人と同様に要因加算法より推定平均必要量が設定された．とくに骨塩量増加に伴うカルシウム体内蓄積量が多く，12～14歳は男女ともにほかの年代に比べ最も多い．

鉄については，基本的損失，成長に伴う鉄蓄積，月経による鉄損失，吸収率の要因加算法により推定平均必要量が設定された．小児の成長に伴う鉄蓄積は，ヘモグロビン中の鉄蓄積量，組織鉄，貯蔵鉄より算定される．月経による鉄損失は10～17歳で設定され，成人よりも月経血量が少なく，鉄損失も少ない．ほかの年代に比べ男性では12～14歳，15～17歳，女性の月経ありでは10～11歳，12～14歳において最も推定平均必要量が多い．耐容上限量は，アメリカ食品医薬品局(FDA)の値を最低健康障害発現量(NOAEL)として，不確実性因子(UF) 30を適用して，1～2歳では2 mg/kg/日とした．2～14歳では，15歳以上との連続性を考慮して各年齢階級で算出した．15～17歳では，成人と同様にバンツー鉄沈着症の値より算出された．

6.8 成長期の栄養アセスメントと栄養ケア

(1) 血清脂質

小児の脂質異常の基準値は，次のように決められている．中性脂肪(TG)は，全国調査から求められた一般小児の90パーセンタイル値で120 mg/dL以上，HDL-Cは一般小児の5パーセンタイル値をもとに成人と同値の40 mg/dL未満を脂質異常値としている．さらに最近では，動脈硬化症の危険因子である脂質異常症は，空腹時採血が必要となるが，小児の場合生活習慣病予防健診で空腹時採血は困難であることから，空腹時採血を必要としないnon HDL-C(=総コレステロール HDL-C)が「小児肥満症の診断基準2017年」において，成人と同様に採用されている．

(2) 血圧

小児の高血圧は全体の1～2%くらいであるが，ほとんどが本態性高血圧である．高血圧の判定基準(収縮期血圧/拡張期血圧)は，小学校低学年は130/80 mmHg，小学校高学年は135/80 mmHgとなる．高血圧と肥満との関係が強く，肥満度が標準(－20%＜肥満度＜20%)の小児に比べ軽度肥満，中等度肥満，高度肥満と高くなるほど高血圧傾向の児が多くなる．さらに小児に特徴的な収縮期高血圧は，高度肥満で顕著である(図6.16)．

これらから，高血圧と肥満は成人へ移行する率が高いため，小児のうちに改善することが望ましい．

FDA
food and drug administration，アメリカ食品医薬品局．

最低健康障害発現量
2章を参照．

不確実性因子
2章を参照．

本態性高血圧
はっきりした原因がない高血圧のこと．生活習慣などの環境因子や遺伝的因子によって起こる．7章も参照．

成長ホルモン
ぐっすりと眠り，頭を休めているノンレム睡眠時に出るホルモン．脳下垂体前葉より分泌する．肝臓や筋肉で糖・たんぱく質・脂肪の代謝を促進する．

小児期の高血圧の判定基準
高血圧治療ガイドライン2014を参照．
https://www.jpnsh.jp/guideline_digital.html

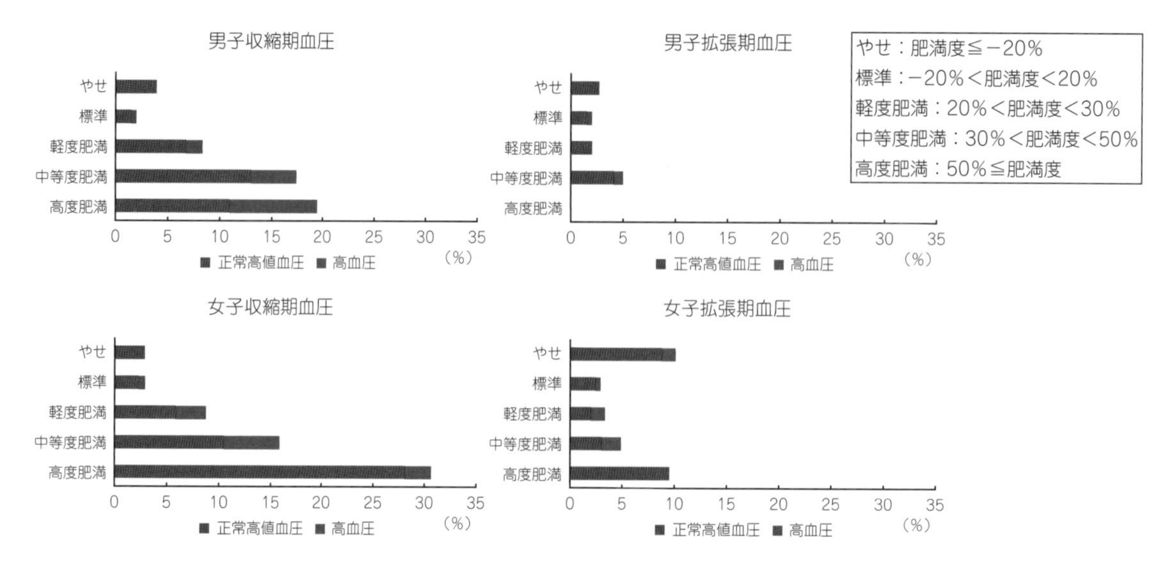

図6.16　肥満度の程度別の正常高値血圧，高血圧の頻度

※正常血圧，正常高値血圧，高血圧の基準値は，高血圧治療ガイドライン2004を採用.
菊池透ら，「小児肥満の疫学的アプローチ」，肥満研究，10，12 (2004)より作成.

成人期の2型糖尿病の診断基準
日本糖尿病学会，『糖尿病治療ガイド2020 − 2021』，文光堂を参照.

（3）血糖

小児の糖尿病は，尿検査の二次健診(学校健診尿糖スクリーニング)で発見されることが多い．陽性率は0.001%と低いが，このうちウィルス感染など免疫異常が誘因する1型糖尿病は20 ～ 40%，生活習慣・肥満・遺伝などが誘因する2型糖尿病は60 ～ 80%と多く，近年日本だけでなく世界でも増加している．糖尿病の診断基準は，小児の疫学データがないために成人の基準を用いて決められている．

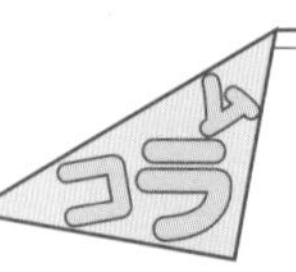

高校生スポーツ選手の栄養管理

全国高等学校総合体育大会(インターハイ)，全国高等学校野球選手権大会(甲子園)，全国高等学校ラグビーフットボール大会(花園)，全国高校サッカー選手権大会など，高校生のスポーツは盛んである．

近年強豪チームは，公認スポーツ栄養士や管理栄養士といった専門家による食事指導を実施している．一方で，監督やコーチが自己流の指導を行っているチームも多い．著者らが行った調査では，放課後の練習前に十分な栄養補給がされないまま，3時間以上のハードな練習が行われ，ようやく帰宅して夕食を摂れたのは9時過ぎだったという例があった．また，空腹のまま筋肉トレーニングし，プロテインを帰宅後に飲んでいた選手もいた．そこで練習直後，衛生面と経済面を考慮して「ジャム付き食パン」を3か月間食べたところ，体重は平均1.8 kg，最大4.6 kg増加した．体格も一回り大きくなり，パフォーマンスが向上した．

高校生のスポーツ選手は，「維持」，「成長」，「活動」するエネルギーや栄養素の量が必要である．とくに運動により使われる「量」や「質」「タイミング」を考えて，栄養管理をすることが重要である．

練習問題

次の文を読み，正しいものには○，誤っているものには×をつけなさい．

(1) スキャモンの発達・発育曲線で，幼児期で成人の約80%くらいまで上昇するのは，生殖器系型である． 重要
(2) 5歳児の身長は，生まれた時の約2.2倍である．
(3) 1歳児の体重は，生まれた時の約1.5倍である．
(4) 乳歯の芽出は，3か月頃である． 重要
(5) 乳歯は，20本である． 重要
(6) 運動機能は，粗大運動から微細運動へと発達する．
(7) カウプ指数は，体重(kg)÷身長$(cm)^2 \times 10$　の式で求められる．
(8) 体重当たりの水分(%)は，成長に伴い減少する． 重要
(9) 体重当たりの細胞外液の割合(%)は，幼児と成人とは同じである．
(10) う歯は，近年増加の傾向である．
(11) 学童期前半で第二次性徴をむかえる． 重要
(12) 成長急進期(スパート)は，女子が男子よりも早くピークを迎える． 重要
(13) 6歳ころから永久歯が生え，12歳ころにはすべて生え替わる．
(14) スキャモンの発達･発育曲線でリンパ系型は,学童期後半で成人期の2倍になる． 重要
(15) 学童期前半の運動では，特定の筋肉トレーニングが推奨される．
(16) ゴールデンエイジでは，著しく運動機能が発達する．
(17) 学童期の体格は，ローレル指数で評価される．
(18) 小児メタボリック診断基準では小学生のウエスト周囲長は，80 cm以上である． 重要
(19) 小児メタボリック診断基準のHDLコレステロール基準値は，成人よりも低値である．
(20) WHOの貧血の小児(5～11歳)の基準は，成人女子と同じ値である．
(21) 第二次性徴は，身長・体重の第二発育急進期の前に発現する．
(22) タナーの分類は1～3段階まである．
(23) 性腺刺激ホルモンは卵巣に作用し，エストロゲンを分泌される． 重要
(24) ローレル指数は，年齢が低くなるほど正常の基準値は低値傾向になる．
(25) 神経性過食症は，男性に多くみられる． 重要
(26) 思春期の貧血には，巨赤芽球性貧血が多い．
(27) 思春期は，鉄の需要が生涯一番多い時期である． 重要
(28) 日本人の食事摂取基準(2020年)では，たんぱく質維持必要量(g/kg体重/日)は成人と同じ値である．
(29) 日本人の食事摂取基準(2020年)では，エネルギーの過不足は，BMIで評価する．
(30) 日本人の食事摂取基準(2020年)では，小児の飽和脂肪酸の目標量は，策定されていない．

■出題傾向と対策■
「日本人の食事摂取基準」のエネルギーおよび栄養素の策定根拠を理解しよう．小児期は，維持必要量に成長分が加わるため，成人と比較してまとめておこう．

■出題傾向と対策■
成長期の各期の生理的特徴とアセスメント指標について，重要キーワードを確認しよう．
幼児期：乳歯の生え揃い，貧血，体格指数
学童期：永久歯の萌出，う歯，小児肥満
思春期：第二次性徴，急伸長，神経性やせ症

7

成人期

■ ■ ■ ■ ■ 7章を理解するためのポイント ■ ■ ■ ■ ■

Point 1

成人期の生活習慣における特徴や問題点を理解しよう.

Point 2

更年期の生理的変化を理解しよう.

Point 3

生活習慣病の要因，発症予防・重症化予防のための栄養ケアを理解しよう.

7.1 成人期の生理的特徴

(1) 生理的変化と生活習慣の変化

成人期とは，一般的に18歳頃から64歳までを指し，さらに青年期(18～29歳)，壮年期(30～49歳)，実年期(50～64歳)に区分することができる．成人期の年齢幅は広く，加齢とともに身体や臓器は生理的にも機能的にも成熟から退行性の変化(老化)が見られるようになる．女性では，妊娠・出産および閉経期に大きな身体的変化をきたす．各個人の変化も遺伝的因子のほかに，食環境，居住環境，労働，ストレスなどのさまざまな環境因子の影響をうけるため，個人差が生じる年齢層である．そのため，成人期の栄養管理では，各個人の状況に応じたケアが必要となる．また，適切な栄養摂取を行うことで生活習慣病の発症を予防することも，成人期の栄養管理において重要である．

(a) 青年期

身体的成長がほぼ終わり，性成熟が完成する時期である．体力的に充実しており，有病率，死亡率がもっとも低い年齢層であり，精神的成熟も見られる．社会的に自立し，結婚や，女性では妊娠・出産を経験し育児を行う時期であるが，近年の晩婚化に伴い，これらのイベントが壮年期にまたがることもある．ほかの年齢層に比べて朝食の欠食率が高く(図7.1)，女性ではやせの者(BMI

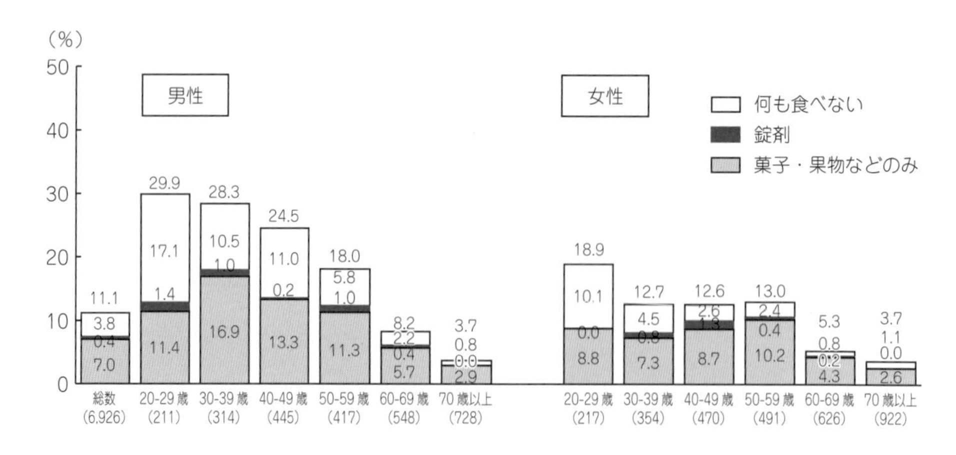

図7.1　朝食の欠食率(20歳以上，性・年齢階級別)

厚生労働省,「平成30年国民健康・栄養調査結果の概要」(2018)より.

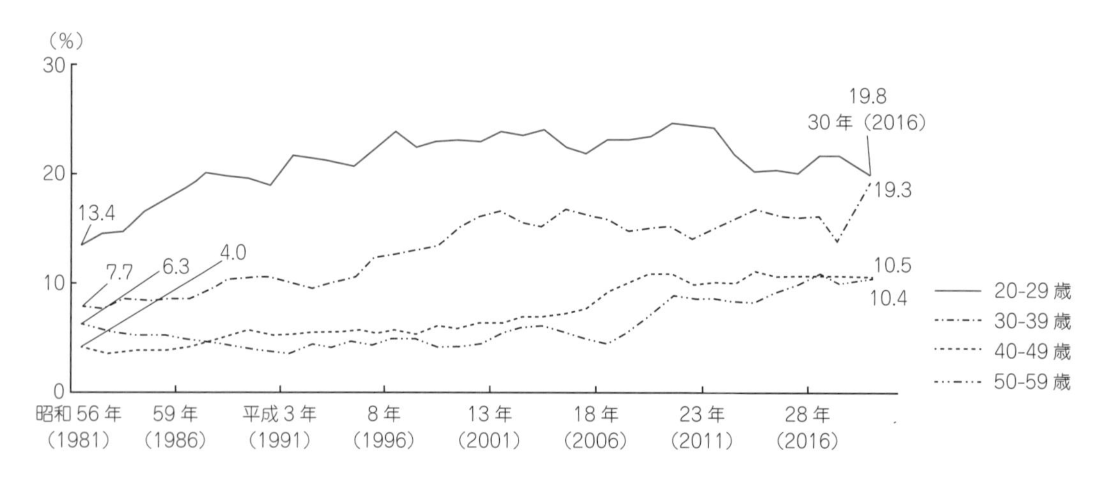

図7.2　やせの者(BMI < 18.5 kg/m²)の割合の年次推移(20～59歳，女性)

※移動平均*により平滑化した結果から作成.

*「移動平均」とは，各年の結果のばらつきを少なくするため，各年次結果と前後の年次結果を足し合わせ，計3年分を平均化したもの．ただし，平成30年については単年の結果である.

厚生労働省,「平成30年国民健康・栄養調査結果の概要」(2018)より.

< 18.5 kg/m²)の比率が高いことが問題としてあげられる(**図7.2**)．この年代の女性のやせの者の割合は，思春期女子から引き続き高く，ここ20年間は20%前後で推移している(**図7.2**)．青年期では，壮年期以降の生活習慣病予防のために，規則正しい生活習慣や食習慣を心がける必要がある.

(b) 壮年期

心身ともに成熟し機能的にも安定・充実しているが，40歳代に入ると身体的には徐々に衰退の傾向が認められ，体力の低下や疲労感を自覚する．社会的には組織の中心的な役割を担うことも多くなり，きわめて多忙な時期でもある．そのため不規則かつ多忙な生活から，食生活の乱れが生じやすい．有病者が増えはじめ，肥満や生活習慣病が顕著化してくる．男性では肥満者の割合が全世

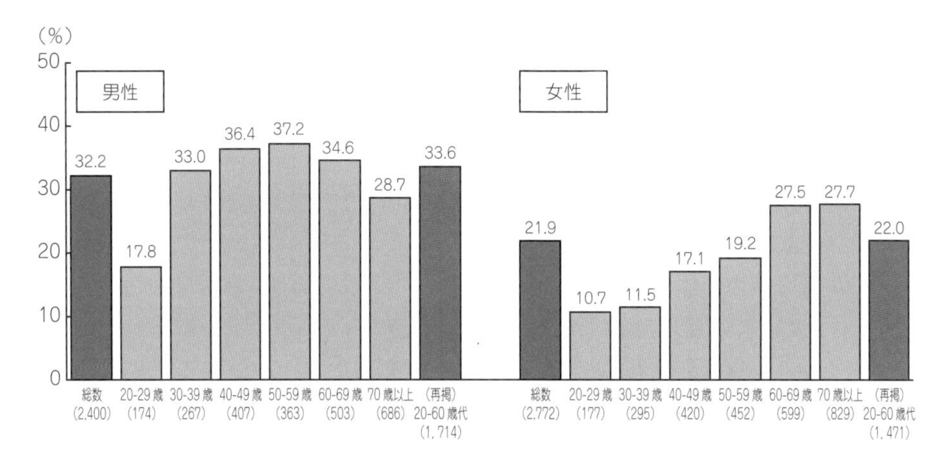

図7.3 肥満者(BMI ≧ 25 kg/m²)の割合(20歳以上，性・年齢階級別)
厚生労働省，「平成30年国民健康・栄養調査結果の概要」(2019)より．

代のなかで最も高く，女性でも壮年期から肥満者の割合が増加する(図7.3)．女性では40歳代後半になると月経周期が不規則となり，ホルモンバランスの乱れから心身の不調をきたすことがある．

(c) 実年期

体力の低下，身体機能の低下が認められ，身体的な退行が明確になってくる時期であるが，個人差は大きい．糖尿病，高血圧，脂質異常症などの生活習慣病をはじめさまざまな有病者が急増する年代である．女性は50歳前後に閉経をむかえる．

(2) 更年期の生理的変化

更年期とは，生殖期(性成熟期)から非生殖期(老年期)の移行期で，性成熟状態から卵巣機能が衰退しはじめ，機能が完全に消失する時期[*1]とされている．一方，閉経とは，卵巣における卵胞の消失による永久的な月経の停止とされている[*2]．実際には，45歳以上の女性で1年以上月経が認められないときを，閉経としている．日本人の閉経年齢は，個人差はあるものの平均で50歳といわれている．閉経前後5年間を更年期としている．

＊1 日本産婦人科学会より．

＊2 世界保健機関(WHO)より．

(a) 内分泌の変化

40歳を過ぎた頃から，卵巣では卵胞数の減少に伴い，エストロゲンの分泌がしだいに低下する．さらに，排卵が起こらなくなるため，排卵後の卵巣で黄体から分泌されていたプロゲステロンも減少する．エストロゲンの減少に伴い，視床下部の性腺刺激ホルモン放出ホルモン，下垂体前葉の卵胞刺激ホルモン(FSH)，黄体形成ホルモン(LH)は増加するが，卵巣の機能が低下して，ホルモン分泌のバランスが乱れるため，更年期症状が現れる．

FSH，LH
4章を参照．

(b) 脂質代謝の変化

エストロゲンの減少は，脂質代謝，とくにコレステロール代謝において，LDLコレステロールの肝臓や末梢組織への取り込みを抑制し，血中濃度を上昇させる作用があり，脂質異常症や動脈硬化症の発症リスクが高まる．

（c）骨代謝の変化

骨粗鬆症
8章，9章を参照．

エストロゲンは，骨芽細胞を活性化し骨吸収を抑制する働きがあり，骨代謝のバランス維持にかかわっている．更年期にはエストロゲンの分泌低下により，骨形成より骨吸収が優位となり，骨量が減少して骨粗鬆症のリスクが高まる．

（d）更年期障害

更年期の身体機能の変化に伴って起こる，さまざまな身体的・精神的な不調（自覚症状）を更年期症状といい，その症状が重く日常生活に支障をきたす状態を更年期障害という．更年期症状には，以下のようなものがある．

・自律神経失調症状：のぼせ，ほてり，多汗，動悸，冷え．
・精神症状：情緒不安定，抑うつ，意欲低下，不眠，不安．
・身体症状：頻尿，排尿障害，関節・筋肉痛，むくみ，しびれ，食欲不振．

7.2 成人期の栄養アセスメントと栄養ケア

（1）成人期の生活習慣の現状

「平成30年国民健康・栄養調査」の結果をもとに，現在の成人期の生活習慣の現状を以下に示す．なお，一部の項目については，「21世紀における国民健康づくり運動〔健康日本21（第二次）〕」の目標値と比較している．

（a）食生活

図7.4に，20歳以上の性年代別の食塩摂取量の平均値を示す．健康日本21（第二次）では8 g/日未満の摂取を目標，日本人の食事摂取基準（2020年版）では，男性7.5 g/日未満，女性6.5 g/日未満を目標量としている．男女いずれの年代も，これらの目標を上回っている．

1日の野菜摂取量の平均値は男女とも60歳以上では300 g以上であるが，20～40歳代で少なく，235～270 g程度である（**図7.5**）．健康日本21（第二次）

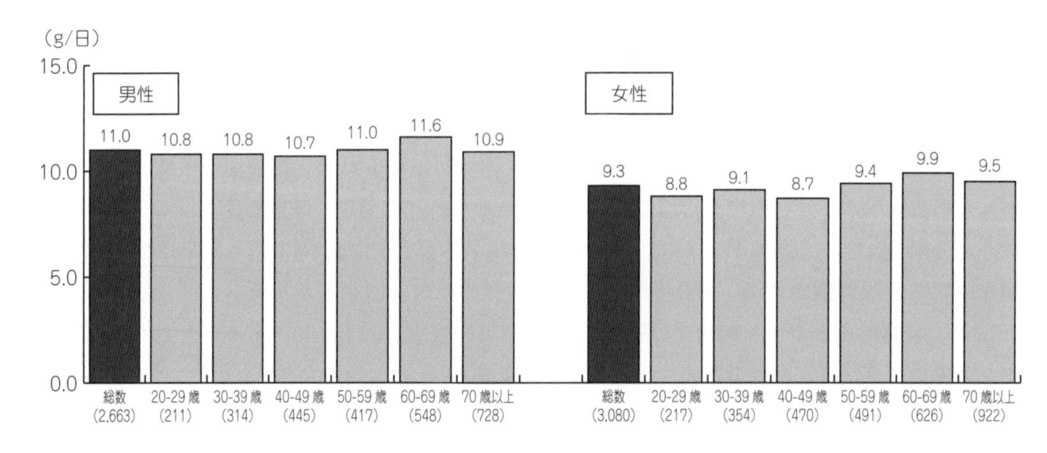

図7.4 食塩摂取量の平均値（20歳以上，性・年齢階級別）
厚生労働省，「平成30年国民健康・栄養調査結果の概要」（2019）より．

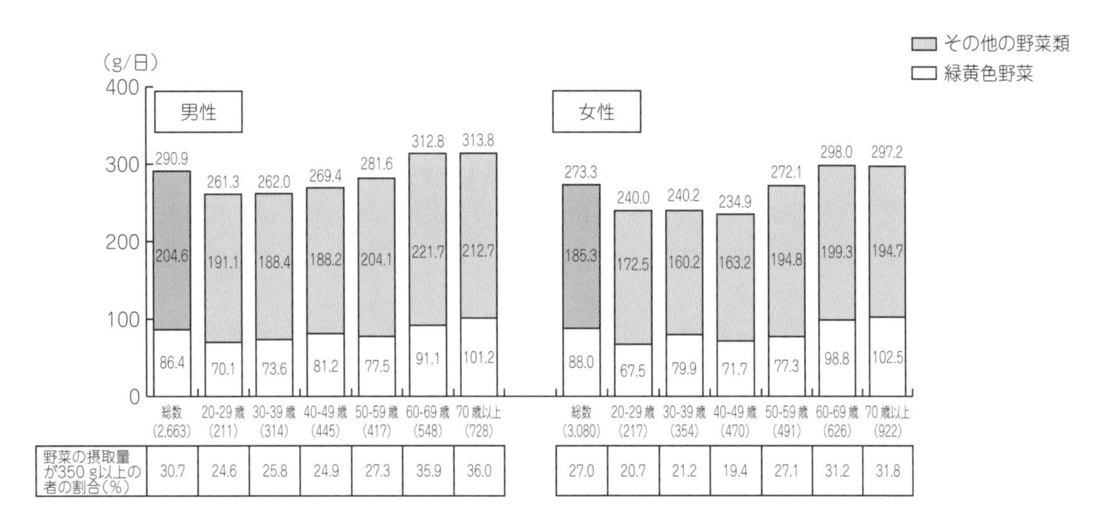

	男性 総数	20-29歳	30-39歳	40-49歳	50-59歳	60-69歳	70歳以上	女性 総数	20-29歳	30-39歳	40-49歳	50-59歳	60-69歳	70歳以上
野菜の摂取量が350 g以上の者の割合(%)	30.7	24.6	25.8	24.9	27.3	35.9	36.0	27.0	20.7	21.2	19.4	27.1	31.2	31.8

図7.5　野菜摂取量の平均値(20歳以上，性・年齢階級別)
厚生労働省,「平成30年国民健康・栄養調査結果の概要」(2019)より.

では1日あたり350 gの摂取を目標としているが，いずれの年代も下回る.

主食・主菜・副菜を組み合わせた食事を1日2回以上食べることが「ほとんど毎日」と回答した者の割合は，男女とも若い世代ほどその割合が低い傾向にある(図7.6).

(b) 運動，休養

運動習慣のある者(1回30分以上の運動を週2回以上実施し，1年以上継続している者)の割合は，男性で21.6%，女性で16.6%である．その割合は男女とも20歳代がもっとも低い．健康日本21(第二次)に示されている運動習慣者の割合の目標は(20～64歳)は，男性36%，女性33%で，いずれの年代も下回っている(図7.7).

問：あなたは，主食(ごはん，パン，麺類などの料理)，主菜(魚介類，肉類，卵類，大豆･大豆製品を主材料にした料理)，副菜(野菜類，海藻類，きのこ類を主材料にした料理)の3つを組み合わせて食べることが1日に2回以上あるのは週に何日ありますか.

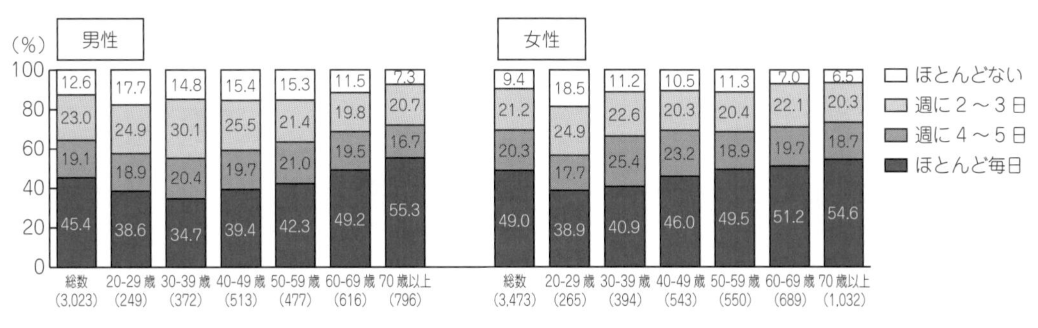

図7.6　主食・主菜・副菜を組み合わせた食事の頻度(20歳以上，性・年齢階級別)
厚生労働省,「平成30年国民健康・栄養調査結果の概要」(2019)より.

1日の平均睡眠時間が6時間未満の者の割合は，男性36.1%，女性39.6%であり，十分に睡眠がとれているとはいえない．

（c）飲酒，喫煙

生活習慣病のリスクを高める量を飲酒している者(1日あたりの純アルコール摂取量が男性40g以上，女性20g以上の者)の割合は，男女とも50歳代が高い．健康日本21(第二次)では，男性13%，女性6.4%を目標値としている(図7.8)．

習慣的に喫煙している者(たばこを「毎日吸っている」または「ときどき吸う日がある」と回答した者)の割合は，30～60歳代の男性で高く，習慣的に喫煙している者は3割を超えている．

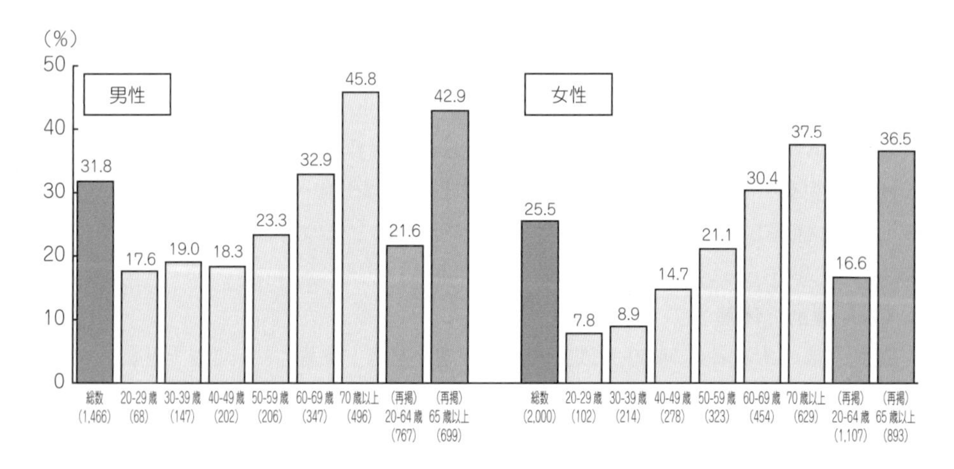

図7.7 運動習慣のある者の割合(20歳以上，性・年齢階級別)
厚生労働省，「平成30年国民健康・栄養調査結果の概要」(2019)より．

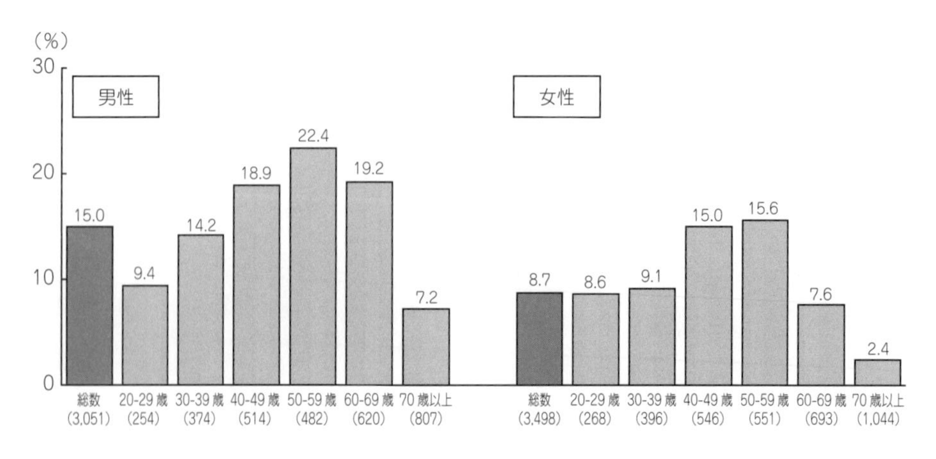

図7.8 生活習慣病のリスクを高める量を飲酒している者の割合(20歳以上，性・年齢階級別)
厚生労働省，「平成30年国民健康・栄養調査結果の概要」(2019)より．

（d）肥満，やせ

肥満者（BMI ≧ 25 kg/m^2）の割合は，30 ～ 60 歳代の男性で高く，いずれも3 割を超えている．女性では，40 歳代以降に肥満者の割合が増大する（図7.3）．肥満は，多くの生活習慣病の発症あるいは重症化に関連する症状である．

一方，やせの者（BMI ＜ 18.5 kg/m^2）の割合は，女性の 20 歳代で 19.8％とほかの年齢よりも高い．若年女性のやせは骨量減少や低出生体重児出産のリスクと関連があるとされており，次世代の健康を担う女性は，体格に対する自己管理が必要である．

低出生体重児
5 章を参照．

（2）成人期の食事摂取基準

日本人の食事摂取基準（2020 年版）では，成人期の年齢区分を 18 ～ 29 歳，30 ～ 49 歳，50 ～ 64 歳に分けている．エネルギーとおもな栄養素の食事摂取基準を以下に示す．なお，2020 年版では，生活習慣病の重症化予防を目的として摂取量の基準を設定できる栄養素については，発症予防を目的とした量（目標量）とは区別して示されている．

（a）エネルギー

身体の形成が完成している成人では，エネルギーの摂取量と消費量の収支バランスが重要である．エネルギー収支バランスの状況は体重変化として表れるため，バランスの指標として BMI を採用し，「目標とする BMI の範囲」を設定している（表 7.1）．成人期では，壮年期以降の男性の肥満の割合が高いこと，若年女性のやせの者の割合が高いことが問題であり，エネルギー管理が重要である．

また，参考表として，推定エネルギー必要量（kcal/日）が身体活動レベル別に示されている．

（b）たんぱく質

たんぱく質の必要量の算定には，窒素出納法が用いられ，成人のたんぱく質維持必要量を 0.66 g/kg体重/日として算出されている．成人の推定平均必要量

表 7.1　目標とする BMI の範囲（18 歳以上）[1,2]

年齢（歳）	目標とする BMI（kg/m^2）
18 ～ 49	18.5 ～ 24.9
50 ～ 64	20.0 ～ 24.9
65 ～ 74[3]	21.5 ～ 24.9
75 以上[3]	21.5 ～ 24.9

[1] 男女共通．あくまでも参考として使用すべきである．
[2] 観察疫学研究において報告された総死亡率が最も低かった BMI を基に，疾患別の発症率と BMI との関連，死因と BMI との関連，喫煙や疾患の合併による BMI や死亡リスクへの影響，日本人の BMI の実態に配慮し，総合的に判断し目標とする範囲を設定．
[3] 高齢者では，フレイルの予防および生活習慣病の発症予防の両者に配慮する必要があることも踏まえ，当面目標とする BMI の範囲を 21.5 ～ 24.9 kg/m^2 とした．
「日本人の食事摂取基準」策定検討会，「日本人の食事摂取基準（2020 年版）」，厚生労働省（2019）より．

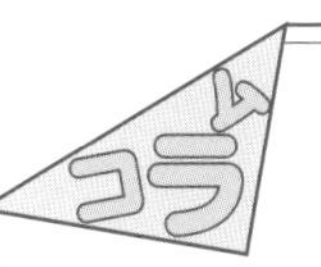

特定健康診査・特定保健指導

疾病の早期発見・早期治療を目的に実施されてきた従来の健康診断に代わり，生活習慣病の発症および重症化予防に焦点をあてた特定健康診査・特定保健指導が，2008（平成 20）年 4 月から実施されている．特定健康診査は，成人期以降の 40 歳から 74 歳の受診が義務づけられており，腹囲測定が新たに健診項目に加わるなど，メタボリックシンドロームを重視した健診となっている．

健診結果からメタボリックシンドロームの該当者や予備軍とされた者は，特定保健指導の対象となる．特定保健指導では，対象者がこれまでの生活習慣を振り返り，改善のための行動目標を自ら設定・実施できるよう，管理栄養士・保健師などによる支援（積極的支援・動機づけ支援）が行われ，疾病の発症や重症化を未然に防ぐことを目指している．

は，男性50 g/日，女性40 g/日で，推奨量は，男性60 g/日，女性50 g/日である．総エネルギー摂取量に占める割合(%エネルギー)が設定されている．近年，サルコペニアやフレイルを予防するために，たんぱく質摂取の重要性が認識されている．

サルコペニア，フレイル
8章を参照.

（c）脂質

脂質の総エネルギー摂取量に占める割合(%エネルギー)が，目標量として設定されている．飽和脂肪酸は，肥満や動脈硬化症のリスク因子である．そこで，生活習慣病予防の観点から，目標量を7%エネルギー以下と算定されている．n-3系およびn-6系脂肪酸については，目安量が設定されている．

コレステロールの摂取量
コレステロールは体内でも合成されるため，目標量を設定することは難しい.

コレステロールの指標は設定されていないが，脂質異常症の重症化予防の観点から，1日200 mg/日未満にとどめるのが望ましいとしている．トランス脂肪酸についても指標は設定されていないが，摂取量を1%エネルギー未満にとどめることが望ましいとしている．

（d）炭水化物・食物繊維

炭水化物，とくに糖質は重要なエネルギー源であるので，目標量はアルコールも含めて総エネルギー摂取量の占める割合(%エネルギー)として設定されている．

食物繊維は，生活習慣病の発症を予防するという報告が多く，目標量が設定されている．現在の日本人の摂取量の中央値(平成28年国民健康・栄養調査における18歳以上の摂取量の中央値)と成人での理想的な摂取量(24 g/日以上)の中間値をもとに，目標量は，成人男性21 g/日以上，成人女性18 g/日以上と算定されている．

（e）エネルギー産生栄養素バランス

総エネルギー摂取量に占める割合(%エネルギー)としてエネルギーを産生する栄養素，すなわちたんぱく質，脂質，炭水化物(アルコールを含む)とそれらの構成成分の構成比率が示されている．これらの栄養バランスは，エネルギーを産生する栄養素およびこれらの栄養素の構成成分である各種栄養素の摂取不足を回避するとともに，生活習慣病の発症予防および重症化予防を目的として設定されている．

（f）ビタミン

ｉ）脂溶性ビタミン

ビタミンAは推定平均必要量と推奨量，ビタミンD，ビタミンE，ビタミンKは目安量が策定されている．また，ビタミンA，ビタミンD，ビタミンEでは，過剰摂取による健康障害が知られているため，耐用上限量が示されている．

ビタミンDは，骨折リスクを上昇させない必要量に基づいて目安量が設定されているが，多くの日本人で欠乏または不足している可能性が報告されている．2020年版では，アメリカ・カナダの食事摂取基準で示されている推奨量から日照による皮膚での産生量を差し引いたうえで，日本人の摂取実態と実現可能性を踏まえ，成人の目安量 8.5 μg/日が算定されている.

ii）水溶性ビタミン

ビタミン B_1，ビタミン B_2，ナイアシン，ビタミン B_6，ビタミン B_{12}，葉酸は推定平均必要量と推奨量，パントテン酸とビオチンは目安量が設定されている．また，ナイアシン，ビタミン B_6，葉酸は，過剰摂取による健康障害が知られているので，耐用上限量が示されている.

なお，脂溶性および水溶性ビタミンの摂取と生活習慣病の発症および重症化予防に関しては，十分な科学的根拠や報告がなく，発症予防を目的とした目標量や重症化予防を目的とした基準値は，設定されていない.

（g）ミネラル

i）ナトリウム

ナトリウム摂取量は大部分を食塩摂取量に依存しているため，日本人の場合は通常の食生活で不足や欠乏の可能性はほとんど生じない．そのため，推定平均必要量は不可避損失量を補う観点から設定され，男女とも 600 mg/日（食塩相当量 1.5 g/日）と算定されている.

食塩の過剰摂取は，高血圧や慢性腎臓病（CKD）の発症や重症化，胃がんのリスク増加など，さまざまな疾患の発症につながることから，目標量が設定されている．WHO のガイドライン（2012 年）では，食塩相当量 5 g/日未満を推奨しているが，平成 28 年国民健康・栄養調査の結果から，習慣的な摂取量が 5 g/日未満である日本人はきわめて少ないと考えられた．そこで，実行可能性を考慮して，日本人の食事摂取基準（2020 年版）では男性 7.5 g/日未満，女性 6.5 g/日未満を目標量として算定された．さらに，疾患ガイドラインを踏まえて，高血圧および慢性腎臓病（CKD）の重症化予防を目的とした量は，食塩相当量 6 g/日未満であることが示されている.

CKD
chronic kidney disease，慢性腎臓病．p.160 を参照.

ii）カリウム

推定平均必要量，推奨量を設定するための科学的根拠が乏しく，また通常の食生活で不足することはないため，不可避損失量を補う観点から目安量として，男性 2,000 mg/日，女性 2,000 mg/日が算定されている.

WHO のガイドライン（2012 年）では，成人の血圧と心血管疾患，脳血管疾患，冠動脈系疾患のリスクを減らすために，食物からのカリウム摂取を増やし，3,500 mg/日を推奨している．しかし，日本人の現在のカリウム摂取量は，この値よりもかなり少ない．そこで実現可能性を考慮して，日本人の食事摂取基準（2020 年版）では男性 3,000 mg/日以上，女性 2,600 mg/日以上を目標量として算定された.

iii）カルシウム

骨量の維持に必要な量として，推定平均必要量と推奨量が設定されている．また，サプリメントなどを使用した場合に過剰摂取になるおそれがあるため，耐用上限量が設定されている.

(3) 栄養と病態・疾患

日本人の人口動態統計をみると，悪性新生物(がん)，心疾患，脳血管疾患が死因の上位を占める(図7.9)．これらの疾患はいずれも生活習慣病であることが知られている．生活習慣病とは，「食習慣，運動習慣，休養，喫煙，飲酒などの生活習慣が，その発症や進行に関与する疾患群」と定義されており，日本人の3大死因に加え，そのリスクを高める肥満，糖尿病，脂質異常症，動脈硬化症，高血圧などが含まれる.

(a) 肥満とメタボリックシンドローム

肥満とは，体内の脂肪組織が過剰に蓄積した状態をいう．成人期では，摂取する食事量が大きく変わらない場合でも，壮年期以降に基礎代謝量や身体活動量の低下が見られ，エネルギー摂取量がエネルギー消費量を上回りやすくなる．その結果，余剰のエネルギーは脂肪として蓄積され体脂肪が増加する．日本では，肥満の判定基準としてBMIを用いており，日本肥満学会はBMI 25.0 kg/m^{2}以上を肥満としている(表7.2)．肥満は，体脂肪の分布から内臓脂肪型肥満と皮下脂肪型肥満に分類される．内臓脂肪型肥満の判定にはウエスト周囲長をスクリーニングに用い，男性≧85 cm，女性≧90 cmが内臓脂肪面積≧100 cm^{2}に相当する.

内臓脂肪型肥満
肥満タイプのひとつで，腹腔内の腸脂肪が過剰に蓄積している．比較的男性に多く見られる．内臓脂肪型肥満は，腹腔内の腸などのまわりに脂肪が過剰に蓄積している状態．下半身よりもウェストまわりが大きくなる特徴的な体型から「リンゴ型肥満」ともいう．男性に多く見られる.

皮下脂肪型肥満
お尻や太ももなどおもに皮下組織に脂肪が過剰に蓄積している．下半身の肉づきがよくなる特徴的な体型から「洋ナシ型肥満」ともいう．女性に比較的多く見られる理由として，授乳期のたくわえとして皮下脂肪がつきやすいことがあげられる.

内臓脂肪型肥満は，耐糖能異常，脂質異常症，高血圧などの疾患を高率で合併し，心筋梗塞や脳梗塞など動脈硬化性疾患の発症リスクを高める．このように，肥満にさまざまな動脈硬化性の疾患を合併する病態をメタボリックシンドローム(内臓肥満型症候群)といい，2005(平成17)年に日本における診断基準が示された(図7.10).

メタボリックシンドロームの治療では，内臓脂肪の減少が最も重要であり，食事療法を中心として運動療法も含めた生活習慣の改善が必要である．日本肥満学会「肥満症治療ガイドライン2016」では，肥満症の食事・運動療法のポイントを示している(表7.3)．摂取エネルギーを制限し，運動により消費エネルギーを増大させることで，体重減少，内臓脂肪の減少を目指す．ただし，エネルギー産生栄養素の摂取割合は「日本人の食事摂取基準」に準じ，ビタミン，ミネラルの十分な摂取が必要である.

(b) インスリン抵抗性と糖尿病

近年，日本における糖尿病患者は増加の一途をたどり，2016(平成28)年には有病者数が1,000万人以上となった．さらに，平成30年国民健康・栄養調査では，20歳以上で「糖尿病が強く疑われる者」の割合が男性18.7%，女性9.3%であり，年齢が高い層ほどその割合は高くなっている.

糖尿病は，発症機序と病態から1型糖尿病と2型糖尿病に分類される．1型糖尿病は，膵臓ランゲルハンス島β細胞がウイルス感染や自己免疫により傷害され，インスリンが分泌されないことにより発症する．2型糖尿病は，インス

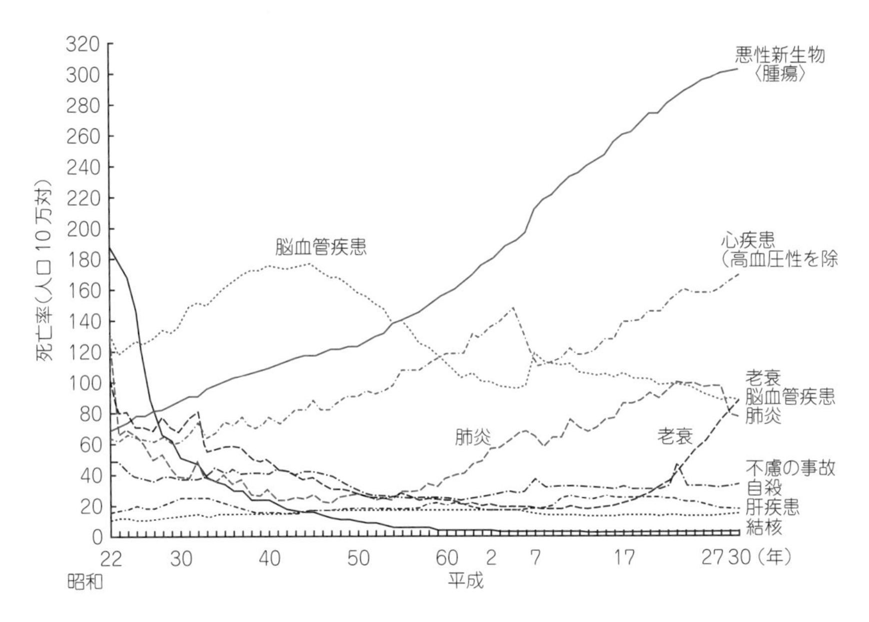

図7.9　主たる死因別にみた死亡率(人口10万対)の年次推移
厚生労働省,「平成30年人口動態統計月報年計(概数)」(2019)より.

表7.2　肥満度の分類

BMI(kg/m²)	判定	WHO基準
＜18.5	低体重	Underweight
18.5≦～＜25	普通体重	Normal range
25≦～＜30	肥満(1度)	Pre-obese
30≦～＜35	肥満(2度)	Obese class Ⅰ
35≦～＜40	肥満(3度)	Obese class Ⅱ
40≦	肥満(4度)	Obese class Ⅲ

[1] ただし,肥満(BMI≧25)は,医学的に減量を要する状態とは限らない.なお,標準体重(理想体重)は,もっとも疾病の少ないBMI22を基準として,標準体重(kg)＝身長(m)^2×22で計算された値とする.
[2] BMI≧35を高度肥満と定義する.
日本肥満学会,『肥満症診療ガイドライン2016』,ライフサイエンス出版(2016)をもとに作成.

リン分泌量が低下しているか,インスリン分泌は正常でも十分に作用していない状態,つまりインスリン抵抗性が高い状態で発症し,日本人の糖尿病患者の約95%とされる.インスリン抵抗性とは,標的臓器・器官のインスリンに対する反応が鈍くなり,インスリン感受性が低下した状態である.遺伝素因に肥満,過食,運動不足,ストレスなどの環境因子,加齢などが加わることにより,インスリン抵抗性は増強される.日本人を含めたアジア系人種は白人系や黒人系人種に比べて,肥満による糖尿病を発症しやすいことがわかっている.また肥満状態では,肥大した脂肪細胞からインスリンの作用を阻害するTNF-αやレジスチンなどのアディポサイトカインが分泌されると考えられている.

TNF-α
tumor necrosis factor α,腫瘍壊死因子.アディポサイトカインの悪玉物質の一種で,インスリン抵抗性を起こす.

アディポサイトカイン
脂肪細胞から分泌される生理活性物質の総称.悪玉物質と善玉物質が存在する.内臓脂肪の著しい蓄積によって,血液中の悪玉物質と善玉物質の産生・分泌のバランスが乱れる.

必須項目
内臓脂肪蓄積
ウエスト周囲長　男性 ≧ 85 cm
女性 ≧ 90 cm
（内臓脂肪面積　男女とも
≧ 100 cm^2 に相当）

＋

以下の①〜③のうちいずれか 2 つに該当

①高トリグリセリド血症 ≧ 150 mg/dL
かつ/または
低 HDL コレステロール血症
＜ 40 mg/dL

②収縮期血圧 ≧ 130 mmHg
かつ/または
拡張期血圧 ≧ 85 mmHg

③空腹時血糖値 ≧ 110 mg/dL

図 7.10　メタボリックシンドロームの診断基準

※CT スキャンなどで内臓脂肪量測定を行うことが望ましい
※ウエスト周囲長は立位，軽呼吸時，臍レベルで測定する．脂肪蓄積が著明で，臍が下方に偏位している場合には，肋骨弓下縁と前腸骨稜上線の中点の高さで測定する
※メタボリックシンドロームと診断された場合，糖負荷試験が勧められるが診断に必須ではない
※高グリセリド血症，低 HDL コレステロール血症，高血圧，糖尿病に対する薬剤治療を受けている場合には，それぞれの項目に含める

表 7.3　肥満症の食事・運動療法

・摂取エネルギー
BMI ≧ 25 の場合：25 kcal × 標準体重(kg)を目安とする．3 〜 6 ヶ月で現在の体重から 3%以上の減少を目指す．
BMI ≧ 35 の場合：20 〜 25 kcal × 標準体重(kg)を目安とする．現在の体重から 5 〜 10%の減少を目指す．必要なら 800 kcal/日以下の超低エネルギー食を選択する(入院管理下で開始．継続期間は 1 〜 3 週間)
・糖質：50 〜 60%（指示エネルギー比率）
・脂質：20 〜 25%（指示エネルギー比率）
・たんぱく質：15 〜 20%（指示エネルギー比率）
・ビタミン，ミネラルは十分に摂取する
・運動療法
肥満の程度が高い場合は，食事療法によりある程度減量してから開始する．
頻度：週 5 日以上実施する．運動量が十分であれば，週 5 日以内にまとめてもよい
強度：低〜中強度の運動から開始する．運動に慣れてきたら，強度を上げることを考慮する．
時間：1 日合計 30 〜 60 分，週 150 〜 300 分実施する．中強度の運動を 1 日 30 分未満つみ重ねるのでもよい．
種類：有酸素運動を中心とする．レジスタント運動やストレッチングなどを併用する．
日常の生活強度も増加させる．
座位の時間を減少させる．

日本肥満学会，『肥満症診療ガイドライン 2016』，ライフサイエンス出版(2016)をもとに作成．

2 型糖尿病の予防・治療の基本は，食事療法と運動療法である．食事療法では，適正なエネルギー摂取を基本として，肥満を解消することが重要となる．日本糖尿病学会の提言では，エネルギー産生栄養素の摂取バランスとして，炭水化物 50 〜 60%エネルギー，たんぱく質 20%エネルギー以下，脂質はできるだけ 25%エネルギー以下にすることが勧められている．また，食物繊維の摂取も望

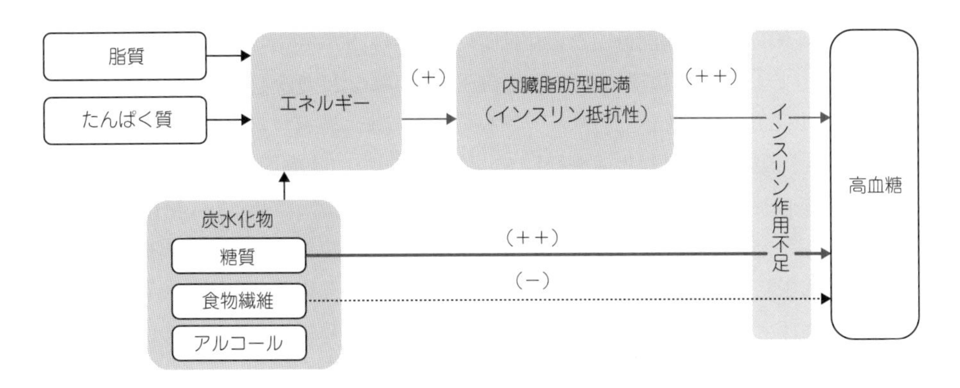

図7.11 栄養素摂取と高血糖との関連(とくに重要なもの)
※肥満を介する経路と介さない経路があることに注意したい.
※この図は，あくまでも栄養素摂取と高血糖との関連の概要を理解するための概念図として用いるに留めるべきである.
「日本人の食事摂取基準」策定検討会，「日本人の食事摂取基準(2020年版)策定検討会報告書」，厚生労働省(2019)より.

表7.4 糖尿病の食事・運動療法

・適正なエネルギー摂取
　身体活動量に応じたエネルギー摂取
　　軽労作(デスクワークが多い職業など) ………… 25〜30 kcal/kg 標準体重
　　普通の労作(立ち仕事が多い職業など) ………… 30〜35 kcal/kg 標準体重
　　重い労作(力仕事が多い職業など) ……………… 35〜 kcal/kg 標準体重
・バランスのとれた食品構成
　指示エネルギー内でエネルギー産生栄養素のバランスをとり，適量のビタミン・ミネラルを摂取
　　糖質　50〜60%，たんぱく質　20%まで，残りを脂質とする(できるだけ25%以内)
　　脂質が25%以上になる場合は，飽和脂肪酸など脂肪酸組成に配慮する
　食物繊維を十分摂取する(1日20g以上)
　アルコールは控える(1日25g程度まで)
　「糖尿病食事療法のための食品交換表(日本糖尿病学会編)」の活用
・運動療法
　種類：有酸素運動，レジスタント運動，およびその組み合わせ
　　　　座位の時間を減少させる
　強度：中強度の運動
　頻度：できれば毎日，少なくとも週に3〜5回
　時間：1日20〜60分，週合計150分以上実施する
　　　　歩行運動では，1回15〜30分を1日2回，1日約1万歩

日本糖尿病学会編「糖尿病診療ガイドライン2019(日本糖尿病学会編)」をもとに作成.

まれる(図7.11)．さらに，運動により骨格筋へのグルコースの取り込みが促進されるとともに，インスリン感受性が高まることが知られている．そのため，運動療法として有酸素運動を継続的に行うことが勧められている(表7.4)．

(c) 高血圧

高血圧は，糖尿病，脂質異常症とともに，動脈硬化のリスク因子であり，脳血管疾患や虚血性心疾患といった動脈硬化を基盤とする疾病予防において重要である．

高血圧は，収縮期血圧および拡張期血圧のいずれかあるいは両方が基準値を超えて上昇した状態で，**診察室血圧**が(病院などの診察室で測定する血圧) 140/90 mmHg 以上と定義している．血圧値は，測定する環境によって異なるので，最近では日常生活を行っているときの血圧(家庭内血圧)を重視すべきと考えられている．**家庭内血圧**は診療室血圧より低く，135/85 mmHg 以上を高血圧と定義している．さらに重症度に応じて，Ⅰ度高血圧，Ⅱ度高血圧，Ⅲ度高血圧に分類される．なお，正常血圧値と高血圧値の間に，正常高値血圧と高値血圧という血圧域を設けることで，高血圧予備軍にあたる人への注意喚起を促している．

成人における血圧値の分類
日本高血圧学会高血圧治療ガイドライン作成委員会，『高血圧治療ガイドライン 2019』，日本高血圧学会，p.18.
https://www.jpnsh.jp/data/jsh2019/JSH2019_hp.pdf

高血圧を示す者のうち，90%は特定の原因が不明と診断された本態性高血圧であり，残り 10%はほかの疾患などが原因の二次性高血圧である．

高血圧は，脳血管疾患や心疾患などの発症や重症化に影響することから，高血圧を発症し維持された場合，食生活を含めた生活習慣の改善が重要である．とくに，ナトリウム(食塩)の摂取は，高血圧の発症に大きな影響を及ぼす(図 7.12)．日本人は食事から 1 日あたり約 10 g 前後の食塩を摂取しており，日常的に摂取過剰であると考えられる．日本人の食事摂取基準(2020 年版)では，食塩摂取量の目標量を男性 7.5 g/日未満，女性男性 6.5 g/日未満と設定されている．また，日本高血圧学会の「高血圧治療ガイドライン(2019)」では，食塩摂取量を男女とも 6 g/日未満にするよう示されている．さらに，果物・野菜の積極的摂取，適正体重の維持，飲酒制限，禁煙，運動療法が勧められている．

高血圧における生活習慣の修正項目
日本高血圧学会高血圧治療ガイドライン作成委員会，『高血圧治療ガイドライン 2019』，日本高血圧学会，p.64.
https://www.jpnsh.jp/data/jsh2019/JSH2019_hp.pdf

(d) 脂質異常症

脂質異常症は，コレステロール値のみが異常を示すもの，トリグリセリド値

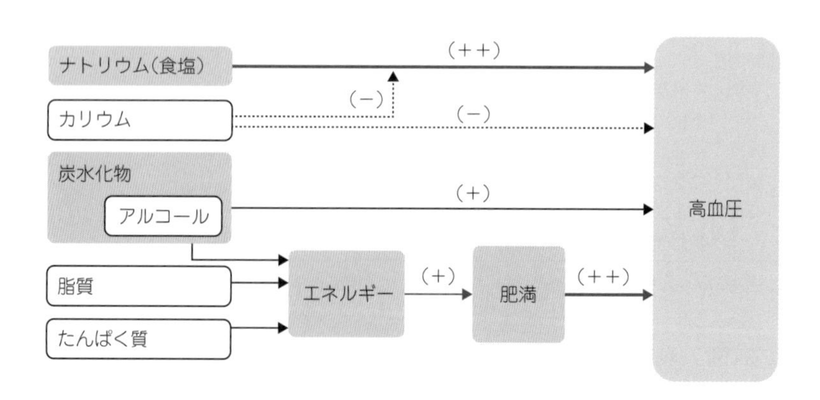

図 7.12 栄養素摂取と高血圧との関連(とくに重要なもの)
※肥満を介する経路と介さない経路があることに注意したい．
※この図はあくまでも概要を理解するための概念図として用いるに留めるべきである．
「日本人の食事摂取基準」策定検討会，「日本人の食事摂取基準(2020 年版)」，厚生労働省(2019)より．

のみ異常を示すもの，両者に異常を示すものに分類される．診断基準には，LDLコレステロール値，トリグリセリド値，HDLコレステロール値と，総コレステロール値からHDLコレステロール値を差し引いたnon-HDLコレステロール値が用いられている．平成29年度患者調査(厚生労働省)によると，脂質異常症の総患者数(継続的な治療をうけていると推測される患者数)は221万人，男性64万人，女性157万人で，女性のほうが多い．

脂質異常症の診断基準
日本動脈硬化学会HP，『動脈硬化は怖い病気のはじまり』，一般社団法人 日本動脈硬化学会，p.2.
http://www.j-athero.org/general/pdf/doumyaku_p2020.pdf

脂質異常症は，動脈硬化症，とくに脳血管疾患や虚血性心疾患のリスク因子であり，発症予防や重症化予防には食事療法が重要である(図7.13)．日本動脈硬化学会「動脈硬化性疾患予防のための脂質異常症診療ガイド2018年度版」では，脂質異常症の食事療法のポイントとして，以下のことが示めされている．

・適正体重の維持と栄養素配分バランス
・飽和脂肪酸によるエネルギー比率の適正化
・n-3系多価不飽和脂肪酸の摂取増加とトランス脂肪酸の摂取抑制
・食物繊維の摂取増加
・食塩の摂取抑制
・アルコールの摂取抑制

また，継続的な有酸素運動によってHDLコレステロール値が増加すると考えられていることから，運動療法として個々に適した運動を生活に取り入れるように心がける．

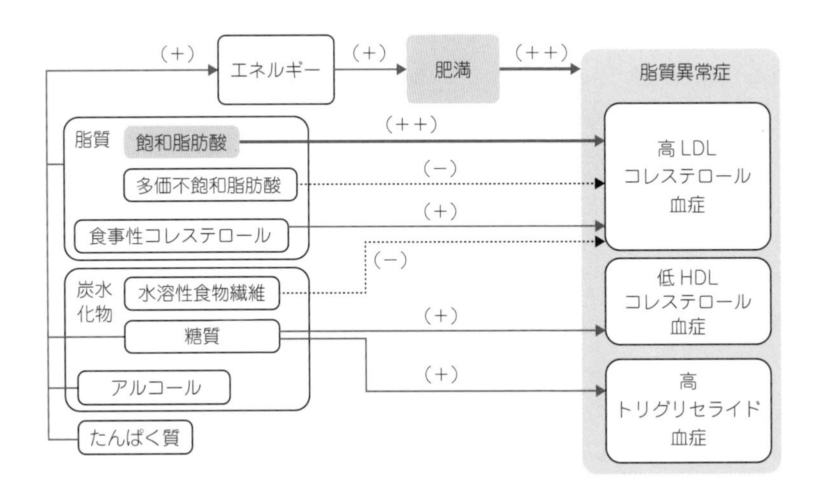

図7.13 栄養素摂取と脂質異常症との関連(とくに重要なもの)
※肥満を介する経路と介さない経路があることに注意したい．
※この図はあくまでも概要を理解するための概念図として用いるに留めるべきである．
「日本人の食事摂取基準」策定検討会，「日本人の食事摂取基準(2020年版)策定検討会報告書」，厚生労働省(2019)より．

脳出血
脳の毛細血管が破れて出血した状態．半身のまひ，しびれや，言葉が出ない，歩行できない，ものが2重にみえるもしくは片側が全く見えないなどの症状が特徴．発症の前兆はほとんどない．

くも膜下出血
血管にできたこぶ（脳動脈瘤）が破裂して出血した状態．突然，殴られたような激しい頭痛が現れるのが特徴．発症前する前に2～3割の人が頭痛を経験している．

狭心症と心筋梗塞
心筋に酸素や栄養分を含む血液を供給する血管を冠動脈という．この冠動脈が動脈硬化によって狭くなると，十分な酸素の供給がされなくなり，酸欠状態になる（虚血）．この状態で運動などの活動をしたとき，胸が締め付けられるような痛みが起こるのが狭心症で，胸痛はニトログリセリンなどの舌下剤の使用で緩和することができる．冠動脈の動脈硬化が進行すると，血流が途絶え心筋細胞が壊死する．この状態を心筋梗塞といい，薬剤でも緩和しない激烈な痛みが起こる．

虚血性心疾患の一次予防ガイドライン（2012年改訂版）
一般社団法人日本循環器学会HPより．
https://www.j-circ.or.jp/cms/wp-content/uploads/2020/02/JCS2012_shimamoto_h.pdf

メタボリックシンドローム
p.154を参照．

GFR
glomerular filtration rate，糸球体濾過量．

(e) 脳血管疾患の予防

脳血管疾患には，脳の血管の一部が詰まり血流が滞る脳梗塞と，血管が破れて出血する**脳出血**，**くも膜下出血**があり，いずれも血流障害により脳の機能が失われる疾患である．脳血管疾患の多くを占めていた脳出血は，1960年代から著しく減少している．脳出血発症のおもな原因である高血圧の対策が進み，発症が減少したためと考えられている．一方，脳梗塞による死亡は，1960～1970年頃に急増しその後も漸増している．脳梗塞は，虚血性心疾患と同様に，動脈硬化を基盤疾患として発症する．そのため，動脈硬化を引き起こす肥満，糖尿病，脂質異常症，高血圧などがリスク因子となる．

食事療法は，エネルギー産生栄養素をバランスよく摂取し，塩分摂取を控える必要がある．

(f) 虚血性心疾患の予防

虚血性心疾患は，心臓が拍動し続けるための酸素や栄養素を供給する冠動脈血管の狭窄や閉塞により，心筋に障害が生じる疾患で，狭心症や心筋梗塞などがある．心筋梗塞は致死率の高い疾患である．心疾患は日本人の死因の第2位であるが（図7.9），そのうちの約40%は，心筋梗塞もしくは虚血性心疾患による死亡である．

虚血性心疾患の基盤的な病態は冠動脈の動脈硬化で，加齢，高血圧，喫煙，脂質異常症，肥満，メタボリックシンドローム，糖尿病，家族歴などが，虚血性心疾患のリスク因子と考えられている．とくに，肥満はメタボリックシンドロームを引き起こし，動脈硬化の強いリスク因子になることから，食事療法や運動療法による肥満の改善は，虚血性心疾患の予防のために重要である．「**虚血性心疾患の一次予防ガイドライン（2012年改訂版）**」（日本循環器病学会）では，栄養素バランスの適正化，飽和脂肪酸のエネルギー比率の適正化，食物繊維の摂取の増加などが示されている．

(j) 慢性腎臓病

慢性的に腎機能が低下した状態を，CKD（慢性腎臓病）と呼ぶ．タンパク尿やその他の腎障害を示唆する所見，または糸球体濾過量（GFR）の低下を伴う腎機能低下が3か月以上持続している状態の総称である．CKDの重症度は，タンパク尿の程度とGFRの値で規定される．

CKDは，年齢や遺伝的因子に加えて，肥満，喫煙，糖尿病，高血圧，脂質異常症など生活習慣に関連した要因が，その発症のリスク因子となる．しかしながら，CKD重症化と栄養素摂取の関連については，高血圧，糖尿病，脂質異常症に比べると研究が少なく，結果が一致していない現状である（図7.14）．

CKDの進行は，人工透析が必要な腎不全になる可能性が高いこと，脳血管疾患や心筋梗塞などの動脈硬化性疾患発症の高いリスクとなることがあげられている．このため，CKD発症・進行の予防には，食事管理，運動，禁煙など生活習慣の改善とともに，ほかの生活習慣病の管理も併せて行うことが重要で

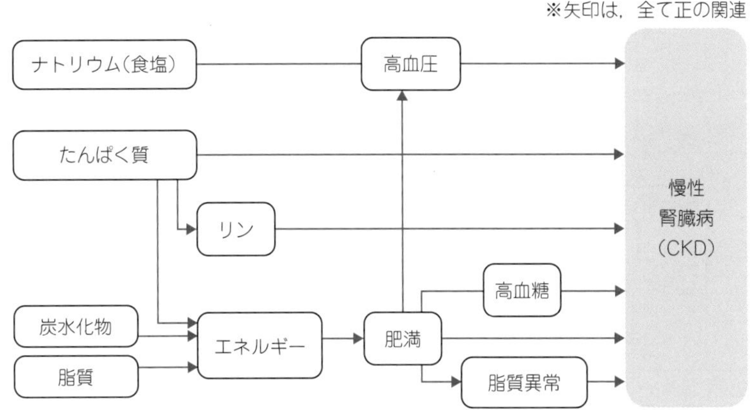

図7.14 栄養素摂取と慢性腎臓病(CKD)の重症化との関連(重要なもの)

※高血圧・脂質異常症・糖尿病に比べると栄養素摂取量との関連を検討した研究は少なく，結果も一致していないものが多い．また，重症度によって栄養素摂取量との関連が異なる場合もある．

※この図はあくまでも栄養素摂取と慢性腎臓病(CKD)の重症化との関連の概念を理解するための概念図として用いるに留めるべきである．

「日本人の食事摂取基準」策定検討会，「日本人の食事摂取基準(2020年版)策定検討会報告書」，厚生労働省(2019)より．

ある．

(h) 骨粗鬆症の予防

骨粗鬆症は，骨量の減少と骨組織の微細構造における異常を特徴とし，骨強度が低下して骨折のリスクが増大した病態のことで，発症率は女性が高い．

骨量は20歳前後に最大となり，その後は安定的に推移するが，50歳前後から低下し，女性の場合は，閉経をむかえる頃から急激に減少する．これは，骨吸収の抑制に作用するエストロゲンの分泌低下に関係しており，骨からのカルシウム損失が高まるためと考えられる．骨粗鬆症の予防には，20歳前後までに獲得する骨量をいかに高めるかが重要であり，成長期から骨粗鬆症予防のための生活習慣に心がける必要がある．食事では，カルシウム摂取に加えて，十分なたんぱく質，ビタミンD，ビタミンK，ビタミンCの摂取が重要である．さらに，荷重運動による物理的な刺激によって骨形成を促進することや，日光浴によるビタミンD産生を高めることも勧められる．また，喫煙，過剰飲酒は骨折のリスクを高めることから，禁煙，適度な飲酒にも心がける．

(i) 生活習慣病の予防

疾病の予防は，健康を維持し発病を予防する一次予防，疾病の早期発見，早期治療を目的とする二次予防，疾病の治療や重症化を予防する三次予防に分類することができる．生活習慣病予防ではとくに一次予防が重要であり，具体的な政策として，2000(平成14)年より健康日本21が開始された．これに続いて2012(平成24)年に策定された健康日本21(第二次)では，2013～2022年度に

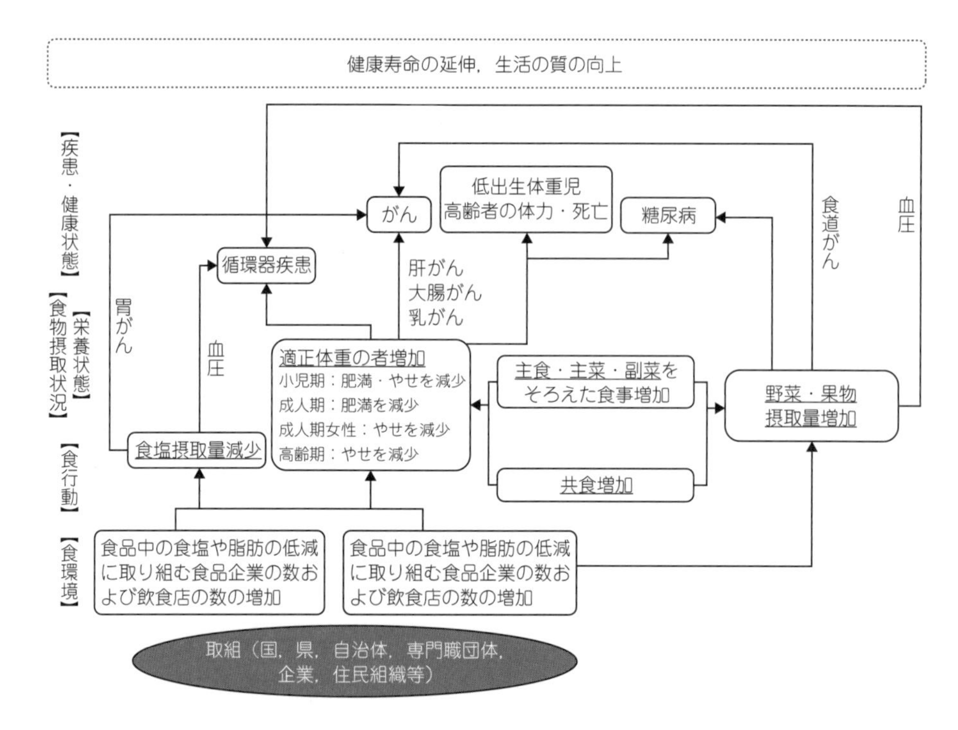

図 7.15　健康日本 21（第二次）における生活習慣病等と栄養・食生活の目標の関連
※←は，研究報告あり
厚生労働省，「健康日本 21（第二次）の推進に関する参考資料」(2012) より．

おける国民の健康増進に関する基本的な方向が示されている．その中では，生活習慣病に対処するための食生活改善や運動習慣などによる，発症予防と重症化予防に重点をおいた対策を推進するべきとしている（図 7.15）．また，栄養・食生活，身体活動・運動，休養，飲酒，喫煙および歯・口腔の健康に関する生活習慣および社会環境の改善について，具体的な目標が設定されている．

また日々の生活の中で，何をどれだけ，どのように食べたらよいのかという具体的な実践目標として，2000（平成 14）年に「食生活指針」が策定され，2016（平成 28）年にはその一部が改定されている．食生活指針では，QOL の向上を重視し，バランスのとれた食事内容，食料の安定供給や食文化，環境に配慮した食生活の目標が示されている（図 7.16）．

さらに，食生活指針を具体的な行動に移すため，2005（平成 17）年には「食事バランスガイド」が策定された．1 日にどのような料理をどれだけ食べたらよいか，イラストを使って目安をわかりやすく示したものである．これらを上手に活用し，健康の維持・増進や生活習慣病予防のために，バランスのとれた食生活を実践することが期待されている．

食事バランスガイド
農林水産省 HP より．
https://www.maff.go.jp/j/balance_guide/kakudaizu.html

生活習慣病は，40 歳前後から急激に増加する．対策事業の 1 つとして，一次予防を目的とした**特定健康診査・特定保健指導**が 2008（平成 20）年から実施されている．生活習慣の改善や生活習慣病予備軍の減少を目的としているため，

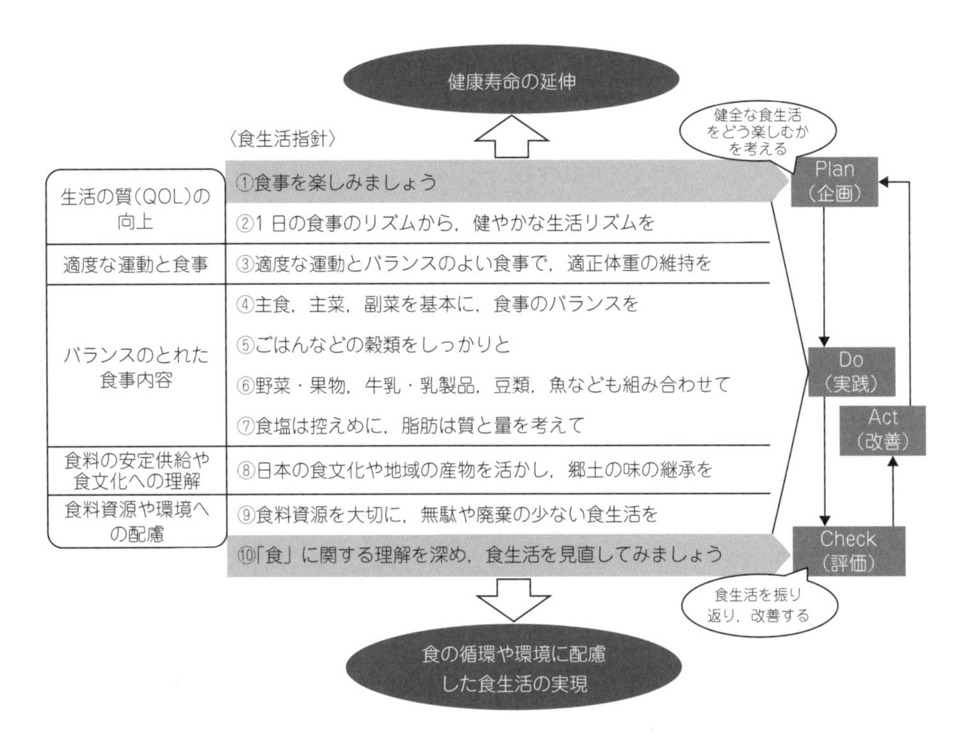

図 7.16　食生活指針(2016 年改定)の全体構成
文部科学省・厚生労働省・農林水産省，「食生活指針」(2016)より．

成人期以降の 40 ～ 74 歳には特定健康診断の受診が義務づけられている(p.151，コラム参照)．

練 習 問 題

次の文章を読み，正しいものには○，誤っているものには×をつけなさい．

(1) 日本人の食事摂取基準(2020 年版)において，成人期のエネルギーの指標には推定エネルギー必要量が用いられている．　重要

(2) 日本人の食事摂取基準(2020 年版)において，成人期のナトリウムの目標量は男女とも 8.0 g/日未満(食塩相当量)である．　重要

(3) 日本人の食事摂取基準(2020 年版)において，成人期における飽和脂肪酸のエネルギー比率の目標量の上限は 7%である．　重要

(4) 日本人の食事摂取基準(2020 年版)において，成人期のコレステロールの目標量は，200 mg/日未満である．　重要

(5) 女性ホルモンのエストロゲンは，血中コレステロールを低下させる作用がある．

(6) 更年期では，エストロゲンおよびプロゲステロンは上昇し，性腺刺激ホルモン放出ホルモンおよび卵胞刺激ホルモンが低下する．　重要

(7) 肥満には皮下脂肪型肥満と内臓脂肪型肥満があり，男性に多いのは前者である．

(8) 動脈硬化症発症のリスク因子として，肥満，脂質異常症，高血圧，糖尿病，喫煙があげられる．

重要☞ (9) メタボリックシンドロームの診断基準におけるウエスト周囲径の基準値は，男性 90 cm，女性 85 cm である．

(10) メタボリックシンドロームの診断基準に，トリグリセリド値は含まない．

(11) 高血圧改善のために，日本高血圧学会では1日8g未満の食塩摂取を推奨している．

(12) 生活習慣病予防に有効な運動は，中等度の有酸素運動である．

(13) 骨粗鬆症の予防において有効な運動は，重量負荷運動である．

(14) 日本人の糖尿病の大部分は1型糖尿病であり，インスリン抵抗性がその発症に関わる．

(15) 慢性腎臓病(CKD)は，心血管疾患のリスク因子である．

■出題傾向と対策■

おもに生活習慣病に関する出題が多い．成人期の食事摂取基準，とくに目標量の数値と算定根拠について問われる．「日本人の食事摂取基準」について把握しておくことが重要である．

8

高齢期

8章を理解するためのポイント

Point 1

高齢期の生理的特徴を理解し，疾病の予防と改善のための正しい知識を習得し，高齢期のQOLを高める栄養および生活について理解しよう．

Point 2

食事支援に必要な基本的事項について説明できるようにしよう．

Point 3

嚥下機能の低下に対応した適正な食事の普及に取り組んでいこう．

Point 4

栄養士・管理栄養士は食の専門家として，高齢者の低栄養予防，フレイル予防，介護予防について発信する役割を担っていることを意識しよう．

65歳以上の人を高齢者といい，高齢者のうち65～74歳までを前期高齢者，75歳以上を後期高齢者という．

高齢者の区分：前期高齢者，後期高齢者
高齢期は世界保健機関(WHO)の定義では，65歳以上の人となっている．日本人の食事摂取基準(2020年版)では，高齢者は，65～74歳，75歳以上に区分されている．

2018(平成30)年現在，日本の総人口は，1億2,644万人である．総人口のうち高齢者の人口は3,558万人であり，高齢化率(総人口に占める65歳以上人口の割合)は28.1%である．これは過去最高の高齢化率であり，表8.1にあるように後期高齢者数が前期高齢者数を上回った．今後も高齢者の総人口に占める割合は上昇を続け，2065(令和47)年には，約2.6人に1人が高齢者，約3.9人に1人が後期高齢者になると予想されている．

2016(平成28)年の平均寿命は男性80.98歳，女性87.14歳，健康寿命は男性72.14歳，女性74.79歳である．平均寿命と健康寿命との差は，男性が8.84年，女性が12.35年となっている．この期間は，日常生活に制限のある「不健康な期間」を意味する．疾病予防と健康増進，介護予防などによって，平均寿命と健康寿命の差を短縮することができれば，個人のQOL(生活の質)の低下

健康寿命
健康上の問題で日常生活が制限されることなく生活できる期間．

表8.1 高齢者数と総人口に占める割合

	人口	総人口に占める割合
高齢者	3,558万人	28.1%
前期高齢者	1,760万人	13.9%
後期高齢者	1,798万人	14.2%

※平成30(2018)年10月1日現在.
内閣府,「令和元年版高齢社会白書(概要版)」より作成.

を防ぐことが期待できる.そのためには,高齢期の生理的特徴を理解し,この時期に特徴的な疾病の予防と改善のための正しい知識と,高齢期における健康を維持・増進させるために必要な栄養およびQOLの向上について理解し,栄養ケア・マネジメントを正しく実践することが大切である.厚生労働省が推進する,QOLの向上や健康の保持・増進のための事業*において,栄養士・管理栄養士の役割は重要となっていくだろう.

また,高齢期の特徴として,老化の進行程度は個人により差が大きいこと,前期高齢者と後期高齢者で身体上・社会生活上の変化が大きく異なることがあげられる.一般的には,高齢者は同年代であっても生理的特徴の個人差が大きいが,前期高齢者の健康状態は比較的良好であるのに対し,後期高齢者は健康状態に支障をきたし社会活動への参加が少なくなるなどの変化が起こることが多い.高齢期では,身体機能の低下に伴う日常活動機能の低下,低栄養や咀嚼・嚥下障害などの栄養管理上の問題などの課題を多く抱えやすくなる.要介護の原因として,認知症,転倒,フレイルがあり,これらは低栄養との関連がきわめて高い.近年の**超高齢社会**において,健康寿命の延伸と介護予防の視点から,過栄養だけでなく,後期高齢者が陥りやすい低栄養対策の重要性が高まっている.高齢者では,個人差が大きいことから個人ごとのアセスメントにより,高齢者を栄養面から支える管理栄養士の役割が重要となる.

＊健康の保持・増進のための事業
・健康日本21(第二次)
21世紀における国民健康づくり運動.2013年から2022年までの期間に実施される.
・スマートライフプロジェクト
https://www.smartlife.mhlw.go.jp/

フレイル
p.175を参照.

超高齢社会
65歳以上の人口の割合が全人口の21%を占めている社会を指す.

低栄養
人が,健康に生きるために必要な量の栄養素が摂れていない状態.とくに,たんぱく質とエネルギーが十分に摂れていない状態を指す.3章も参照.

8.1 高齢期の生理的特徴

高齢期には,加齢に伴い身体組織・臓器が委縮し,身体機能が衰える(**表8.2**).臓器・組織の変化のうち,その機能が加齢に伴う変性または委縮によって低下していくことを退行性変化という.この変化は不均一で,生命維持にかかわる臓器(脳や腎臓)では緩やかだが,骨格筋や肝臓などで顕著に見られる.一方で病気やけが,加齢など,何らかの理由によって身体に障がいがあっても,活用することのできる残された機能を残存機能という.

高齢者に多発し,比較的特有な症候を有するものは**老年症候群**として扱われる.とくに,後期高齢者では老年症候群が現れ,複数の慢性疾患を有することが多くなる.治療のみではなく,栄養学的側面,介護・リハビリなど幅広い観点から支える必要がある.

老年症候群
加齢によって全身諸臓器の機能が低下し,さまざまな疾患が複合して起こる.老年症候群のおもな症状としては,認知機能の低下や認知症,ADLの低下をはじめ,サルコペニア(筋肉量,握力,歩行速度などの低下),転倒,骨折,うつ症状,低栄養,尿失禁などがある.とくにフレイルは,老年症候群においてよく認められる.

表 8.2 加齢に伴う各臓器・器官系の変化

中枢神経系	脳細胞は20歳代をピークとして減少していくと考えられる 脳血流量も20歳以降減少 脳波においても基礎 α 波の徐波化が認められ，脳の振幅の減少，開眼による α 波抑制の減退
内分泌系	基礎代謝の低下 加齢により増加：ゴナドトロピン，膵性ポリペプチド 加齢により低下：副甲状腺ホルモン，副腎性アンドロゲン，エストロゲン，テストステロン ホルモンに対する組織受容体の反応性低下
呼吸器系	肺の弾性収縮力は減少する 肺活量，1秒量，最大換気量なども減少 動脈血ガス分析にて PO_2 の低下
消化器系	胃粘膜の萎縮が進行し，胃酸濃度低下 ペプシンの分泌減少 肝機能，膵機能での加齢的変化はあまりない
感覚器系	嗅覚，聴覚の鈍化 視覚では老眼が出現してくる．また白内障が高頻度に発生する
免疫系	免疫監視機構の機能低下により発がんや老化が促進 血中自然抗体価は加齢とともに徐々に低下
循環器系	心拍出量は20歳以降直線的に減少 心係数では1年に約0.8%ずつ減少 末梢血管抵抗は加齢とともに直線的に上昇，動脈硬化が進行する
泌尿器系	腎血流量が低下，したがって糸球体ろ過値は低下し，クレアチニンクリアランス(Ccr)は減少する 尿細管機能も加齢とともに低下し，尿濃縮機能も低下する．膀胱容積が小さくなり，夜間尿が頻繁とする 男性においては前立腺が肥大する
反射・運動機能	筋力は20歳代をピークとして直線的に低下 動作を始めるまでの反応時間の低下 末梢神経運動伝導速度は軽度に低下
骨格系	身長および体重はともに減少傾向を示す 脊柱では背筋の萎縮，椎骨の変化が著しく，骨塩量は中年以降減少する(とくに女性では閉経後の骨塩量の減少が著しく，比較的早くから骨粗鬆症を呈する) 筋力(握力)は40歳以降低下 関節柔軟度も18歳前後をピークとして減少するが，40歳以降の変化が少ない

鈴木隆雄，臨床栄養(臨時増刊号)，**118** (6)，552 (2011) より．

(1) 感覚機能

高齢期には，近くのものが見えにくくなる老視(老眼)や，白内障，緑内障などの眼病に罹患しやすくなる．

味覚の低下は，甘味と塩味に顕著に見られるが，とくに塩味の閾値(いきち)が高まる．味覚と嗅覚が低下すると，味を感じにくくなり，濃い味つけのものを好みやす

Plus One Point

各器官の機能

呼吸器：気管や肺．酸素を取り入れ二酸化炭素を排出する．

循環器：心臓や血管．酸素や栄養や老廃物などを運ぶ血液を流す．

消化器：胃や腸．食物を消化・吸収する．

運動器：骨，関節，筋肉や神経で構成され，連携して身体を自由に動かす．

Plus One Point

心係数

心拍出量を評価する際，体格の違いにより酸素摂取量が異なることを考慮して使用される値で，心拍出量を体表面積で補正して求められる．体表面積 1 m^2 あたりの1分間に心臓から拍出される血液量を表す．

心拍出量(1分間に拍出される血液量)＝(1回心拍出量)×(1分間の心拍数)

心係数＝心拍出量／体表面積(1 m^2)

Ccr

creatinine clearance，クレアチニンクリアランス．

感覚機能

生体が恒常性を維持するために必要な味覚，視覚，聴覚，嗅覚，触覚の5つの機能．

白内障

水晶体に濁りが生じ，網膜に鮮明な像が描けなくなる疾患．瞳孔を開く検査(散瞳(さんどう)検査)で水晶体を観察すると，早い人では40歳代から，80歳代では大部分の人で白内障が発見される．

くなる.

また,老化により皮膚の温度受容の機能の低下が見られる.「熱い」や「冷たい」といった,温度を感じ取る力が鈍くなるので,火傷には注意が必要である.

（2）咀嚼・嚥下機能

食べ物を見てから,口に取り込み咀嚼して,嚥下する一連の動きである摂食・嚥下は,認知期(先行期),準備期,口腔期,咽頭期,食道期の5期に分類される(図8.1).歯の残存数が減少すると,咀嚼機能が低下する.咀嚼機能の低下によって,繊維質の食べ物が食べられないなど,食事の質に変化をおよぼす.歯の本数が約20本以上残っていれば,咀嚼能力が維持されることから,「80歳になっても自分の歯を20本以上保つ」ことを目的として,8020運動が実施されている.

嚥下機能は,嚥下に関係する筋力と神経の協調性の衰えや,脳・神経系の疾患(認知症,パーキンソン病,脳血管疾患)によって低下する.嚥下機能の低下によって,誤嚥や誤嚥性肺炎のリスクが高まる.

（3）消化・吸収機能

消化管運動や消化液分泌量,消化酵素活性は低下する.そのため,栄養素の代謝効率が悪くなるほか,胃もたれや下痢などの消化管症状がみられるようになる.

消化器疾患のなかでも逆流性食道炎は,下部食道括約筋が加齢によって緩み,胃酸が逆流しやすい高齢期に多く見られる.高齢期の背骨が曲がった前屈みの体型(円背(えんぱい))も要因の1つである.逆流性食道炎のおもな症状は胸やけ,呑酸(どんさん),食後の胸やみぞおちの痛みなどである.

（4）食欲不振,食事摂取量の低下

高齢期の食欲不振は食事摂取量の低下を招き,低栄養状態に陥る原因となるため注意が必要である.要因として,感覚機能と身体機能の低下,服薬などがあげられる.これらが複雑に関連して,食欲不振および食事摂取量を低下させ

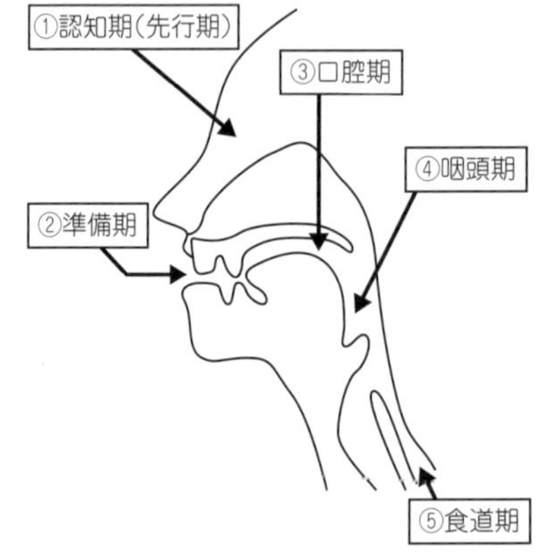

①認知期(先行期)	視覚,嗅覚,触覚などにより食物の形や量,質などを認識する
②準備期	食物を口に取り込み咀嚼して,飲み込みやすい食塊を形成する
③口腔期	形成した食塊を口腔から咽頭へと送り込む
④咽頭期	嚥下反射により食塊を咽頭から食道に送り込む
⑤食道期	食道括約筋が閉鎖し,蠕動運動により食塊を食道から胃に送り込む

図8.1　摂食・嚥下の仕組み

味覚と味蕾

食べ物の味を識別する感覚を味覚という.甘味,酸味,塩味,苦味,うま味の五味をいう.味覚は,舌面上の味蕾(みらい)とよばれる味細胞が呈味成分によりうけた刺激を大脳中枢に伝え生じる感覚.

閾値

ある刺激に対して感覚的な反応を起こすかどうかの限界.認知閾は甘味,塩味,酸味など味質がわかるのに必要な最低の呈味物質の濃度.弁別閾は,ある感覚の強さが変化した場合,感覚の変化を起こすのに必要な最小の濃度差.

Plus One Point

8020運動,健康日本21(第二次)の歯・口腔の健康における目標

- 口腔機能の維持・向上(60歳代における咀嚼良好者の割合の増加)(2009年)73.4%→(2022年)80%
- 80歳で20歯以上の自分の歯を有する者の割合の増加(2005年)25.0%→(2020年)50%
- 60歳で24歯以上の自分の歯を有する者の割合の増加(2005年)60.2%→(2020年)70%
- 60歳代における進行した歯周炎を有する者の割合の減少(2005年)54.7%→(2020年)45%

逆流性食道炎

胃酸や胃内容物が食道に逆流した結果,食道に炎症が起こり,びらん(粘膜がただれること)や潰瘍を生じる疾患,胸やけや胸の痛みなどの症状がある.

る．また，食事摂取量の低下に伴い，摂取水分量も低下する．

高齢期では消化管機能の低下に伴い，胃内滞留時間も長くなる．さらに高齢期は，薬剤の作用が強く効きやすく，副作用も起こりやすくなる．これは，肝臓の分解能力や腎臓の排泄機能の低下によって，薬の排泄に時間がかかり，体内に長くとどまるからである．そのため，高齢期の服薬には十分な注意が必要になる．

(5) たんぱく質・エネルギー代謝の変化

(a) エネルギー代謝

高齢期では，成人期と比較して除脂肪組織，骨格筋の減少により，基礎代謝量が低下する．また，身体活動の低下がある場合もエネルギー消費量は，低下する．

(b) たんぱく質代謝

成人期と比較して，タンパク質合成は低下する〔同化抵抗性(anabolic resistance)〕．そのため，食事と運動を上手に組み合わせるなどして，筋量の減少を防ぐ必要がある．

また，アルブミン/グロブリン比(A/G比)が低下する．これは，加齢とともに肝臓のアルブミン合成能が低下し，血清アルブミン濃度は低下するが，血清グロブリン濃度は高齢期でもほとんど低下しないためである．

(c) 糖代謝

高齢期の耐糖能は低下する．これは，除脂肪組織の減少によるインスリン抵抗性の増大とインスリン受容体の減少が，インスリン感受性の低下を引き起こすためである．とくに食後血糖値は上昇しやすい．

(e) 脂質代謝

とくに高齢女性で，閉経後にエストロゲンの分泌が低下し，血清総コレステロール値が上昇する．食事からのエネルギーの過剰摂取などの要因が加わると，さらに上昇しやすくなる．

(6) カルシウム代謝の変化

加齢に伴い，食事からのカルシウム摂取量や腸管からのカルシウム吸収能の低下が起こる．高齢女性では，骨形成を促進するエストロゲン分泌量の減少が見られ，さらに腸管からのカルシウム吸収を高めるビタミンD摂取量の不足，外出が減るなどして日光を浴びる機会が不足し活性型ビタミンDの産生が不足するうえ，運動量の減少などが加わって，骨粗鬆症を起こしやすくなる．カルシウム摂取量の少ない高齢者では，カルシウムバランスがマイナスになり，骨からカルシウムが溶出され，骨粗鬆症の発症リスクが高くなる．カルシウムバランスをプラスに保つためには，カルシウムの十分な補給が必要である．

(7) 身体活動レベルの低下

寝たきりなどの状態では，身体活動レベル(PAL)は低くなる．このような日常的な活動の低下あるいは制限によって，骨格筋の萎縮，筋力の低下，関節

円背
脊椎湾曲症の一種．脊椎が丸まるように湾曲した状態．

低栄養状態(マラスムス・クワシオルコル)
食事摂取量の低下は，たんぱく質やエネルギーの不足を引き起こし，低栄養状態を招く．低栄養には，たんぱく質・エネルギーの欠乏によって起こるマラスムス(marasmus)と，たんぱく質の欠乏で起こるクワシオルコル(kuuwashiorukor)の2タイプに分けられる．このうち，高齢期の低栄養で起こりやすいのはマラスムスである．

基礎代謝量
安静時に生命維持のため消費される必要最小限のエネルギー代謝量．

耐糖能
血糖値の上昇を抑えるといった，血糖値をコントロールする能力．

インスリン抵抗性
インスリンに対する反応が弱まり，生体がインスリンの作用を十分に発揮できない状態．

エストロゲン
女性ホルモンの一種で，卵巣から分泌される卵胞ホルモン．女性ホルモンにはほかに，黄体ホルモン(プロゲステロン)がある．

活性化ビタミンD
生体内で，カルシウムとリンの恒常性の維持と骨吸収に関与する．

骨粗鬆症の診断
診断には骨密度検査(骨塩定量検査ともいう)が用いられる．骨密度検査では，骨に一定量含まれるカルシウムなどのミネラル成分の量を示す骨塩量を測定できる．

PAL
physical activity level，身体活動レベル．

拘縮，代謝障害，循環器障害，括約筋障害，精神障害が生じる．これらの症状は廃用症候群と呼ばれる．廃用症候群によって，ADL（日常生活動作）がより低下する．

（8）ADL（日常生活動作），IADL（手段的日常生活動作）の低下

毎日の生活の中で日常的に行っている動作や活動を ADL（日常生活動作）という．ADL は，食事，入浴，身支度，排泄など身の回りの動作などの基本的 ADL と，買い物，食事の準備，公共交通機関を利用しての外出など，自立した社会生活に必要な手段的 ADL（IADL）に分類される．高齢期では，これらの生活動作が次第に困難になっていく．基本的 ADL の評価にはバーセル・インデックス（BI）などが用いられ，手段的 ADL の評価には，老研式活動能力指標などが使用される．

（9）排泄機能

加齢に伴い膀胱･尿道の生理的機能の低下が起こりやすい．大脳の機能障害，運動機能の低下，膀胱・尿道の括約筋障害または器質障害などが生じると尿失禁を起こす．尿失禁はトイレでの排尿が間にあわず，尿漏れを生じることである．利尿薬の服用，糖尿病，脳卒中，肥満などの疾病が影響する場合もある．また，大腸蠕動（ぜんどう）運動の低下や運動量，身体活動量の低下により，慢性的な便秘が見られる．

（10）精神・心理面の変化

高齢期では，表 8.3 に示すような重大なライフイベントによって，心理的ストレスが生じやすい．うつ傾向，うつ病になると，食欲低下や低栄養につながることも多く，十分に注意が必要である（表 8.3）．

8.2　高齢期の栄養アセスメント

日本人の平均寿命の延伸には，医療技術の進歩，衛生環境の改善，食生活の改善に伴う感染症による死亡率の低下が大きく貢献してきた．一方で，低栄養

表 8.3　老年期におけるうつ病の誘因

重大なライフイベント	慢性的なストレス
重要な他者の喪失や死別 自分や身近な人が生命の危機にさらされること（病気）など 家族や友人とのいさかい 急性の身体疾患 住み慣れた家を離れること（子どもとの同居に伴う転居，施設入所） 深刻な経済危機	健康の減退 感覚喪失 認知機能低下 行動力の低下 住居環境の問題 経済的な問題 社会的役割の低下（退職など） 家族の介護 社会的孤立など

厚生労働省，「介護予防マニュアル（改訂版）」（2012）より．

骨粗鬆症
骨の構造がもろくなり，骨折しやすくなる疾患．原発性骨粗鬆症と続発性骨粗鬆症がある．原発性骨粗鬆症とは，閉経後骨粗鬆症，男性骨粗鬆症，妊娠後骨粗鬆症などで，続発性骨粗鬆症とは，各種内分泌疾患，胃の切除などが原因とされる．骨量の測定には X 線を用いた DEXA 法（dual-energy x-ray absorptiometry）を用いて測定する．

廃用症候群
（disuse syndrome）
長期にわたる過度の安静や活動性の低下に伴い，心身機能が低下した状態で筋力低下，関節拘（こう）縮（しゅく），褥瘡（じょくそう），括約筋障害（尿失禁，便失禁），心肺機能の低下など，局所的あるいは全身的症状がみられる．

ADL の評価
基本的ADLの評価にバーセル･インデックス（BI）などが用いられる．手段的 ADL の評価には，老研式活動能力指標などが使用される．

ADL
activities of daily living，日常生活動作．

BI
barthel index，バーセルインデックス．

IADL
instrumental activities of daily living，手段的日常生活動作．

便秘
消化管機能の低下により生じる弛緩性便秘と腸の蠕動運動が強すぎるけいれん性便秘がある．高齢者の場合，ほとんどが弛緩性便秘である．

による ADL の低下，主観的健康観の低下，感染症・合併症の誘発，平均入院日数の延長などの課題をあわせもつ．これらを改善させるために，高齢者個人への意識向上や，施設などでの栄養指導とともに強化する必要がある．

(1) 栄養アセスメントと栄養スクリーニング

栄養状態を把握する指標として，臨床的アセスメント(自覚症状の把握，身体計測，臨床検査など)と調査アセスメント(食事調査，生活環境調査，病歴調査，薬剤調査)を行う．自覚症状の把握としては，食欲不振，摂食過剰，口腔の渇き，むくみ，めまいなどをチェックする．身体計測では，身長，体重，上腕周囲長，下腿周囲長，肩甲骨下部皮下脂肪厚などの測定がある．臨床検査では，一般生化学検査，とくに血清アルブミン値，総タンパク質量，血清鉄量に注意する．

高齢者の低栄養を簡便にスクリーニングする方法として NSI(表 8.4)がある．また，簡易栄養状態評価表(MNA)（図 8.2)は，食事量の変化，体重減少，運動能力，BMI などの項目から低栄養リスクを評価するスクリーニングを行い，アセスメントツールとして利用されている．栄養スクリーニングでは血清アルブミンの測定が有効であるが，MNA では血液生化学検査の必要がないことから，高齢者の栄養評価方法として広範に用いられている．

低栄養リスクが認められた者に対し，食事摂取状況，身体計測，血液生化学検査，身体状況の観察などから栄養状態をアセスメントし，それらの結果から栄養ケア・マネジメントプランを作成する．

NSI
nutrition screening initiative，低栄養リスク評価スケール．

MNA
mini nutritional assessment，簡易栄養状態評価表．第 1 章も参照．

(2) 高齢期の食事摂取基準

日本人の食事摂取基準(2020 年版)では，生活習慣病の発症予防・重症化予防に加え，高齢者の低栄養予防・フレイル予防が重要なテーマとして加えられた．おもな改定点として，年齢は 65 ～ 74 歳，75 歳以上の 2 区分が設定された．

表 8.4　NSI(Nutrition Screening Initiative)

わたしは	はい
病気または症状のため，食べ物の種類や量が変化した	2
1 日に食べるのは 2 食以下だ	3
果物，野菜，乳製品はあまり食べない	2
ビール，ウィスキー，ワインをほぼ毎日 3 杯以上飲む	2
食べるのが困難になるような歯や口腔の問題がある	2
経済的な理由により食事を制限せざるをえない	4
毎日 1 人で食事をしている	1
1 日 3 種類以上の薬を飲んでいる	1
過去 6 か月間に約 5 kg の体重の減少があった．	2
自分で買い物や食事の支度をすることなどに支障をきたすことがある	2
合計点数	点
＊合計点数　0 ～ 2　栄養状態良好 3 ～ 5　栄養状態低下傾向 6 以上　栄養不良の危険	

簡易栄養状態評価表
Mini Nutritional Assessment
MNA®

Nestlé
NutritionInstitute

氏名：　　　　　　　　　　　　性別：

年齢：　　　体重：　　　kg　身長：　　　cm　調査日：

スクリーニング欄の□に適切な数値を記入し、それらを加算する。11 ポイント以下の場合、次のアセスメントに進み、総合評価値を算出する。

スクリーニング

A 過去3ヶ月間で食欲不振、消化器系の問題、そしゃく・嚥下困難などで食事量が減少しましたか？
0＝著しい食事量の減少
1＝中等度の食事量の減少
2＝食事量の減少なし □

B 過去3ヶ月間で体重の減少がありましたか？
0＝3 kg 以上の減少
1＝わからない
2＝1～3 kg の減少
3＝体重減少なし □

C 自力で歩けますか？
0＝寝たきりまたは車椅子を常時使用
1＝ベッドや車椅子を離れられるが、歩いて外出はできない
2＝自由に歩いて外出できる □

D 過去3ヶ月間で精神的ストレスや急性疾患を経験しましたか？
0＝はい　2＝いいえ □

E 神経・精神的問題の有無
0＝強度認知症またはうつ状態
1＝中程度の認知症
2＝精神的問題なし □

F BMI 体重 (kg) ÷ [身長 (m)]²
0＝BMI が 19 未満
1＝BMI が 19 以上、21 未満
2＝BMI が 21 以上、23 未満
3＝BMI が 23 以上 □

スクリーニング値：小計（最大：14 ポイント） □□

12-14 ポイント：　栄養状態良好
8-11 ポイント：　低栄養のおそれあり (At risk)
0-7 ポイント：　低栄養

「より詳細なアセスメントをご希望の方は、引き続き質問 G～Rにおすすみください。」

アセスメント

G 生活は自立していますか（施設入所や入院をしていない）
1＝はい　0＝いいえ □

H 1日に4種類以上の処方薬を飲んでいる
0＝はい　1＝いいえ □

I 身体のどこかに押して痛いところ、または皮膚潰瘍がある
0＝はい　1＝いいえ □

J 1日に何回食事を摂っていますか？
0＝1回
1＝2回
2＝3回 □

K どんなたんぱく質を、どのくらい摂っていますか？
・乳製品（牛乳、チーズ、ヨーグルト）を毎日1品以上摂取　はい □ いいえ □
・豆類または卵を毎週2品以上摂取　はい □ いいえ □
・肉類または魚を毎日摂取　はい □ いいえ □
0.0＝はい、0～1つ
0.5＝はい、2つ
1.0＝はい、3つ □.□

L 果物または野菜を毎日2品以上摂っていますか？
0＝いいえ　1＝はい □

M 水分（水、ジュース、コーヒー、茶、牛乳など）を1日どのくらい摂っていますか？
0.0＝コップ 3 杯未満
0.5＝3 杯以上 5 杯未満
1.0＝5 杯以上 □.□

N 食事の状況
0＝介護なしでは食事不可能
1＝多少困難ではあるが自力で食事可能
2＝問題なく自力で食事可能 □

O 栄養状態の自己評価
0＝自分は低栄養だと思う
1＝わからない
2＝問題ないと思う □

P 同年齢の人と比べて、自分の健康状態をどう思いますか？
0.0＝良くない
0.5＝わからない
1.0＝同じ
2.0＝良い □.□

Q 上腕（利き腕ではない方）の中央の周囲長(cm)：MAC
0.0＝21cm 未満
0.5＝21cm 以上、22cm 未満
1.0＝22cm 以上 □.□

R ふくらはぎの周囲長 (cm)：CC
0＝31cm未満
1＝31cm 以上 □

評価値：小計（最大：16 ポイント） □□.□
スクリーニング値：小計（最大：14 ポイント） □□.□
総合評価値（最大：30 ポイント） □□.□

低栄養状態指標スコア

24～30 ポイント	□	栄養状態良好
17～23.5 ポイント	□	低栄養のおそれあり (At risk)
17 ポイント未満	□	低栄養

Ref.
Vellas B, Villars H, Abellan G, et al. *Overview of MNA® - Its History and Challenges.* J Nut Health Aging 2006; 10: 456-465.
Rubenstein LZ, Harker JO, Salva A, Guigoz Y, Vellas B. Screening for Undernutrition in Geriatric Practice: *Developing the Short-Form Mini Nutritional Assessment (MNA-SF).* J. Geront 2001; 56A: M366-377.
Guigoz Y. The Mini-Nutritional Assessment (MNA®) *Review of the Literature – What does it tell us?* J Nutr Health Aging 2006; 10: 466-487.

さらに詳しい情報をお知りになりたい方は、www.mna-elderly.com にアクセスしてください。

図8.2　簡易栄養状態評価表

フレイル予防の観点から高齢者のたんぱく質の目標量が見直され，総エネルギー量に占めるべきたんぱく質由来エネルギー量の割合(%エネルギー)は，65歳以上の目標量の下限を13%エネルギーから15%エネルギーに引き上げられた．また，高齢期の目標とするBMIの範囲の下限が20.0から21.5kg/m^{2}に引き上げられた(**表7.1**を参照)．高齢者の推定エネルギー必要量(**表8.5**)と食事摂取基準(**表8.6**)を示す．

高齢者の1日に必要な推定エネルギー必要量は，次の推定式から求められる．

表8.5　高齢者の推定エネルギー必要量

	男性(65～74歳)			女性(65～74歳)		
身体活動レベル	Ⅰ	Ⅱ	Ⅲ	Ⅰ	Ⅱ	Ⅲ
エネルギー(kcal/日)	2,050	2,400	2,750	1,550	1,850	2,100
	男性(75歳以上)			女性(75歳以上)		
身体活動レベル	Ⅰ	Ⅱ	Ⅲ	Ⅰ	Ⅱ	Ⅲ
エネルギー(kcal/日)	1,800	2,100	―	1,400	1,650	―

※レベルⅡは自立している者，レベルⅠは自宅にいてほとんど外出しない者に相当する．
※レベルⅠは高齢者施設で自立に近い状態で過ごしている者に適用できる値である．

表8.6　高齢者の食事摂取基準(抜粋)

	男性		女性	
	65～74歳	75歳以上	65～74歳	75歳以上
身体活動レベル	Ⅱ	Ⅱ	Ⅱ	Ⅱ
推定エネルギー必要量(kcal)	2,400	2,100	1,850	1,650
たんぱく質推奨量(g/日)	60		50	
たんぱく質目標量(%エネルギー)	15～20			
脂質目標量(%エネルギー)	20～30			
n-3系脂肪酸目安量(g/日)	2.2	2.1	2.0	1.8
炭水化物目標量(%エネルギー)	50～65			
食物繊維目標量(g/日)	20以上		17以上	
ビタミンD目安量(μg/日)	8.5			
ビタミンE目安量(mg/日)	7.0	6.5	6.5	
ビタミンB_6推奨量(mg/日)	1.4		1.1	
ビタミンB_{12}推奨量(μg/日)	2.4			
葉酸推奨量(μg/日)	240			
ビタミンC推奨量(mg/日)	100			
カルシウム推奨量(mg/日)	750	700	650	600
鉄推奨量(mg/日)	7.5	7.0	6.0	

推定エネルギー必要量
　＝ 基礎代謝基準値(kcal/kg 体重/日) × 参照体重(kg) × 身体活動レベル

食事からのたんぱく質摂取量の減少がフレイルやサルコペニアのリスクであるとする報告が多くあり，それらの発症を防ぐため，高齢者では少なくとも 1.0 g/kg 体重/日以上のたんぱく質摂取が望ましいとされている．高齢者では，推奨量を満たしたうえで，目標量を上限とし，適切なたんぱく質量を摂取する必要がある．また，おもに魚類由来の n-3 系脂肪酸の摂取量が少ないと認知機能の低下や認知症発症に関与するとの報告もあり，適量の摂取が望ましい．ビタミン D は，骨粗鬆症やサルコペニアとの関連が報告されており，ビタミン D 不足は高齢者の骨折のリスクを増加させる．「日本人の食事摂取基準(2020 年版)」では，高齢者に 18 ～ 69 歳に算定した目安量(8.5 μg/日)の摂取とともに適切な日照曝露をうけることを推奨する．加齢に伴い，血中ホモシステイン濃度が上昇するが多様な疾患発症との関連が報告されている．ホモシステインは，必須アミノ酸メチオニンの代謝過程で生成され，その代謝には，葉酸，ビタミン B_6，ビタミン B_{12} が関与している．いずれのビタミンが不足しても血中ホモシステイン濃度が上昇するので適度なビタミン類摂取が必要である．また食塩相当量の目標量は，男性 7.5 g/日，女性 6.5 g/日に引き下げられ，高血圧および慢性腎臓病の重症化予防のための食塩相当量の量は男女とも 6.0 g/日未満とされた．

8.3 高齢期の栄養ケア・マネジメント

(1) 低栄養の予防・対応

高齢期に限らず，すべてのライフステージに共通するが，食生活における食事摂取のポイントは栄養バランスをとることにある．1990 (平成 2)年に厚生労働省が作成した高齢者のための食生活指針(表 8.7)，老化遅延のための食生活指針(表 8.8)などを参考とし，栄養管理をすることが大切である．

また高齢者は，食欲低下，食事摂取量減少を生じやすく，低栄養になりやすい．高齢者の低栄養の要因として，社会的要因，精神的心理的要因，加齢の関

表 8.7　高齢者のための食生活指針

1. 低栄養に気をつけよう	体重低下は黄信号
2. 調理の工夫で多様な食生活を	何でも食べよう，食べすぎに気をつけて
3. 副食から食べよう	年をとったらおかずが大切
4. 食生活をリズムにのせよう	食事はゆっくり欠かさずに
5. よく体を動かそう	空腹感は最高の味付け
6. 食生活の知恵を身につけよう	食生活の知恵は若さと健康づくりの羅針盤
7. おいしく，楽しく，食事をとろう	豊かな心が育む健やかな高齢期

厚生労働省，「健康づくりのための食生活指針」(1990)より．

表 8.8 老化遅延のための食生活指針

1. 3食のバランスをよくとり，欠食は絶対避ける
2. 動物性たんぱく質を十分に摂取する
3. 魚と肉の摂取は1：1程度の割合にする
4. 肉は，さまざまな種類を摂取し，偏らないようにする
5. 油脂類の摂取が不足にならないように注意する
6. 牛乳は，毎日 200 mL 以上飲むようにする
7. 野菜は，緑黄色野菜，根野菜など豊富な種類を毎日食べ，火を通して摂取量を確保する
8. 食欲がないときはとくにおかずを先に食べごはんを残す
9. 食材の調理法や保存法を習熟する
10. 酢，香辛料，香り野菜を十分に取り入れる
11. 味見してから調味料を使う
12. 和風，中華，洋風とさまざまな料理を取り入れる
13. 会食の機会を豊富につくる
14. 噛む力を維持するために義歯は定期的に点検をうける
15. 健康情報を積極的に取り入れる

熊谷　修 ほか，「自立高齢者の老化を遅らせるための介入研究有料老人ホームにおける栄養状態改善によるこころみ」，日本公衆衛生雑誌，**46** (11)，1003 (1999) より．

表 8.9 高齢者低栄養の要因

要因	内容
社会的要因	貧困，独居(孤食)，介護力不足，孤独感
精神的心理的要因	認知機能障害，うつ，誤嚥・窒息の恐怖
加齢の関与	嗅覚・味覚障害，食欲低下
疾病要因	臓器不全，炎症・悪性腫瘍，薬物副作用，歯科的・咀嚼の問題，摂食・嚥下問題，ADL 障害，疼痛，消化管の問題(下痢・便秘)
その他	不適切な食形態の問題，栄養に関する誤認識，医療者の間違った指導

「日本人の食事摂取基準」策定検討会，「日本人の食事摂取基準(2020 年版)」，厚生労働省(2019)より改変.

与，疾病要因などがある(**表 8.9**)．栄養の定期的なアセスメントと低栄養(サルコペニア，フレイル)に陥った場合はその早急に対応していく．また，寝たきりの高齢者では褥瘡(じょくそう)(床ずれ)が生じやすくなる．褥瘡は，自立で体位変換ができない場合に起こりやすく，持続的な圧迫を受け，血流が悪くなり，さらに低栄養状態などにより皮膚や皮下組織の損傷が発生する．圧迫を除去するためには，定期的な体位交換やエアマットの使用などがある．創傷治癒にはたんぱく質摂取が必要なので，まず栄養状態の改善をはかる．

褥瘡(床ずれ)
自立で体位変換ができない場合に起こりやすく，持続的な圧迫を受け，血流が悪くなり，さらに低栄養状態などにより皮膚や皮下組織の損傷が発生する．仙(せん)骨(こつ)部，大転子(だいてんし)部，踵(かかと)，下腿(かたい)に発生しやすい．

(2) フレイル

フレイルとは，「健康な状態」と「日常生活でサポートが必要な介護状態」の中間に位置する「健康障害に陥りやすい状態」を指す(**表 8.10**)．

フレイルでは，加齢に伴いさまざまな機能の変化や予備能力の低下によって，転倒，疾患による入院などの健康障害に陥りやすく，死亡率も高まっている．また，フレイル状態の高齢者は，多面的に問題を抱えていることが多い．

もし，フレイルになってしまったとしても，適切な介入があれば「健康な状態」に戻ることができる．フレイルとサルコペニアの予防には，たんぱく質の栄養状態を良好な維持することが重要になる．

表 8.10 Fried らのフレイルの定義

1. 体重減少
2. 疲労感
3. 活動度の減少
4. 身体機能の減弱(歩行速度の低下)
5. 筋力の低下(握力の低下)

※上記の5項目中3項目以上該当すればフレイルと診断される

L. P. Fried., et al., Cardiovascular Health Study Collaborative Research Group. Frailty in older adults：evidence for aphenotype. *J. Gerontol. A Biol. Sci. Med. Sci.*, **56**, 146 (2001) より．

(3) サルコペニア

「加齢に伴う筋力の減少」または「老化に伴う筋肉量の減少」をサルコペニアという．サルコペニアの定義を**表 8.11** に示す．骨格筋の減少を防ぐため，ビタミン D および必須アミノ酸の積極的な摂取が推奨される．

(4) ロコモティブシンドローム

運動器の障害によって要介護状態，および要介護となるリスクが高い状態を

ロコモティブシンドロームという(表8.12)．ロコモティブシンドロームになると，食事や入浴，排泄などの動作が難しくなり，QOLが著しく低下する．

骨粗鬆症や変形性関節疾患など運動器の疾患や，筋力や持久力，運動速度，巧緻性や，バランス能力の低下などはロコモティブシンドロームの原因の1つである．

(5) 転倒，骨折の予防

後期高齢者では，転倒の危険性が高く，転倒による大腿骨頸部骨折が原因となると寝たきりとなるケースも多い．転倒リスクは，転倒スコア(表8.13)によって評価できる．転倒の原因として，筋量と筋力の低下などの身体的要因と環境などの外的要因が考えられる．高齢者の身体的要因として，歩行能力・視力・下肢筋力の低下，聴力障害などのほかに，認知症，起立性低血圧，サルコペニア，パーキンソン病などがある．また薬剤服用によるふらつきなどもある．筋量と筋力低下は，歩行に大きく影響するため，より早期から筋量，筋力の維持に向けた生活習慣を心がける．

また高齢者では，骨粗鬆症によって骨折の発症頻度が増加することが多く，脊椎の圧迫骨折，前腕骨遠位端骨折，大腿骨近位部骨折，上腕骨近位部骨折などが多く見られる．予防のためには，日頃から食事によるカルシウムとビタミンDの摂取，適度な運動，適度な日光浴を心がける必要がある．骨折予防には，転倒リスクをアセスメントし，環境要因の改善を図り，高齢者の歩行速度・足の挙上の低下，不安定さなどに注意する．高齢者の歩行能力の向上のためには，自宅で1人でも実施可能な筋力トレーニング(スクワット，腕立て伏せ，上体

表8.11 サルコペニアの定義

1. 筋肉量減少
2. 筋力低下(握力など)
3. 身体能力の低下(歩行速度など)

※上記の項目1に加え，項目2または項目3を併せもつ場合にサルコペニアと診断される

A. J. Cruz Jentoft, et al. European Working Group on Sarcopenia in OlderPeople.Sarcopenia:European consensus on definition and diagnosis: Report of the European Working Group on Sarcopenia in Older People. *Age and Agein*, **39**, 412 (2010)より．

起立性低血圧
立ち上がる際の血流増加の調節など，血圧を調製する代償機能が妨げられ，脳への血流が減少し一時的に脳循環障害が生じる．症状はめまい，失神，たちくらみなど．

パーキンソン病
脳内のドーパミン不足により神経系が徐々に変性する神経疾患．ヒトの運動を制御しているのが大脳基底核で，この大脳基底核の線条体にドーパミンがはたらきかけることにより体の動きがなめらかになる．ドーパミンをつくる黒質という神経細胞が変性して，線条体へのドーパミンの供給が減少する．歩行困難，筋固縮などの症状がみられ徐々に進行する．

表8.12 ロコモティブシンドロームの診断

1. 片脚立ちで靴下がはけない
2. 家の中でつまずいたり滑ったりする
3. 階段を上がるのに手すりが必要である
4. 家のやや重い仕事(掃除機の使用，布団の上げ下ろしなど)が困難である
5. 2kg程度の買い物(1リットルの牛乳パック2個程度)をして持ち帰るのが困難である
6. 15分くらい続けて歩くことができない
7. 横断歩道を青信号で渡りきれない

※上記7項目のうち1つでもあてはまればロコモティブシンドロームが疑われる．
日本整形外科学会，「ロコモパンフレット(2020年版)」をもとに作成．

表8.13 転倒スコア

質問	回答	点数
過去1年に転んだことがありますか	はい	5点
歩く速度が遅くなったと思いますか	はい	2点
杖を使っていますか	はい	2点
背中が丸くなってきましたか	はい	2点
毎日お薬を5種類以上飲んでいますか	はい	2点

※6点を超えると転倒の危険性が高いと判断．
鳥羽健二ほか，日老医誌，**42**，346 (2005)より改変．

起こし，上体そらしなど）を取り入れ，筋力低下を改善することが望ましい．また，栄養面においては，肉，魚，乳製品，豆類などのたんぱく質摂取を適度に増やすことで，筋量と筋力の増大効果が期待できる．

（6）認知症への対応

認知症の発症は，QOL を著しく低下させる．認知症には，おもにアルツハイマー型認知症，血管性認知症，レビー小体型認知症などがある．アルツハイマー型認知症が，全体の 7 割近くを占める．

アルツハイマー型認知症では，脳内にアミロイド β という難溶性タンパク質が異常に蓄積し（老人斑），それによって神経細胞が破壊され，減少することで脳が萎縮していく．軽度の物忘れから徐々に進行し，やがて脳全体の機能が失われる症候群である．

血管性認知症は，脳の血管障害である脳梗塞や脳出血によって起こり，症状が進行する．めまいやふらつきなどの自覚症状が多く，うつ状態や記憶障害，誤認を伴うことが多い．脳血管疾患をもたらす危険因子である運動不足，肥満，食塩の摂取，飲酒，喫煙の生活習慣，高血圧症，脂質代謝異常，糖尿病や心疾患を減らす生活習慣や運動に留意することが予防につながる．

レビー小体型認知症では，脳内にレビー小体という特殊なタンパク質が蓄積され，脳の神経細胞が破壊される．幻視や妄想，震え，筋肉のこわばりなどが見られる．

認知症の発症には生活習慣（栄養，運動，休養），社交性，知的活動性なども関係していると考えられ，認知症高齢者では生活習慣病を合併することが多く，とくに糖尿病による高血糖がアルツハイマー型認知症の進行に影響するとの報告もあり，栄養ケア・マネジメントの重要性は高い．

認知症の高齢者では，食事を摂取したことを忘れて食事を要求する，家人に隠れて盗み食いをするなどによりエネルギー過剰となる場合や，認知症の進行から拒食になり，低栄養状態となる場合もある．

また，認知症では，生活に徐々に影響が出始めることで混乱を起こし，不安になり行動心理症状（BPSD）につながる（表 8.14）．BPSD では，妄想，幻想，自閉などの脳機能自体の低下によって起こる症状と知能が低下することによる混乱から引き起こされる症状がある．BPSD をできるだけ抑えるためには，認知症を理解し，適切な対応をすることが求められる．

（7）咀嚼・嚥下障害への対応

加齢に伴って咀嚼能力の低下，唾液分泌量の減少，舌の動きの衰え，口腔内で食べ物をまとめる食塊（しょっかい）形成能力の低下が見られる．高齢期では，食物を飲み込むための筋力の低下，飲み込み速度の遅延による嚥下機能の低下から，誤嚥を引き起こしやすくなる．また，認知症では，咀嚼困難，嚥下困難の現象が見られることが多い．

高齢者では，咀嚼・嚥下の際に注意が必要な食品が増えてくる．たとえば，

Plus One Point

認知症
神経変性疾患による認知症は脳内にタンパク質が増加することで起きる認知症であり，三大認知症として，アルツハイマー型認知症，血管性認知症，レビー小体型認知症がある．ほかには前頭側頭型認知症などがある．現在のところ，根治できる治療薬はないが，症状を遅延させる治療薬はある．アルツハイマー型認知症は，アミロイド β の蓄積のほかに，タウタンパクと呼ばれるタンパク質の構造が変化して神経細胞の中に神経原線維変化として蓄積するために，神経障害をきたして認知症を引き起こす．

高齢期の脳血管疾患とリスク
高齢期では，血管壁の弾力性が失われ，末梢血管抵抗が増大する．それによって，脳血管疾患の危険因子である動脈硬化の進行や高血圧が引き起こされる．

BPSD
behavioral and psychological symptoms of dementia，行動心理症状．認知症に伴う徘徊や妄想，攻撃的行動，不潔行為，異食などの行動・心理症状をいう．

嚥下反射
口の中にある食べ物を，喉から食道へおくる運動を起こす反射運動．

表 8.14 認知症の心理および行動症状

心理症状	行動症状
妄想	身体的攻撃性
幻覚	徘徊
抑うつ	不穏
不眠	焦燥
不安	逸脱行動・性的脱抑性
誤認	落ち着きのなさ，叫声

池田　学 編，『認知症：臨床の最前線』，医歯薬出版（2012）より．

食物繊維の多いごぼう，もやしなどは噛み切りにくくなり，海苔，わかめなどは口腔内に付着しやすくなる．かまぼこ類は唾液と混和しても付着性がないため，口の中でまとめにくくなる．カステラ，食パンなどのスポンジ状のものは，軟らかく一度に多量に口に入れやすく，嚥下時に喉につまりやすくなる．お茶や水は，咽頭部での食塊の移動速度が速いため，誤嚥を起こしやすくなる．また，オレンジジュースなど酸味が強い場合にむせやすくなる．このような場合，食事が摂りにくくなり，栄養素の不足につながるため，食形態を調整して咀嚼能力・嚥下能力を補うようにすることが大切である．

また，食事を摂る際に，いきなり食べはじめるとむせてしまうことがあるので，食事前に深呼吸，口を動かすなどを行い，飲み込むときは口をしっかり閉じてから飲み込むなどの注意力と集中力も大切である．食べるときの姿勢は，やや前かがみで，顎をひき，踵は床につくように，テーブルと椅子の高さを調整する．上肢の機能障害(とくに利き手の障害)がある場合は，障害の状況に応じたスプーンや食器を利用し摂食をサポートする(図8.3)．食事介助をする場合は，障害のない側から行う．食事が長時間に及ぶと疲労から誤嚥しやすくなるので，食事時間は30分程度を目安にするとよい．食事中は，誤嚥性肺炎のリスクが高くなるので，不顕性(ふけんせい)誤嚥などにも注意しなければならない．

(8) 嚥下調整食，介護食

簡易なスクリーニング法には，水飲みテスト，反復唾液テストなどがある．

咀嚼・嚥下機能障害がある場合は，**嚥下造影検査**などにより障害部位と機能を判定し，間接訓練を開始する．誤嚥のリスクが低くなったら食物を介した直接訓練を開始する．嚥下機能に合わせて食形態を調整した食事を嚥下調整食といい(図8.3)，これらの特徴は，食塊がまとまった凝集性のあるもの，適度な粘性があること，咽頭を通過しやすいものとされる．味つけにも注意が必要である．

2008(平成20)年には，厚生労働省は，硬さ，凝集性，付着性の物性値から「えん下困難者用食品許可基準」(表8.15)を定めている．これらの食品では，軟らかいこと，まとまりがあること，くっつきにくいことが必須の条件とされる．また，日本介護食品協議会では，咀嚼・嚥下困難者が食品を選択する際の目安とする硬さ，粘度を4段階にかけた**ユニバーサルデザインフード**の自主規格を設定している(図8.4)．これらの規格によるレトルト食品が市販されている．2013(平成25)年に日本摂食嚥下リハビリテーション学会医療検討委員会により発表された「嚥下調整食学会分類2013」は，嚥下調整食の食事・とろみの程度についての基準である．嚥下調整食の段階を示した「学会分類2013(食事)」と嚥下調整食のとろみの程度を示した「学会分類2013(とろみ)」の2項目に分かれている．2014(平成26)年に農林水産省は，低栄養予防のための新しい介護食品(**スマイルケア食**)を発表している(図8.5)．介護食品を，噛むこと，飲み込むことが難しい人のための食品だけでなく，低栄養の予防につながる食品，

付着性
p.193を参照．

咳反射(せきはんしゃ)
飲食物などの異物を器官外に排除する防御反射．

誤嚥
食道に流入すべき食物や唾液が気管内に流入すること．

誤嚥性肺炎
飲食物が，声門下に侵入することで引き起こされる肺炎．

嚥下造影検査
レントゲン透視下で造影剤入りの食物を嚥下し，誤嚥(気管流入の有無)を確認する．

嚥下訓練
嚥下訓練には，直接訓練と間接訓練がある．直接訓練とは，食べ物を用いて行う．一方，間接訓練とは，口腔器官や頸部の運動など食べ物を用いずに行う．

Plus One Point

凝集性，付着性
凝集性とは，舌で押しつぶされた食物が結着しあって，飲み込みやすい食塊を形成する能力である．食塊を形成しにくいと，気管に入りこみ誤嚥の可能性が高くなる．付着性とは，食物が口腔内にべたつく度合いのことであり，付着性が高すぎると口腔内や咽頭などに食物がはりつき，のちに唾液に溶け出して誤嚥する可能性が高くなる．

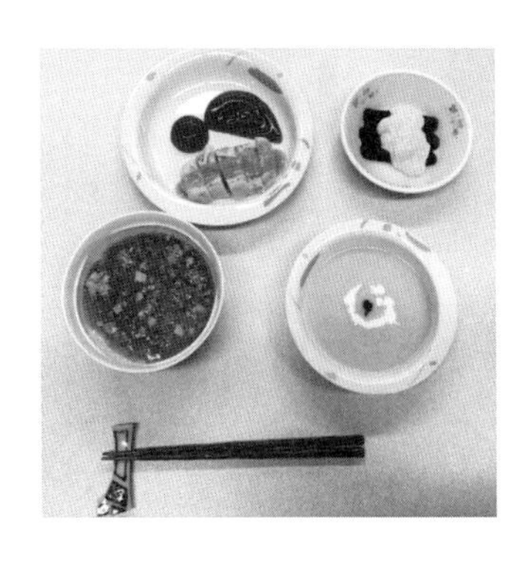

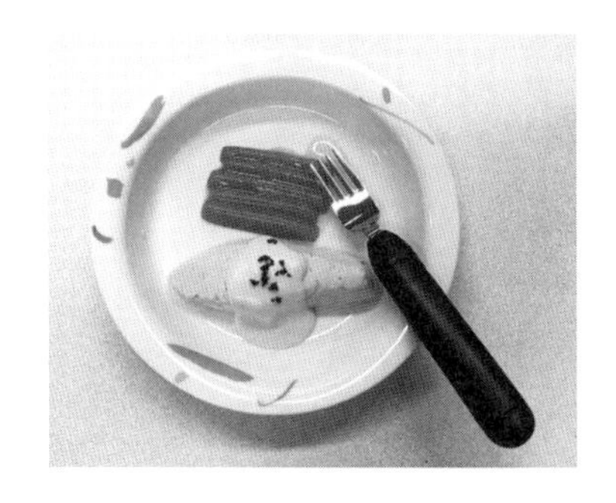

図8.3 嚥下調整食
※軟らかく調理したものをペースト状にしたのち，魚や肉，野菜の形のシリコン型に入れ，増粘剤を用いて軟らかくムース状に固めている．
※でんぷんや増粘剤を使ったソースでまとまりをよくしている．
※スープはとろみをつけている．
※お粥は彩よくし，とろみをつけている．
※食器はすべりにくい皿，持ちやすい箸，握りやすいフォークを用いている．

表8.15 えん下困難者用食品許可基準

規格	許可基準Ⅰ	許可基準Ⅱ	許可基準Ⅲ
硬さ(N/m^2)(一定速度で圧縮したときの抵抗)	$2.5 \times 10^3 \sim 1 \times 10^4$	$1 \times 10^3 \sim 1.5 \times 10^4$	$3 \times 10^2 \sim 2 \times 10^4$
付着性(J/m^3)	4×10^2 以下	1×10^3 以下	1.5×10^3 以下
凝集性	0.2〜0.6	0.2〜0.9	—
常温および喫食の目安となる温度のいずれの条件であっても規格基準の範囲内であること	均質なもの(たとえば，ゼリー状の食品)	均質なもの(たとえば，ゼリー状またはムース状の食品)．ただし，許可基準Ⅰを満たすものを除く	不均質なものも含む(たとえば，まとまりのよいおかゆ，軟らかいペースト状またはゼリー寄せ等の食品)．ただし，許可基準ⅠまたはⅡを満たすものを除く

厚生労働省，「特別用途食品の表示許可等について」，食安発第0212001号(2009)より．

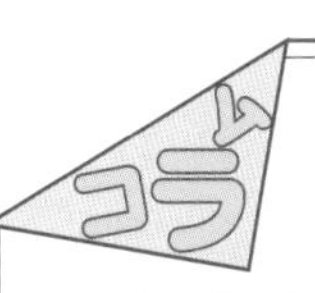

嚥下造影検査

嚥下造影検査は，対象者に造影剤または造影剤を含む食物を嚥下させて，造影剤の動きや嚥下関連器官の状態と運動をX線透視下で観察する嚥下機能検査である．嚥下の口腔期，咽頭期，食道期のすべてについて，嚥下障害の病態を詳細に評価することができる．おもな評価点として，以下の2つがあげられる．

1) 嚥下障害の原因と病態を明らかにする．具体的には口腔・咽頭・食道などの器質的病変の有無の判定，および機能的異常について評価する．
2) 嚥下障害に対する治療効果の判定，および経口摂取の可否・食物形態の選択についての判断を行う．

区分		ユニバーサルデザインフード 容易にかめる	ユニバーサルデザインフード 歯ぐきでつぶせる	ユニバーサルデザインフード 舌でつぶせる	ユニバーサルデザインフード かまなくてよい
かむ力の目安		かたいものや大きいものはやや食べづらい	かたいものや大きいものは食べづらい	細かくてやわらかければ食べられる	固形物は小さくても食べづらい
飲み込む力の目安		普通に飲み込める	ものによっては飲み込みづらいことがある	水やお茶が飲み込みづらいことがある	水やお茶が飲み込みづらい
かたさの目安 ※食品のメニュー例で商品名ではありません。	ごはん	ごはん〜やわらかごはん	やわらかごはん〜全がゆ	全がゆ	ペーストがゆ
	たまご	厚焼き卵	だし巻き卵	スクランブルエッグ	やわらかい茶わん蒸し(具なし)
	肉じゃが	やわらか肉じゃが	具材小さめやわらか肉じゃが	具材小さめさらにやわらか肉じゃが	ペースト肉じゃが
	調理例(ごはん)	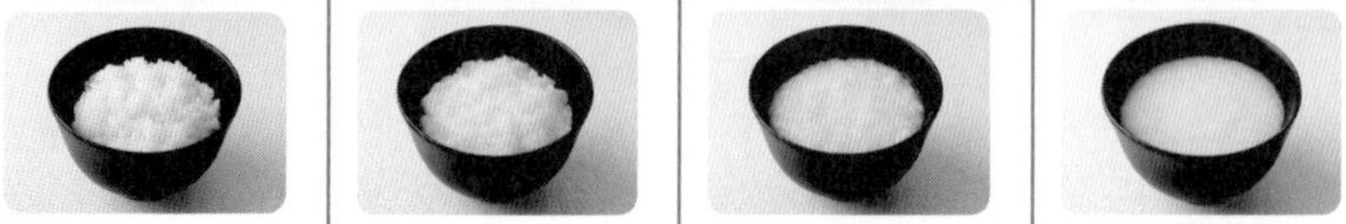			
物性規格	かたさ上限値 N/㎡	5×10^5	5×10^4	ゾル:1×10^4 ゲル:2×10^4	ゾル:3×10^3 ゲル:5×10^3
	粘度下限値 mPa･s			ゾル:1500	ゾル:1500

図 8.4　ユニバーサルデザインフード

日本介護食品協議会 HP より.

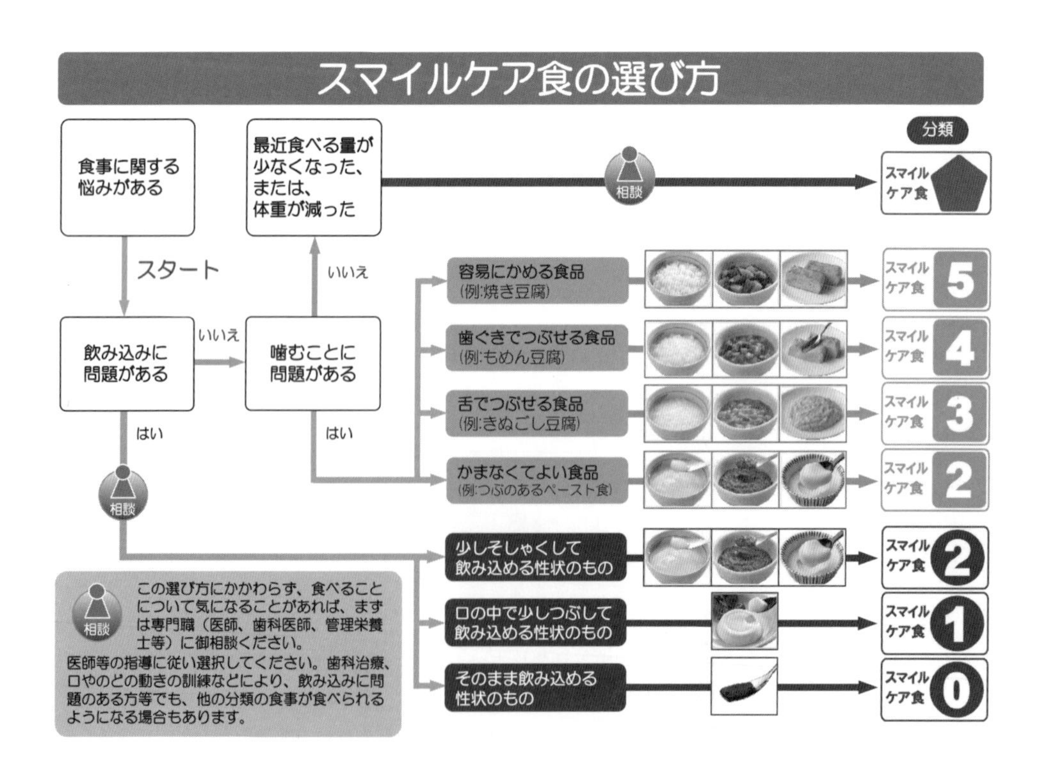

図 8.5　スマイルケア食(早見表)

農林水産省 HP,「スマイルケア食(新しい介護食品)」より.

生活をより快適にする食品という広い領域でとらえたものである．嚥下障害がある場合の調理ポイントとしては，食材を軟らかく調理する，ゼラチンや寒天，片栗粉，増粘剤で寄せる，汁物はでんぷんでとろみをつける，酸味のあるものはむせないように薄める，卵を使った軟らかい蒸し物にする，やまいもの粘りを利用する，彩よく，食欲のわくものにするなどである．

（9）慢性閉塞性肺疾患（COPD）

慢性閉塞性肺疾患（COPD）は，たばこの煙などに含まれる有害物質を長期に吸入曝露することで生じる肺の炎症性疾患である．慢性閉塞性肺疾患の有病率は，喫煙者と喫煙経験のある人の方が非喫煙者よりも高く，また高齢者になるほど高い傾向がある．呼吸困難から食事摂取量の減少や食後の腹部膨満感が高頻度に起こる．そのため，栄養障害を起こし，体重減少が見られる．慢性閉塞性肺疾患では，1回の食事量が減るので食事回数を増やし，少量で栄養補給できる高エネルギー・高たんぱく質の食品を摂取する．膨満感が問題となる場合は，ゆっくりと食事をするなどの栄養・食事面の工夫が重要である．

呼吸筋保持のため，たんぱく質の十分な補給は大切であり，とくに体内で合成することのできない分岐鎖アミノ酸（BCAA）を多く含む良質なたんぱく質を積極的に摂取することが勧められる．リン，カルシウム，マグネシウムなどのミネラルは，呼吸筋の機能維持に必要であり，適量摂取する．また，経口摂取が不十分な場合は，濃厚流動食などの栄養補助食品も取り入れる．

（10）排便障害

高齢者では，大腸の蠕動運動の低下，薬剤による腸内細菌叢（そう）の変化，食事摂取量の減少などにより，便秘傾向になりやすい．大腸憩室炎に伴う下血，腸管硬便滞留によるイレウスの誘発などのリスクも高まる．便秘薬などによる排便コントロールとともに，排便を促す食物繊維の多い食事などのケアが重要である．

（11）ADL（日常生活動作）の支援

ADL（日常生活動作）の低下は，要介護状態や寝たきりのリスクを高める．そのため，高齢期の身体機能，精神機能の回復や維持を促すだけではなく，社会参加の機会をつくるなど，個人と個人を取り巻く環境への適切なケアが必要である．

高齢期の口腔ケアでは，自分で磨く，磨けることが基本（自立磨き）だが，介助が必要な場合には相手の気持ちを第一に，常に声かけをし，あせらず，ゆとりをもって進めることも大切である．

厚生労働省は「健康づくりのための身体活動基準2013」では，「健康づくりのための身体活動指針（アクティブガイド）を策定し，「プラステン（＋10）（いまより毎日10分ずつ長く歩く）をかかげている（図8.6）．国民健康・栄養調査では，高齢期では，歩数が減少し，座位時間が長くなっていることが問題視されているので，身体活動（生活活動，運動）を見直して，ロコモティブシンドロームな

「嚥下調整食分類2013」
一般社団法人日本摂食嚥下リハビリテーション学会HPより．https://www.jsdr.or.jp/wp-content/uploads/file/doc/classification2013-manual.pdf

COPD
chronic obstructive pulmonary disease，慢性閉塞性肺疾患．3章を参照．

BCAA
9章を参照．

大腸憩室炎
管あるいは袋状の臓器において，その臓器の壁にできるポケットのことを憩室という．高齢者ではS状結腸と下行結腸に多く，炎症を起こすと腸内出血や穿孔を認める．

イレウス
腸閉塞ともいう．何らかの原因により腸管内で内容物の通過障害が生じ，ガスや便が腸管内腔に停滞し，排便・排ガスに支障をきたし，腹痛，腹部膨満感，嘔吐などの症状がでる．急激に症状が悪化し，重篤な全身症状を呈する場合は外科的治療の適応となる．

高齢期の口腔ケア
誤嚥性肺炎の予防，う蝕・歯周病の予防，唾液分泌の促進，口臭の除去，舌苔・口内炎・ガンジダ症の予防を目的として，口の中を清潔に保つこと．具体的には，歯ブラシ・歯間ブラシなどで歯の汚れをとる．スポンジブラシ・ガーゼなどで舌・粘膜のケア，入れ歯の清掃・洗浄など．

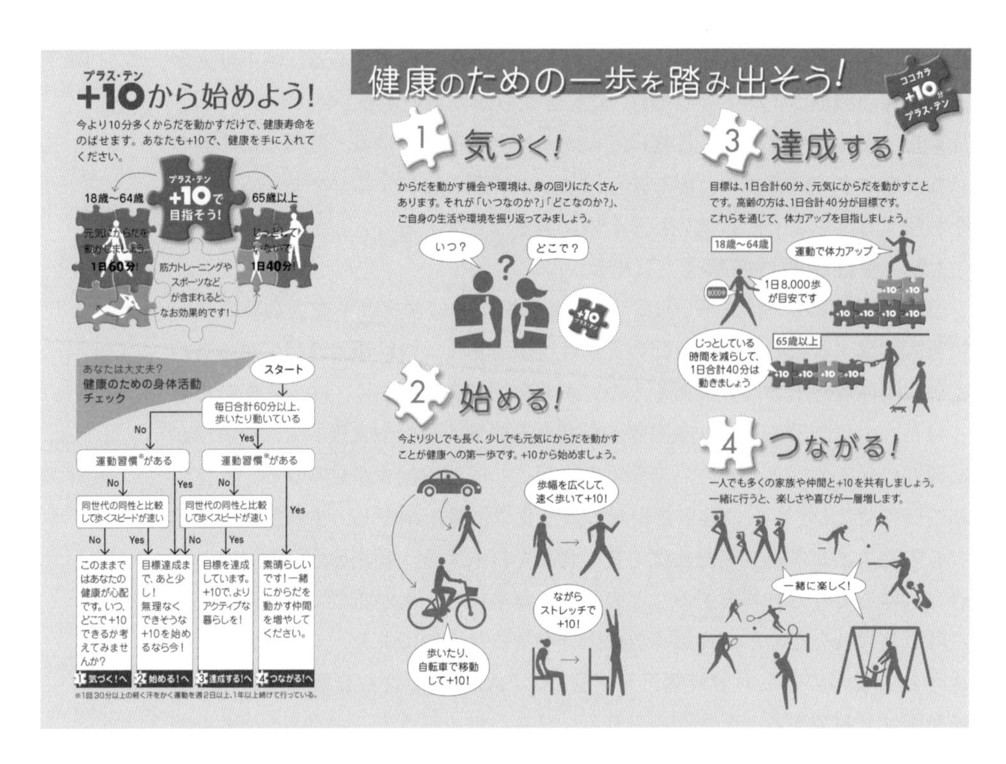

図8.6　健康づくりのための身体活動指針(アクティブガイド)

厚生労働省健康局がん対策・健康増進課,「健康づくりのための身体活動指針(アクティブガイド)」(2013).

どを予防していくことが重要である.

(12) 脱水と水分補給

脱水症には，電解質より水分を多く失う高張性脱水症(水分欠乏性脱水)，電解質と水分が同程度失われる混合性脱水症，水分より電解質を多く失う低張性脱水症(Na欠乏性脱水)があり，高齢期では混合性脱水が多い.

筋肉・皮下組織の備蓄水分の減少は脱水症状を起こしやすい．とくに，高齢期の体水分量は，筋肉量の低下などによって，50％程度と成人期より低下している(表8.16)．さらに，口渇中枢の感受性低下から飲水量が低下しやすく，

表8.16　体内での水分出納

1日の摂取量(mL)	食事	1,000
	食事以外の飲み水	1,000〜1,500
	体内の代謝でつくられる水・代謝水	200〜300
	合計	2,200〜2,800
1日の排泄量(mL)	便	200〜300
	尿	1,000〜1,500
	不感蒸泄	1,000
	合計	2,200〜2,800

腎機能の低下によって水分や電解質が失われやすくなるため，高齢期は脱水になりやすい．その他，脱水症のリスクとして，下痢，嘔吐，発熱，身体動作能力の低下，食物摂取量の低下などがあげられる．

脱水を防ぐには，こまめな水分補給が重要である．水分補給は，口渇感を覚えてからするのではなく，時間を決めて摂取するなどの工夫があるとよい．また，嘔吐や下痢によって多くの水分を失った場合には，経口補水液などで水分と電解質を摂取する．また，飲水量の減少は，夏期の熱中症や脳卒中の原因にもなる．高齢期の熱中症の特徴として，室内で多く発生している．涼しい服装を心がけ，エアコンや扇風機など空調を上手に利用し，高温多湿を避けるようにする．

(13) 栄養管理のチーム連携

身体機能低下や介護依存度が高まることで，その生活状況はさまざまに変化する．介護保険を利用した居宅療養，介護保険下の介護老人福祉施設(特養)介護，老人保健施設(老健)への入所，自立高齢者を対象とした軽費老人ホームケアハウスへの入所などである．管理栄養士が療養者の自宅等へ訪問して栄養食事指導を行うことに対しての保険上の評価は，介護保険における管理栄養士が行う居宅療養管理指導と医療保険における在宅患者訪問栄養食事指導料がある．医師が特別食を必要と判断し，指示箋をうけることが必要であるが，地域において栄養ケアマネジメントを提供することが可能となる．また，摂食・嚥下障害を伴う施設入所高齢者に対しては，経口維持を目指し，医師･歯科医師，看護師，管理栄養士，言語聴覚士，介護福祉士など，多(他)領域が集まってミールラウンドのチームアプローチが実施され，介護保険の**経口移行加算**，**経口維持加算**が算定できる．これら栄養関連の居宅サービスについて理解するとともに，チーム連携・情報交換が栄養管理のために重要となってくる．

経口移行加算
経管栄養中の者に対し，管理栄養士が経口による食事摂取を進めるために栄養管理を行う場合の介護保険上の加算．

経口維持加算
経口摂取できるが，摂食機能障害があり，誤嚥が認められる者に対して，管理栄養士が継続して経口による食事の摂取を進めるために，特別な栄養管理を行った場合の加算．

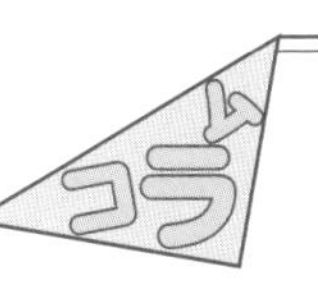

ミールラウンド

多(他)領域による食事の観察評価ともいう．入所者ごとに経口摂取の維持支援の充実を図る．

認知機能や摂食嚥下機能の低下を伴う施設入所者に対し，医師，歯科医師，管理栄養士，看護師，歯科衛生士，介護支援専門員その他の職種の者が，食事の環境，具体的には机や椅子の高さ，食事の姿勢，食事のペースや一口量，食物の認知機能，食具の種類や使用方法，食事介助の方法，食事摂取量，食の嗜好を観察し，カンファレンスなどを行う．

平成 27 年度の介護報酬改定では，経口維持加算の要件を変更して，経口摂取の維持支援を充実させる観点より，多(他)領域によるミールラウンドやカンファレンスなどの取り組みのプロセス，および咀嚼能力などの口腔機能をふまえた経口維持のための支援を評価するようになった．また，介護報酬は 3 年ごとに見直され，平成 30 年度介護報酬改定では，低栄養のものに対し多(他)領域のものが共用して栄養改善の取り組みをすることが推進されるようになった．

■出題傾向と対策■
高齢期の生理的変化や咀嚼嚥下機能について知識をまとめ，このライフステージにおける栄養管理について理解するほか，低栄養(ロコモティブシンドローム，フレイル)と認知症についても理解しておきたい.

練習問題

次の文を読み，正しいものには○，誤っているものには×をつけなさい.

(1)「黄疸」は，老年症候群に含まれる症候である.
(2) 高齢者の身体機能の個人差は，小さくなる.
(3) 高齢期の食物の胃内滞留時間は，短縮する.
(4) 高齢期では，嚥下反射は低下する.
(5) 高齢期では，熱さや冷たさの感覚は，鋭敏になる.
(6) 高齢期は，口渇感が鋭敏になる.
(7) 高齢期では成人期より，消化管機能が亢進する.
(8) 高齢期では成人期より，肺活量が増加する.
重要☞ (9) 高齢期では成人期より，血管抵抗が増大する.
(10) 高齢期では成人期より，免疫機能が亢進する.
(11) 高齢期では成人期より，腎血流量が増加する.
(12)「えん下困難者用食品許可基準」では，軟らかいこと，まとまりがあること，くっつきにくいことが必須の条件とされる.
(13) 高齢者が，咀嚼・嚥下の際に注意が必要な食品として，ごぼう，わかめ，カステラなどがあげられる.
重要☞ (14) ロコモティブシンドロームは，要介護になるリスクが高い.
重要☞ (15) サルコペニアでは，筋萎縮がみられる.
(16) フレイルの予防には，除脂肪体重の維持が効果的である.
(17) 褥瘡の予防には，たんぱく質を制限する.
(18) 誤嚥性肺炎の予防には，口腔ケアを実施する.

9

運動・スポーツと栄養

9章を理解するためのポイント

Point 1

骨格筋の構造と機能，運動時の呼吸・循環器系のはたらきと機能について理解しよう．

Point 2

運動の種類と代謝への影響，運動のメリット・デメリット，健康づくりのための身体活動基準や，運動時の食事摂取基準の活用法について理解しよう．

Point 3

運動と栄養管理(水分・電解質補給，運動時の食事摂取のタイミング)，スポーツ貧血，サプリメントの利用について理解しよう．

9.1 運動時の生理的特徴とエネルギー代謝

(1) 骨格筋の構造と特徴

筋肉は，心臓を構成する心筋，内臓や血管を構成する平滑筋，自分の体を動かすときに用いる骨格筋の3種類に分類できる．自分の意志で動かすことができない不随意筋，自分の意志で動かすことができる骨格筋を随意筋とよび，心筋と平滑筋は不随意筋である．

骨格筋は，筋原線維が束になり，その筋原線維束がさらに束になって筋線維を形成する．最終的には筋線維が筋線維束となり，筋線維束が集まって骨格筋を形成する(図9.1)．なお，心筋や骨格筋は周期的に縞模様が見られるため，横紋筋ともいう．しかし，平滑筋にこれは存在しない．

この横紋は，2種類の筋フィラメントが周期的に規則正しく配列されているためである．1つは筋フィラメントの太いミオシンフィラメント，1つは筋フィラメントの細いアクチンフィラメントである(図9.1)．

フィラメント
細い糸状のもの，線維などの意味．

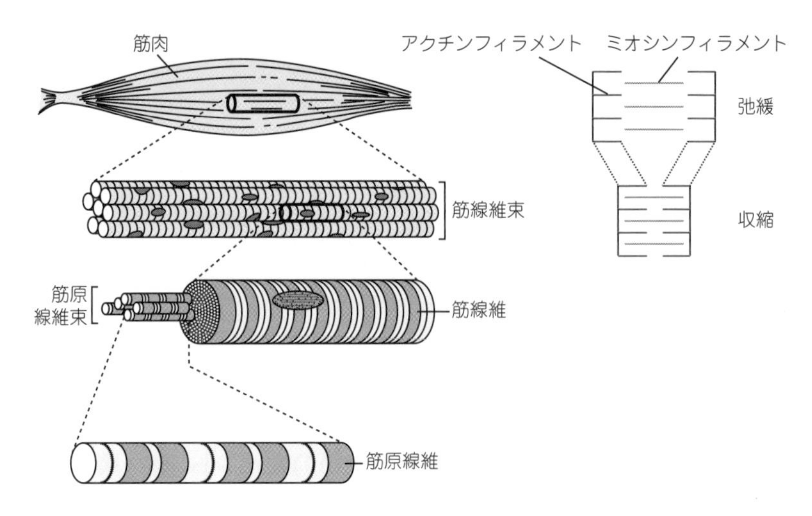

図9.1　骨格筋の構造

杉　晴夫編著：身体運動のしくみ，やさしい運動生理学，p.18，2016，南江堂より許諾を得て改変し転載．

(2) 骨格筋収縮のメカニズム

筋原線維を取り囲むように筋小胞体が発達しており，筋小胞体にCa^{2+}が蓄えられている．大脳からの活動電位が発生し，脊髄内の運動神経に達し，運動神経線維末端へ活動電位が到達し，神経伝達物質(アセチルコリン)が放出され，骨格筋線維に活動電位が発生する．これによって，筋線維内部へ活動電位が伝わり，筋小胞体内部に蓄えられているCa^{2+}が放出されることにより，アクチンフィラメントがミオシンフィラメントの間に滑り込み，筋収縮が起こる．そして，筋小胞体から放出されたCa^{2+}はポンプ作用によって，筋小胞体にふたたび取り込まれ，筋肉が弛緩する．

(3) 運動時のエネルギー供給経路

ATP
adenosine triphosphate，アデノシン三リン酸．

CrP
creatine phosphocreatine，クレアチンリン酸．

Cr
creatine，クレアチン．

ADP
adenosine diphosphate，アデノシン二リン酸．

運動時の直接的なエネルギー源はATPであるが，筋肉中にはごく微量のATPしかないため，骨格筋は短時間の収縮であってもATPが枯渇し，収縮を続けることはできない．そのため，長時間の運動を行う際にはATPが持続して供給されなければならない．運動時のエネルギー源となるATPを供給する経路には，クレアチンリン酸機構(ATP-CrP系)，解糖系(乳酸系)，好気性エネルギー産生機構(有酸素系)の3つがある(図9.2)．

(a) クレアチンリン酸機構(ATP-CrP系)

筋肉にはクレアチンリン酸(CrP)が存在している．クレアチンリン酸機構では，CrPがクレアチン(Cr)とリン酸(Pi)に分解するときにエネルギーを発生する．

ATPは筋収縮の際にATPがADPとPiに分解されると(ATP → ADP + Pi)，CrPが分解しエネルギーが発生する(CrP → Cr + Pi + エネルギー)．しかし，このときのエネルギーがATPの再合成に利用される(ADP + Pi +

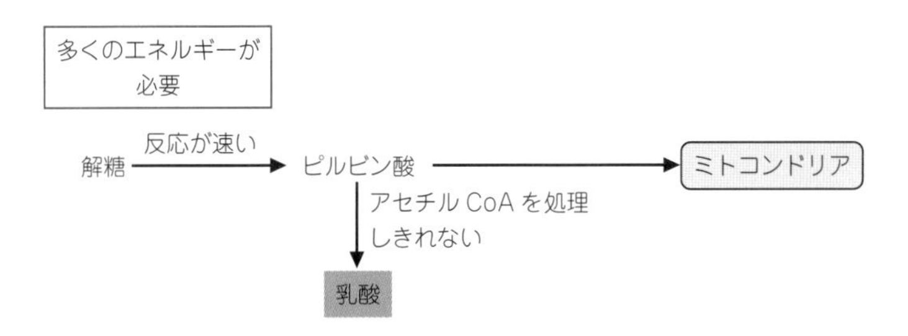

図 9.2　解糖系による乳酸の生成
勝田　茂 編,『入門運動生理学　第 4 版』, 杏林書院(2015), p.8 を参考.

エネルギー → ATP). この経路は, ほかの 2 つの経路に比べて, ATP を速く作ることができる. しかし, クレアチンリン酸が筋肉中にある量は限られているため, 約 7 ～ 8 秒程度で ATP の供給を停止する.

(b) 解糖系(乳酸系)

筋肉中に蓄えられているグリコーゲン, 血液中のグルコースがいくつもの反応を経てピルビン酸まで変換される際に(解糖), ADP から ATP が再合成される. 少しのエネルギーしか使わない場合は, ピルビン酸の生成速度が緩やかであるため, ミトコンドリア内でピルビン酸からアセチル CoA となり, TCA 回路に入り, 二酸化炭素と水にまで分解される. しかし, 多くのエネルギーが必要な場合は, 解糖系での反応が速くなり, ピルビン酸の生成速度が速く, 産生量が多くなり, ピルビン酸からアセチル CoA の処理が追いつかなくなると, ピルビン酸は乳酸に変換される(図 9.2). このことから解糖系は乳酸系ともよばれる. エネルギー供給時間はクレアチンリン酸機構に比べると少し長くなるが, 約 32 ～ 33 秒程度である(図 9.3). クレアチンリン酸機構も解糖系も嫌気的条件下でエネルギー供給されるため, これらをあわせて嫌気性エネルギー産生機構(嫌気性)とよぶ. 400 m 走など高強度な運動で, スタート時の速いスピードを継続的に保つことが困難な理由である(表 9.1).

グリコーゲン
グルコースが多数結合した多糖. 肝臓と筋肉に存在する. 血糖値の調節や運動エネルギーに利用される.

TCA 回路
citric acid cycle, クエン回路. 代謝経路のひとつ. 多くの生物ではミトコンドリア内で行われる. 回路を 1 周すると, アセチル CoA から生じたクエン酸を酸化して NADH2 と FADH2, 二酸化炭素を生じる.

(c) 好気性エネルギー産生機構(有酸素系)

このエネルギー産生機構は, 筋肉の細胞内にあるミトコンドリア内において,

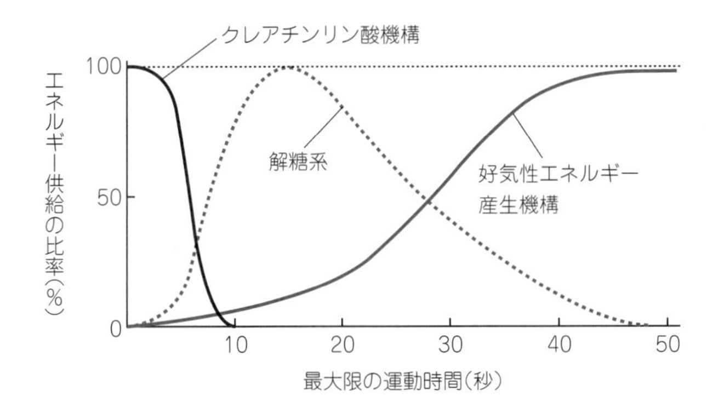

図 9.3　最大限の運動時のエネルギー供給機構
杉　晴夫編著：身体運動のしくみ, やさしい運動生理学, p.31, 2006, 南江堂より許諾を得て改変し転載.

表 9.1　エネルギー供給系とスポーツ種目・パワー種類

運動時間	おもなエネルギー供給系	スポーツ種目の例	パワーの種類
30秒以内	クレアチンリン酸機構	砲丸投げ，100～200 m 走，盗塁，ゴルフやテニスのスイング，50 m 競泳，フットボールのランニングプレイ，サッカーのゴールキーパー	ハイパワー
30秒～1分30秒	クレアチンリン酸機構と解糖系	400 m 走，500 m～1000 m スピードスケート，100 m 競泳	ミドルパワー
1分30秒～3分	解糖系と好気性エネルギー産生機構	80 m 走，200 m 競泳，体操種目，ボクシング，レスリング	
3分以上	好気性エネルギー産生機構	球技系種目，マラソン，1500～10000 m 走，400～1500 m 競泳，クロスカントリースキー，自転車ロードレース，トライアスロン	ローパワー

Fox(1979)，宮下(1988)を参考に作成．

酸素を利用して ATP を産生する．解糖系より生成されたピルビン酸または脂肪酸の β 酸化から生成されたアセチル CoA は，TCA 回路によって最終的に二酸化炭素と水に酸化分解される．これは，先に述べた2つのエネルギー産生機構に比べるとエネルギー供給速度はもっとも遅い(図 9.3)．しかし，酸素が十分に供給され，糖質や脂質のエネルギー源がある場合には，マラソンのような長時間の運動を継続することが可能である(表 9.1)．

β酸化
脂肪酸の分子から，2 個ずつ炭素を切り離す反応である．

(4) 骨格筋の筋線維の特徴

骨格筋の筋線維の種類には，収縮速度の速い速筋線維(FT)と収縮速度の遅い遅筋線維(ST)とに大別される．なお，速筋線維は Type Ⅱ線維，遅筋線維は Type Ⅰ線維とよばれることもある．速筋線維はさらに FTa 線維(Type Ⅱa 線維)と FTb 線維(Type Ⅱb 線維)の 2 種類に細分化される．速筋線維と遅筋線維とでは，収縮速度や酸化能力，解糖能力，疲労耐性などが異なる．速筋線維は遅筋線維よりも解糖能力が優れており，解糖系での ATP 供給能力が高いが，酸化能力は遅筋線維の方が高く，疲労耐性も遅筋線維の方が速筋線維よりも高い(表 9.2)．FTa 線維は遅筋線維と FTb 線維の中間の特性をもっている．

FT
fast-twitch，速筋線維．

ST
slow-twitch，遅筋線維．

9.2　運動時の呼吸・循環応答

(1) 呼吸器系のはたらき

ヒトが生命を維持するためには，呼吸によって体内に酸素(O_2)を取り込み，体外に二酸化炭素(CO_2)を排出することを絶えず行わなければならない．呼吸は，外呼吸と内呼吸に分けられている．外呼吸は口や鼻から取り込まれた空気が気管を通って肺胞に届けられ，肺胞内で血液中の二酸化炭素と空気に含まれる酸素のガス交換が行われる．内呼吸は，肺胞でガス交換された血液中の酸素が，細胞膜を通過して細胞中に取り込まれ，細胞内では代謝で生じた二酸化炭

肺胞
呼吸による二酸化炭素と酸素のガス交換を行う器官．全表面積はテニスコート面の広さと同等である．

表 9.2 筋線維の分類と特性

	遅筋線維		速筋線維		
	ST Type I		FTa Type II a		FTb Type II b
収縮速度	遅い	≪	速い	＝	速い
酸化能力	高い	≫	中間	＞	低い
解糖能力	低い	≪	高い	＝	高い
疲労耐性	高い	≫	中間	＞	低い

※ ≫は大きな差異があることを，＞は差異があることを，＝はほとんど差異がないことを示す．
勝田 茂 編，『入門運動生理学 第4版』，杏林書院(2015)，p.13を参考に作成．

素が細胞膜を通過して血液中に運ばれ，血液と細胞間でガス交換を行う．

外呼吸で肺の空気の入れ替え(肺換気)を行わなければならないが，息を吸う吸気の際には横隔膜が下がり，息を吐く呼気の際には横隔膜が上がり，呼吸をすることができる．安静時の1回の呼吸によって換気される量は約500 mL(1回換気量)，1分間の呼吸数はおおよそ12～15回である．毎分換気量は，安静時5～8Lであるが，激しい運動では70～120Lに達する．

(2) 運動時の呼吸調節と酸素摂取量・酸素負債

安静時では1分間の換気量は5～8Lであるが，運動時には**酸素需要量**が増加し，酸素を多く取り入れるために，呼吸数が増大する．しかし，運動開始後すぐに酸素需要量は供給されず，酸素需要量の増大と運動開始には，時間的なずれが少しある．この運動開始時における必要な酸素供給の遅れを**酸素不足**という(**図9.4**)．運動強度が低い場合は，数分程度で酸素需要量と**酸素供給量**のバランスがとれるようになる．これを**定常状態**という(**図9.4**)．運動を終了すると，**酸素摂取量**($\dot{V}O_2$)はすぐに減少せず，しばらくは安静時よりも呼吸数が多く，酸素摂取量が多い状態が続く．これは，運動初期の酸素不足分を運動後に補うためであり，これを**酸素負債**(**図9.4**)という．なお，運動初期の酸素摂取量の不足分は運動終了後は安静時よりも酸素摂取量が多いため，高強度の運動では，運動終了後でも大きく肩で呼吸をしている場面があるが，これは運動中の酸素供給量が酸素需要量を大きく下回っており，運動後の酸素負債を解消するためである．

$\dot{V}O_2$
oxygen consumption，酸素摂取量．

また，運動強度を少しずつ増大させると酸素摂取量が増大するが，ある一定以上の強度になると酸素摂取量が増大しなくなる．これは，運動中に体内に取込まれる酸素が最大量になったためである．これを**最大酸素摂取量**($\dot{V}O_2max$)という．

$\dot{V}O_2max$
maximal oxygen uptake，最大酸素摂取量．

(3) 循環器系のはたらき

循環器系の役割は，血液の循環によって酸素や栄養素，内分泌等を身体組織全体に運搬し，二酸化炭素や老廃物などを除去することである．この血液の循

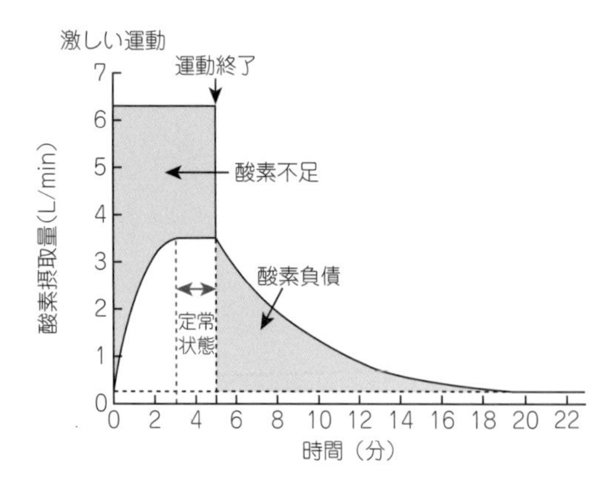

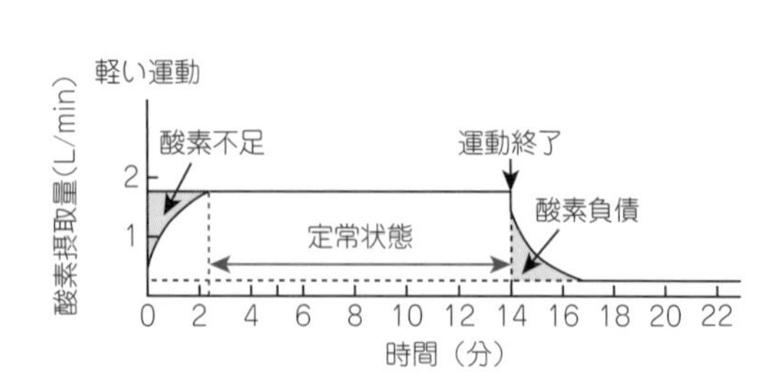

図 9.4 運動中の酸素摂取

A. V. Hill, H. Lupfon, Muscular exercise., lactic acid, and the supply and utilization of oxygen, *Quart. J. Med.*, **16**, 135, (1923) より.

環には，心臓のポンプ機能が重要な役割を担っている．心臓は左右にそれぞれ心房と心室があり，4つの部屋で構成されている．全身を循環し，二酸化炭素が多くなった静脈血は大静脈を通って右心房に戻ってくる．そして，そのまま右心室へ送られ，右心室から肺動脈を通り，肺に到達し，肺胞で二酸化炭素と酸素のガス交換が行われ，酸素の多い血液となって，肺静脈を通り，左心房に戻ってくる．これを**肺循環**という．次に，左心房に戻ってきた動脈血は左心室に移動し，大動脈を通って酸素の多い血液が全身に送られ，先に述べたように二酸化炭素の多くなった血液が心臓に戻ってくる．これを**体循環**という．運動時には心臓の動きが活発になり，この肺循環・体循環によって，全身に酸素が運ばれ，二酸化炭素が排出されるようになっている．

肺循環
血液の循環が，右心房→右心室→肺→左心房となる．

体循環
血液の循環が，左心房→左心室→全身→右心房となる．

安静時には，心臓1回の拍動で心臓から送り出される血液量は約70～80 mL(**1回拍出量**)である．心拍数は約60～80拍であるため，1分間に心臓が送り出す血液量(**心拍出量**)は約4.2～6.4 Lとなる．運動時には心拍数が増加するため，毎分約25 Lにもなる．

(4) 運動時の血液調節と血圧

(a) 運動時の血液調節

運動時には酸素需要量が増えて，多くの血液が骨格筋に送られる．持久的運動選手の場合，1回拍出量は安静時で110～120 mLであるが，最大運動時には150～170 mLになる．個人によって異なるが200 mLに達する場合もある．そのため心臓からの心拍出量は安静時に比べると増加し，骨格筋に多く送られるが，内臓諸器官の血流は減少する(図 9.5)．

運動時は体温が上昇するため，外気によって体温が放散しやすくなる．また，皮膚血管の拡張による血流量増加によって，体温上昇を抑制する．

(b) 運動時の血圧

末梢血管抵抗
血液が流れる際に，血管が受ける抵抗．

血圧は心拍出量と**末梢血管抵抗**の積で変化する．そのため，運動時には先に

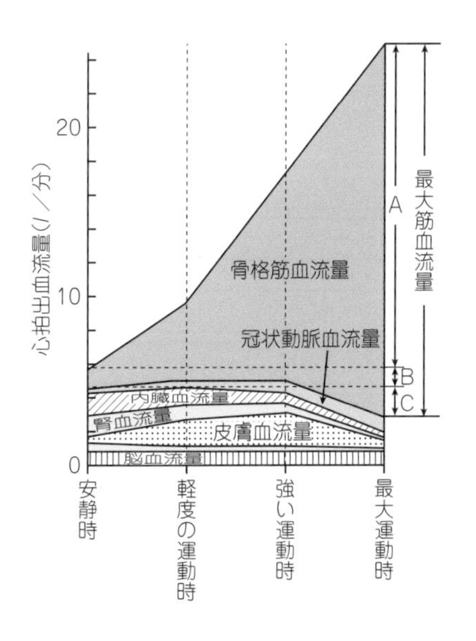

A：心拍出量増加による運動時の筋血流量の増加
B：安静時の筋血流量
C：筋以外の諸器官への血流量の減少による筋血流量の増加

図 9.5 運動の強さと身体諸器官への血流の分布
ウェードら，1962 より改変し作成.

述べたように，心拍数の増加に伴って心拍出量が増加し，収縮期血圧，拡張期血圧とも急激に上昇する(**図 9.6**)．心血管疾患や高血圧症の人が運動する際には，血圧に配慮し，運動強度に配慮しなければならない．

また，下肢の筋肉は第二の心臓とよばれる．これは，直立歩行によって下肢の静脈の血液が，心臓に戻る際に逆流しないように下肢の静脈には弁がある．下肢の筋肉を動かすことにより，静脈の血液を心臓に戻すポンプ機能として，血液循環に関係している．

高血圧症
収縮期血圧 140 mmHg 以上，拡張期血圧 90 mmHg 以上のどちらか一方でも超えている場合.

9.3 運動と体力

体力には，行動体力と防衛体力とがあり，どちらも複数の要因から構成されている(**図 9.7**)．体力の要因を検査する方法として体力測定がある．なお，体力測定は，運動負荷試験や血圧，体調面に異常がないかを確認したうえで行わなければならない．

行動体力は行動を起こす力や行動を持続する力，行動を調節する力など体力測定で行われるような体力の要因となっており，筋肉が発揮するパワー能力や

体力の種類
体力
行動体力　防衛体力

運動負荷試験
トレッドミルや自転車エルゴメーターを用いて，一定時間ごとに段階的に運動強度を増加していき，1 分ごとの心電図，心拍数，血圧，酸素摂取量，主観的運動強度(楽である，きついなど被験者の主感)などを測定し，運動能力や運動強度，異常がないかを把握する.

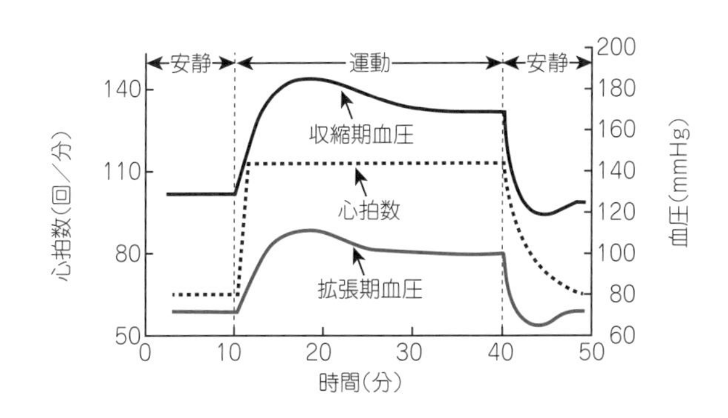

図 9.6 運動中の血圧と心拍数の変化
フーセイら，1965 より改変し作成.

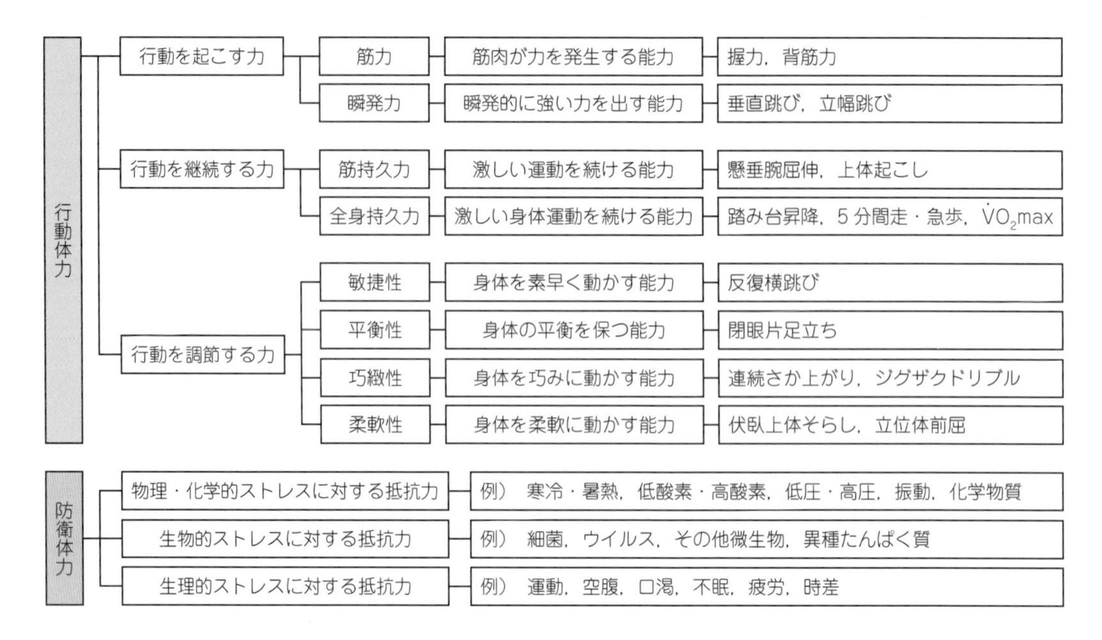

図9.7　体力の分類

激しい運動を続ける能力，身体を素早く動かす，柔軟に動かす能力などが関与している．

一方，防衛体力は健康であるために重要な要因である．体力向上のために運動を行うとしても，体調不良では体力の向上にはつながらない．防衛体力は生体の外部環境に変化があったとしても，内部環境を一定に保ち生命を維持するために重要な能力である．

9.4　運動トレーニング（有酸素運動，無酸素運動）

運動トレーニングは体力の要因を考慮して，個人の体力レベルにあわせて行うことが重要である．運動トレーニングは大きく分けて有酸素運動と無酸素運動がある．

（1）有酸素運動

運動時の酸素需要量にあわせて酸素が十分に供給されている場合は，有酸素系によってエネルギー供給されている．たとえば，ウォーキングやジョギング，マラソンなど長時間継続的に運動ができるような種目である．このような運動を有酸素運動という．

心肺持久力の向上には，有酸素運動が適している．有酸素運動によって，心肺機能を持続的に利用し，酸素を取り込む呼吸器系の機能が高まることや，心臓からの1回拍出量が増大することで循環器系の機能が高まるため酸素摂取量の増大が期待でき，最大酸素摂取量の増加につながる．

（2）無酸素運動

100 m 走やジャンプ，重量挙げなどの約 40 秒にも満たない運動では，クレアチンリン酸機構や解糖系から速やかにエネルギーを獲得する．酸素供給がなくてもエネルギーを得ることが可能である．このように短時間の激しい運動を無酸素運動という．瞬発的競技の選手では無酸素運動能を高めるトレーニングが有効である．しかし，重いものをもち上げる，一気に力を入れるために息をこらえるような動作(バルサルバ動作)は，血圧が急激に上昇する一方で，心臓に戻ってくる静脈血量は減少するので，次に心臓が拍出する血液量が減少し血圧が低下することで，めまいが起こる可能性がある．そのため血圧がさらに下がらないように，自律神経によって心拍数を上げ，血管が収縮することで血圧がふたたび上昇する．よって，心血管系の疾患を有していたり血圧が高い場合は，レジスタンストレーニングなど息をこらえるような高負荷のトレーニングを行わないようにする．

9.5　運動の健康に対する影響

（1）運動のメリット

運動を行うことは肥満予防につながり，高血圧や糖尿病，脂質異常症など生活習慣病の改善につながることが明らかになっている．また，柔軟性の向上は関節可動域を広げ，バランス能力の向上は転倒リスクを低下させる．健康寿命の延伸においても運動器(骨，関節・椎間板，筋肉・靭帯，神経系)の健康が重要視されており，運動は健康の維持増進において必要不可欠である．

（2）身体活動と寿命

世界保健機関(WHO)は，高血圧(13%)，喫煙(9 %)，高血糖(6 %)に次いで，身体活動不足(6 %)を全世界の死亡に対する危険因子の第 4 位として位置づけており，身体活動と寿命には関連が見られる．これまでのコホート研究で，身体活動量の多い人では低い人よりも死亡率が低く，身体活動強度が中等度以上の場合は死亡者の割合が低下していることも認められている．また，座位時間が長いと死亡リスクが上昇するとの報告もある．このようなことから，身体活動を増加させることにより，寿命が延びると考えられる．

（3）運動の糖質代謝への影響

糖質代謝には，グルコースの細胞内への輸送，解糖系，TCA 回路，糖新生などがある．運動をすることにより，骨格筋細胞へのグルコース輸送は，細胞膜に存在するグルコース輸送体(GULT)によって行われる．とくに骨格筋へのグルコースの取込みには GLUT4 が関係しており，細胞膜表面のインスリン受容体にインスリンが結合した後，細胞質内にある GLUT4 が細胞膜へ移動し，細胞内へのグルコースの取り込みを促進する．一方，運動の筋収縮刺激はグルコースの取り込みを促し，インスリンの作用とは別に AMP キナーゼを介して GLUT4 のトランスロケーションを促進することができる．インスリン依存性・

健康寿命
健康上の問題で日常生活が制限されることなく生活できる期間．

コホート研究
2 章を参照．

糖新生
糖原性アミノ酸，グリセロールなど糖質以外の物質から肝臓でグルコースを生産する経路．

GLUT
glucose transporter，グルコース輸送体．

インスリン
膵臓のランゲルハンス島 β 細胞から分泌される血糖を下げるホルモン．

AMP キナーゼ
グルコース不足，低酸素状態など，体内の細胞がストレスをうけると活性化して，そのストレスによって生じる影響を緩和させるようにはたらく．ほとんどの臓器に存在している．

インスリン非依存性のGLUT4が相互に作用することで糖質の輸送が亢進する．

運動は，インスリンの感受性が向上し，筋細胞中のGLUT4の量を増加させることが認められている．そのため，2型糖尿病の予防・改善には食事療法にあわせて，運動療法を行うことが重要である(図9.8)．

2型糖尿病
過食や運動不足などによって，インスリン作用の不足が起こり，高血糖状態が続く．中高年に多く発症する．

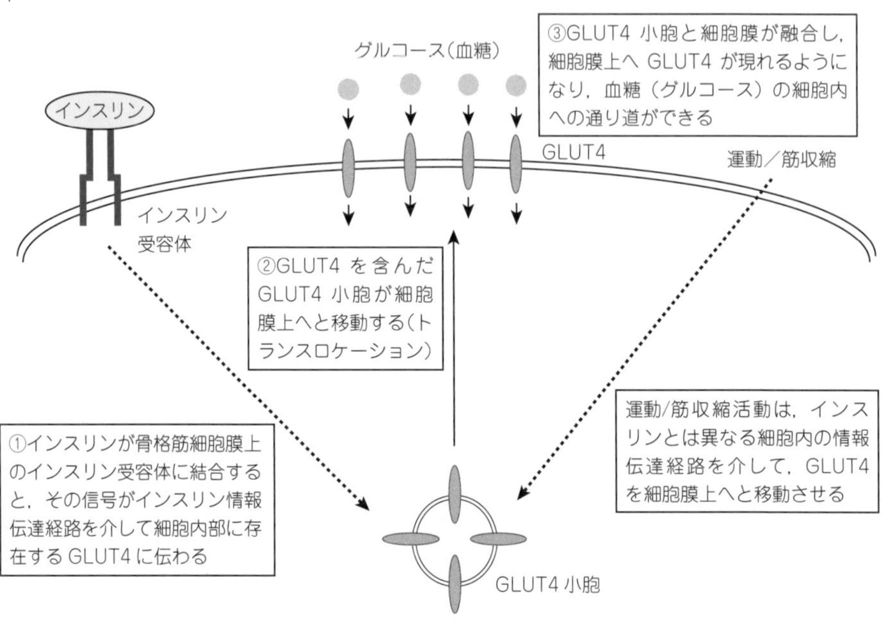

図9.8　インスリンによる骨格筋の血糖取込み調節機構
寺田　新，『スポーツ栄養学』，東京大学出版会(2017)，p.81をもとに作成．

リポタンパク質
脂質とタンパク質の複合体．

LPL
lipoprotein lipase，リポタンパクリパーゼ．
トリグリセリド(TG)を遊離脂肪酸とグリセロールに分解する酵素．肝臓以外の脂肪組織や，筋肉などの毛細血管内皮細胞表面に存在する．

HDL
high density lipoprotein，高比重リポタンパク．

LDL
low density lipoprotein，低比重リポタンパク．

(4) 運動の脂質代謝への影響

骨格筋へのエネルギーとしての脂肪酸の供給は，体脂肪として貯蔵されている**中性脂肪**(TG)が，リポタンパクリパーゼやホルモン感受性リパーゼによって分解されることにより行われる．長時間継続する運動を行うことで，ホルモン感受性リパーゼが脂肪組織に貯蔵している中性脂肪の分解促進して，血中の遊離脂肪酸濃度が上昇し，エネルギー源として**遊離脂肪酸**が利用がされる．

また，運動によって，リポタンパクリパーゼの活性が起こり，超低比重リポタンパクやキロミクロンの代謝が促進され，この代謝に伴い生成される**HDL(高比重リポタンパク)**が血中で増加する．**LDL(低比重リポタンパク)**はコレステロールを細胞内に運搬し，HDLコレステロールは過剰なコレステロールを肝臓に運搬する．運動はHDLコレステロールを増加させ，動脈硬化予防につながるため，生活習慣病の予防に効果がある．

(5) 運動と高血圧

血圧は，心拍出量，循環血液量，血液の粘弾性，血管壁の弾力性，末梢血管抵抗などの因子で決まる．運動時には，心拍出量，循環血液量が増加するため，運動中の血圧は上昇する．しかし，運動不足は血圧上昇の危険因子となっており，適度な運動は高血圧症を改善することが明らかになっている．運動による効果とその作用機序として，中等度強度(最大酸素摂取量の50％強度)の運動では尿中ドーパミンの排泄量が増加し，ナトリウムの排出が促進される．その結果，循環血漿量が減少し，心拍出量が減少することで血圧が低下する．また，運動によって血清タウリンが増加し，血漿ノルエピネフリンが減少することで，末梢血管抵抗が減少し，血圧が低下する．

このように，運動によって降圧作用が期待できるが，運動強度が高すぎると，血圧がさらに上昇するリスクを伴うため，個人に適した強度の運動が推奨される．運動強度の目安としては，中等度強度がよい．

(6) 運動とQOLの低下予防(ロコモティブシンドローム予防)

QOLの低下を防ぐためには，ロコモティブシンドローム予防があげられる．ロコモティブシンドロームとは，運動器症候群のことを指し，運動器の障害によって，要介護になるリスクが高い状態になることをいう．ロコモティブシンドロームの原因は，加齢に伴う運動器自体の疾患(変形性関節症や脊柱管狭窄症など)や運動器機能不全(筋力低下，持久力低下，バランス能力の低下など)がある．運動不足に陥ると筋肉量の減少(サルコペニア)による身体機能の低下につながり，その結果，転倒による骨折や関節への負担が増え，変形性関節症を発症する可能性が高まる．これらの発症は，身体活動量を減少し，さらに運動器の機能低下から，QOLの低下にもつながり，要介護・要支援となる悪循環に陥るため，運動器の健康維持には，適度な運動を継続する必要がある．とくに，サルコペニア予防には運動だけでなく，栄養素等摂取量も重要であることから，高齢期は食事についても配慮が必要である．

また，高齢期では骨粗鬆症による骨折にも注意が必要である．高齢期において，転倒からの骨折によって要介護になるリスクは，男性よりも女性のほうが高い．その理由として，高齢期の女性に骨粗鬆症が多いことがあげられる．

骨粗鬆症は，世界保健機関(WHO)では，「低骨量と骨組織の微細構造の異常を特徴とし，骨の脆弱性が増大し，骨折の危険性が増大する疾患である」と定義している．

骨は，破骨細胞により骨吸収が起き，骨芽細胞によって新しく骨形成される．骨が新陳代謝する機構を骨リモデリングというが，骨形成には時間がかかるため，骨リモデリングの頻度が亢進しても，骨の石灰化が不十分な場合は骨強度を低下させる．ほかにも，骨量の減少には，カルシウムやビタミンD，ビタミンKの不足やエストロゲンの欠乏などがあり，閉経後にエストロゲン欠乏の見られる高齢女性では，骨粗鬆症のリスクが高まる．

サルコペニア
8章を参照．

要介護・要支援
8章を参照．

高齢期の骨粗鬆症
8章を参照．

骨吸収
破骨細胞によって，古い骨が壊される．

骨形成
破骨細胞によって破壊されたところを骨芽細胞が修復し，新しい骨を再生する．

エストロゲン
女性ホルモンの1つで卵巣から分泌される．4章を参照．

また，加齢による筋力低下や運動不足によって，骨にかかる力学的負荷が低下することで骨量は減少するため，骨粗鬆症の予防には定期的な運動が非常に重要である．なお，一般の中高年者へはウォーキングは転倒リスクが低く，骨密度上昇も期待でき，適切と考えられている．

（7）運動のデメリット

運動を行うメリットは多くあるが，デメリットとしてはオーバーユース症候群がある．オーバーユース症候群とは，運動による身体の使いすぎによって筋肉や腱，靭帯などの運動器に炎症や痛みが生じることをいう．適度な運動は望ましいが，過度な運動負荷をかける，疲労の回復がなされていない状況での過剰な運動は傷害を引き起こす可能性があるため，注意が必要である．

身体活動や激しい運動によって，酸素を多量に摂取することで，体内では活性酸素が発生し，増加する．活性酸素が細胞膜や核酸，タンパク質などと反応すると，細胞を傷害し，生活習慣病を引き起こす可能性がある．

9.6　健康づくりのための身体活動基準および指針

国民の健康づくりのための取り組みとして，身体活動（生活活動と運動）を推進するために厚生労働省が2006（平成18）年に「健康づくりのための運動基準2006」を策定した．その後，身体活動に関する科学的知見が蓄積され，平成25年度から開始する健康日本21（第二次）推進の助けとなるように，新たな科学的知見に基づき改定し，「健康づくりのための身体活動基準2013」，「健康づくりのための身体活動指針（アクティブガイド）」が策定された．

アクティブガイド
「＋10（プラステン）：今より10分多く体を動かそう」をメインメッセージとした，健康づくりのための身体活動基準2013で定められた基準を達成するためのガイドライン．

身体活動の増加でリスクを低減できるものとして，糖尿病や循環器疾患，がん，ロコモティブシンドローム，認知症が含まれることを明確にしている．

身体活動のうち生活活動とは，日常生活における労働，家事，通勤・通学などの身体活動を指す．運動とは，スポーツなどによって体力の維持・向上を目的として計画的・意図的に実施し，継続性のある身体活動を指す．身体活動・運動の基準を図9.9に示す．18～64歳，65歳以上と年齢にあわせて基準がもうけられている（図9.10）．

（1）個人の健康づくりのための身体活動基準

（a）18～64歳の基準

i）身体活動の基準（日常生活で体を動かす量の考え方）

強度が3メッツ以上の身体活動を23メッツ・時/週行う．具体的には，歩行またはそれと同等以上の強度の身体活動を毎日60分行う．

ii）運動量の基準（スポーツや体力づくり運動で体を動かす量の考え方）

強度が3メッツ以上の運動を4メッツ・時/週行う．具体的には，息が弾み汗をかく程度の運動を毎週60分行う．

メッツ（METs）
身体活動や運動の強度の単位．安静時を1メッツとする．安静時と比較して，何倍のエネルギーを消費するかで強度を示す．安静時（1メッツ）での酸素摂取量は3.5 mL/kg/分である．

メッツ・時
運動強度メッツに時間を乗じたもの．身体活動の量を示す．

（b）65歳以上の基準（身体活動の基準のみ）

強度を問わず，身体活動を10メッツ・時/週行う．具体的には，横になった

<table>
<tr><th colspan="2">血糖・血圧・脂質に関する状況</th><th colspan="2">身体活動（生活活動・運動）※1</th><th colspan="2">運動</th><th>体力（うち全身持久力）</th></tr>
<tr><td rowspan="3">健診結果が基準範囲内</td><td>65歳以上</td><td>強度を問わず，身体活動を毎日40分（＝10メッツ・時/週）</td><td rowspan="3">今より少しでも増やす（たとえば10分多く歩く）※4</td><td>—</td><td rowspan="3">運動習慣をもつようにする（30分以上・週2日以上）※4</td><td>—</td></tr>
<tr><td>18～64歳</td><td>3メッツ以上の強度の身体活動※2を毎日60分（23メッツ・時/週）</td><td>3メッツ以上の強度の運動※3を毎週60分（＝4メッツ・時/週）</td><td>性・年代別に示した強度での運動を約3分間継続可能</td></tr>
<tr><td>18歳未満</td><td>—</td><td>—</td><td>—</td></tr>
<tr><td colspan="2">血糖・血圧・脂質のいずれかが保健指導レベルの者</td><td colspan="5">医療機関にかかっておらず，「身体活動のリスクに関するスクリーニングシート」でリスクがないことを確認できれば，対象者が運動開始前・実施中に自ら体調確認ができるよう支援したうえで，保健指導の一環としての運動指導を積極的に行う</td></tr>
<tr><td colspan="2">リスク重複者またはすぐ受診を要する者</td><td colspan="5">生活習慣病患者が積極的に運動をする際には，安全面での配慮がよりとくに重要になるので，まずかかりつけの医師に相談する</td></tr>
</table>

※1 「身体活動」は，「生活活動」と「運動」に分けられる．このうち，生活活動とは，日常生活における労働，家事，通勤・通学などの身体活動を指す．また，運動とは，スポーツなどの，特に体力の維持・向上を目的として計画的・意図的に実施し，継続性のある身体活動を指す．
※2 「3メッツ以上の強度の身体活動」とは，歩行またはそれと同等以上の身体活動．
※3 「3メッツ以上の強度の運動」とは，息が弾み汗をかく程度の運動．
※4 年齢別の基準とは別に，世代共通の方向性として示したもの．

図9.9 健康づくりのための身体活動基準2013
厚生労働省健康局がん対策・健康増進課，「健康づくりのための身体活動基準2013（概要）」，厚生労働省（2013）より．

ままや座ったままにならなければどんな動きでもよいので，身体活動を毎日40分行う．

（c） 18歳未満の基準（参考）

18歳未満に関しては，身体活動（生活活動・運動）が生活習慣病等および生活機能低下のリスクを低減する効果について十分な科学的根拠がないため，定量的な基準を設定していない．しかしながら，小児から高齢者まで，ともに身体活動に楽しく取り組むことで，健康的な生活習慣を効果的に形成することが期待できる．そのため，積極的に身体活動に取り組み，小児の頃から生涯を通じた健康づくりがはじまるという考え方を育むことが重要であるとしている．

（d） すべての世代に共通する方向性

i）身体活動量の方向性（全年齢層における身体活動の考え方）

現在の身体活動量を少しでも増やす．たとえば，今より毎日10分ずつ長く歩くようにする．

ii）運動の方向性（全年齢層における運動の考え方）

運動習慣をもつようにする．具体的には，30分以上の運動を週2日以上行う．

3メッツ以上の生活活動の例	
3.0	普通歩行(平地，67 m/分，犬を連れて)，電動アシスト付き自転車に乗る，家財道具の片付け，子どもの世話(立位)，台所の手伝い，大工仕事，梱包，ギター演奏(立位)
3.3	カーペット掃き，フロア掃き，掃除機，電気関係の仕事：配線工事，身体の動きを伴うスポーツ観戦
3.5	歩行(平地，75～85 m/分，ほどほどの速さ，散歩など)，楽に自転車に乗る(8.9 km/時)，階段を下りる，軽い荷物運び，車の荷物の積み下ろし，荷づくり，モップがけ，床磨き，風呂掃除，庭の草むしり，子どもと遊ぶ(歩く/走る，中強度)，車椅子を押す，釣り(全般)，スクーター（原付）・オートバイの運転
4.0	自転車に乗る(≒16 km/時未満，通勤)，階段を上る(ゆっくり)，動物と遊ぶ(歩く/走る，中強度)，高齢者や障がい者の介護(身支度，風呂，ベッドの乗り降り)，屋根の雪下ろし
4.3	やや速歩(平地，やや速めに＝93 m/分)，苗木の植栽，農作業(家畜に餌を与える)
4.5	耕作，家の修繕
5.0	かなり速歩(平地，速く＝107 m/分))，動物と遊ぶ(歩く/走る，活発に)
5.5	シャベルで土や泥をすくう
5.8	子どもと遊ぶ(歩く/走る，活発に)，家具･家財道具の移動･運搬
6.0	スコップで雪かきをする
7.8	農作業(干し草をまとめる，納屋の掃除)
8.0	運搬(重い荷物)
8.3	荷物を上の階へ運ぶ
8.8	階段を上る(速く)

3メッツ未満の生活活動の例	
1.8	立位(会話，電話，読書)，皿洗い
2.0	ゆっくりした歩行(平地，非常に遅い＝53 m/分未満，散歩または家の中)，料理や食材の準備(立位，座位)，洗濯，子どもを抱えながら立つ，洗車・ワックスがけ
2.2	子どもと遊ぶ(座位，軽度)
2.3	ガーデニング(コンテナを使用する)，動物の世話，ピアノの演奏
2.5	植物への水やり，子どもの世話，仕立て作業
2.8	ゆっくりした歩行(平地，遅い＝53 m/分)，子ども・動物と遊ぶ(立位，軽度)

3メッツ以上の運動の例	
3.0	ボウリング，バレーボール，社交ダンス(ワルツ，サンバ，タンゴ)，ピラティス，太極拳
3.5	自転車エルゴメーター（30～50ワット)，自体重を使った軽い筋力トレーニング(軽・中等度)，体操(家で，軽・中等度)，ゴルフ(手引きカートを使って)，カヌー
3.8	全身を使ったテレビゲーム(スポーツ・ダンス)
4.0	卓球，パワーヨガ，ラジオ体操第1
4.3	やや速歩(平地，やや速めに＝93 m/分)，ゴルフ(クラブを担いで運ぶ)
4.5	テニス(ダブルス*)，水中歩行(中等度)，ラジオ体操第2
4.8	水泳(ゆっくりとした背泳)
5.0	かなり速歩(平地，速く＝107 m/分)，野球，ソフトボール，サーフィン，バレエ(モダン，ジャズ)
5.3	水泳(ゆっくりとした平泳ぎ)，スキー，アクアビクス
5.5	バドミントン
6.0	ゆっくりとしたジョギング，ウェイトトレーニング(高強度，パワーリフティング，ボディビル)，バスケットボール，水泳(のんびり泳ぐ)
6.5	山を登る(0～4.1 kgの荷物を持って)
6.8	自転車エルゴメーター（90～100ワット)
7.0	ジョギング，サッカー，スキー，スケート，ハンドボール*
7.3	エアロビクス，テニス(シングルス*)，山を登る(約4.5～9.0 kgの荷物を持って)
8.0	サイクリング(約20 km/時)
8.3	ランニング(134 m/分)，水泳(クロール，ふつうの速さ，46 m/分未満)，ラグビー*
9.0	ランニング(139 m/分)
9.8	ランニング(161 m/分)
10.0	水泳(クロール，速い，69 m/分)
10.3	武道・武術(柔道，柔術，空手，キックボクシング，テコンドー)
11.0	ランニング(188 m/分)，自転車エルゴメーター（161～200ワット)

3メッツ未満の運動の例	
2.3	ストレッチング，全身を使ったテレビゲーム(バランス運動，ヨガ)
2.5	ヨガ，ビリヤード
2.8	座って行うラジオ体操

*試合の場合

図9.10　生活活動と運動のメッツ表

厚生労働省健康局がん対策・健康増進課，「健康づくりのための身体活動基準2013」，p.51～52 (2013).

9.7 運動時の食事摂取基準の活用

(1) 推定エネルギー必要量

1日のエネルギー必要量は，体重の増減に関係がなければ，1日のエネルギー消費量と等しいことが望ましい．1日のエネルギー消費量は，基礎代謝量，食事誘発性熱産生，身体活動によるエネルギー消費からなっている．日本人の食事摂取基準では，一般の人における推定エネルギー必要量(kcal/日)は，以下の式によって算出できる．

推定エネルギー必要量(kcal/日)
= 基礎代謝基準値(kcal/kg 体重/日) × 体重(kg) × 身体活動レベル(PAL)

しかし，スポーツ選手は一般の人と身体組成が異なり，除脂肪量(筋肉量)が多くなることから，この式では推定エネルギー必要量の誤差が大きくなると考えられる．そのため，国立スポーツ科学センター (Japan Institute of Sports Science，JISS)では，スポーツ選手のエネルギー必要量が検討され，基礎代謝量の推定に体重あたりではなく，除脂肪量1 kgあたり28.5 kcalを示した．スポーツ選手における基礎代謝量は，

スポーツ選手の推定基礎代謝量(kcal/日)
= 28.5 kcal/kgLBM/日 × LBM(kg)

という式から算出が可能である．次に身体活動レベルは，瞬発系・持久系競技，球技系などの競技や射撃などの標的競技によって異なり，また，オフ期かトレーニング期によっても異なるため，種目系分類別PALが設定されている(表9.3)．これを用いることにより，スポーツ選手の推定エネルギー必要量は次の式で算出される．

推定エネルギー必要量(kcal/日)
= 28.5 kcal/kgLBM/日 × LBM(kg) × PAL

ただし，この式は体の大きい選手において過大評価されることもあるので，重量級などの選手の場合は利用に注意が必要である．

なお，エネルギー消費量の推定には，このほかに心拍数法や加速度計法，二重標識水法の利用や，24時間の生活時間調査による生活動作の種類とその時間の記録から，メッツを用いた計算式で求めることが可能である．

(2) 糖質(炭水化物)

運動時のエネルギー源は糖質と脂質が主となる．しかし，図9.11に示すよ

食事誘発性熱産生
食事摂取による代謝量の増大のことである．たんぱく質のみ摂取した場合はエネルギー摂取量の約30%，糖質のみは約6%，脂質のみは約4%であるが，食事摂取になると各栄養素が混合されるので，約10%となる．特異動的作用ともいう．

PAL
physical activity level，身体活動レベル．

LBM
lean body mass，除脂肪量．

表9.3 種目系分類別PAL

	期分け	
	オフトレーニング期	トレーニング期
瞬発系	1.75	2.00
持久系	1.75	2.50
球技系	1.75	2.00
その他	1.50	1.75

小清水孝子ほか，「スポーツ選手の推定エネルギー必要量．トレーニング科学」，17，245 (2005)をもとに作成．

心拍数法
心拍数と酸素摂取量が正の相関関係を示すことを利用して，エネルギー消費量を算出する．個人によって心拍数と酸素摂取量が異なるため，事前に個別の関係式を作成しておく必要がある．

加速度計法
加速度の大きさや変化の速さが酸素消費量と正の相関関係を示すことを利用して，腰部に小さな加速度計を着用し，エネルギー消費量を算出する．低強度や斜面など移動の少ない動きでは誤差が出やすい．

二重標識水法
水素と酸素の安定同位体を使用し，尿への排泄率を測定してエネルギー消費量を算出する．費用は高いが，精度は高いとされている．

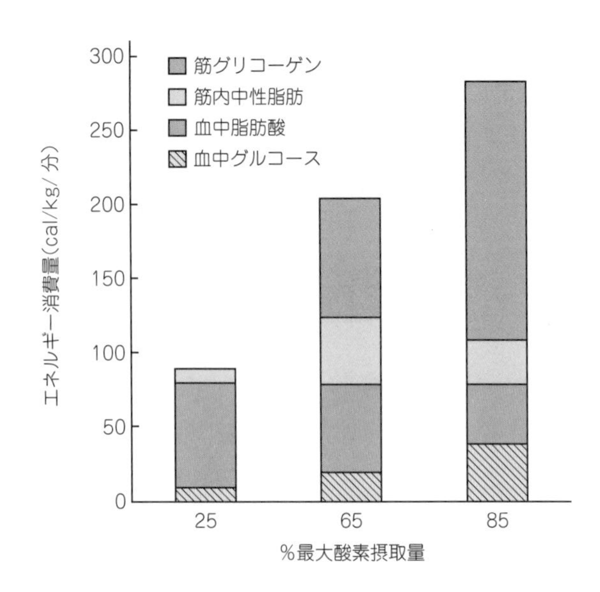

図9.11　運動強度とエネルギー基質の関係
J. A. Romijn et al. *Am. J. Physiol.*, **265**, E3808 (1993) より作成.

うに，最大酸素摂取量25%程度では血中脂肪酸がメインのエネルギーであるが，運動強度が高くなるにつれ，筋グリコーゲンがエネルギーとして使われるようになり，最大酸素摂取量85%の高強度の運動では筋グリコーゲンがおもなエネルギー源となるため，高強度の運動時には糖質摂取は欠かすことができない(図9.11)．エネルギー不足になると体重減少にもつながるため，食事摂取基準で示されているように，炭水化物エネルギー比率50～65%を目標に，糖質の補給源となる主食(米，パン，麺類など)を毎食食べることが大切である．また，補食におにぎりやサンドイッチ，果物などを利用することも有用である．

(3) たんぱく質

筋肉合成にはとくに重要な栄養素であるが，十分な糖質(炭水化物)や脂質の摂取がない場合はエネルギー不足となり，体タンパク質(除脂肪量)が分解され，タンパク質がエネルギー源となり利用される．そのため，筋肉の肥大(除脂肪量の増加)を目的とする場合には身体活動量に合わせて糖質を十分に摂取しておくことが大切である．

運動時の体重1kgあたりのたんぱく質必要摂取量は，活発に活動していない人で0.8g，持久性トレーニングの場合1.2～1.4g，レジスタンストレーニングの場合1.2～1.7gとされている(表9.4)．たんぱく質を摂取すればするほどよいというわけではなく，食事摂取基準にも示されているように，たんぱく質エネルギー比率20%までを目安に摂取することが望ましい．たんぱく質は肉，魚，卵，大豆・大豆製品，牛乳・乳製品などが補給源となるが，肉や魚は脂質が多い部位もある．調理方法によっては油脂類が多くなる可能性もあるため，脂質の摂取量には注意が必要である．

(4) 脂質

脂質は糖質と同様に，運動中のエネルギー源として利用される．高エネルギ

表 9.4 運動時の体重 1 kg あたりのたんぱく質必要摂取量

	体重 1 kg あたりの たんぱく質必要量(g)
活発に活動をしていない人	0.8
スポーツ愛好家(週に 4 ～ 5 回 30 分のトレーニング)	0.8 ～ 1.1
筋力トレーニング(維持期)	1.2 ～ 1.4
筋力トレーニング(増強期)	1.6 ～ 1.7
持久性トレーニング	1.2 ～ 1.4
レジスタンストレーニング	1.2 ～ 1.7
トレーニングをはじめて間もない時期	1.5 ～ 1.7
状態維持のためのトレーニング	1.0 ～ 1.2
断続的な高強度トレーニング	1.4 ～ 1.7
ウエイト　コントロール期間	1.4 ～ 1.8

※ 10 代は 10% 多く摂取が見込まれる.
J. M. Ronald, *Sports Nutrition*, Wiley-Blackwel, (2002) p.30 と M. H. Williams, *Nutrition for Health, Fitness & Sport*, McGraw-Hill College, (2005) p.221 を参考に作成.

ー(9 kcal/g)のため，エネルギー必要量が多い場合には，脂質を利用することで食事量を抑えることができる利点がある．しかし，脂質の過剰摂取は，エネルギー摂取量の過剰と体脂肪量の増加につながることが考えられる．脂肪エネルギー比率として 20 ～ 30% を目標に摂取することが望ましい．

(5) ビタミン

運動・スポーツ活動時のエネルギー産生においては，**ビタミン B_1** や**ビタミン B_2**，たんぱく質代謝には**ビタミン B_6** などが補酵素としてはたらく．また，**ビタミン C** は鉄，**ビタミン D** はカルシウムの吸収をそれぞれ促進し体づくりにおいて重要である．これら以外に抗酸化の役割をもつビタミンもある．身体活動量が多いスポーツを行う人では，食事摂取基準の推奨量または目安量から耐容上限量までを目安に摂取することが望ましく，エネルギー消費量の多い持久系競技や球技系競技ではビタミン B 群の十分な摂取を推奨する．

抗酸化ビタミン
例)ビタミン A，ビタミン C，ビタミン E など

(6) ミネラル

スポーツを行う場合には**酸素運搬能力**が関連するため，**ヘモグロビン**の材料となる鉄の摂取を十分にし，貧血を予防する．また，**カルシウム**の摂取は**疲労骨折の予防**，ナトリウムやカリウムなどは浸透圧の調整に重要である．ミネラルは，血液成分や骨の構成材料，細胞の浸透圧の保持などに欠かすことができない．ビタミンと同様に食事摂取基準の推奨量または目安量から耐容上限量までを目安に摂取することが望ましい．

浸透圧
半透膜を挟んで濃度の異なる 2 つの液体間で，濃度の低い方から高い方に移動する圧力．

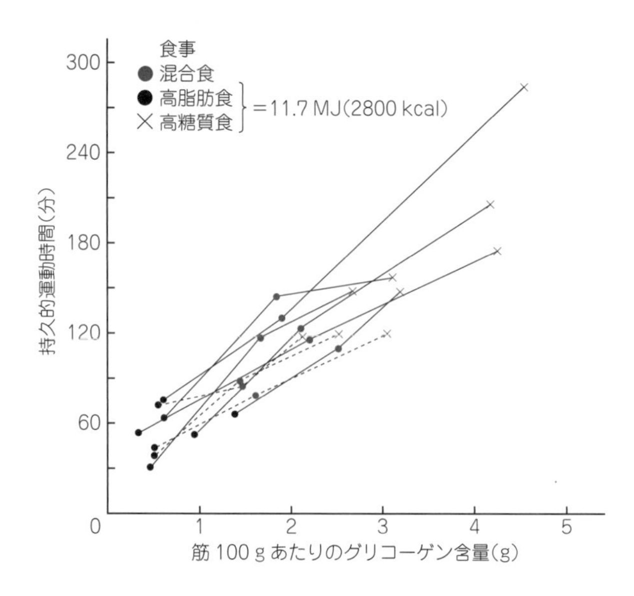

図 9.12　運動前の大腿四頭筋グリコーゲン含量と持久的運動時間との関係

※運動3日前にグリコーゲン量を枯渇させた後，A：糖質，脂質の含まれた混合食(普通食)，B：グリコーゲン合成の材料となる糖質をあまり含まない高脂肪食，C：糖質の多い高糖質食を3日間摂食させる．その後，最大酸素摂取量75％強度の運動をさせた結果，B：高脂肪食では運動開始時の筋グリコーゲン含量が少なく，持久的運動時間も短かったが，C：高糖質食では，筋グリコーゲン含量が多く，持久的運動時間は最も長かった．

J. Bergström et al, Diet, muscle glycogen and physical performance, *Acta. Physiol. Scand,* 71 (2), 140 (1967) より作成.

9.8　トレーニングと糖質摂取

(1)　グリコーゲン含量と糖質摂取

糖質は血糖や筋肉・肝臓のグリコーゲンの材料になるため，持久系競技や球技系競技のスタミナづくりにはトレーニングにあわせて欠かすことができない栄養素である．図 9.12 は中等度の運動持続時間と筋グリコーゲン含量との関係を示している．

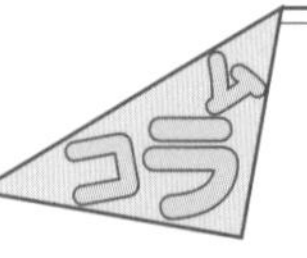

体づくりは食事と身体活動・運動から

体をつくるための材料は，食べ物から摂る栄養素などである．年齢や体型，身体活動量により，必要なエネルギーや栄養素の摂取量は変化する．筋肉や骨をつくるには栄養素などの摂取だけでなく，身体活動・運動も重要となる．これは，成長期を迎える思春期や，高齢期などどのライフステージでも同様である．

また，身体活動の不足は肥満に，エネルギー摂取量の不足はやせを引き起こす．各個人の身体活動・運動量に見合った適正なエネルギーの摂取ができれば，生活習慣病のリスクも低下させることが可能となる．日々，体重測定をする習慣を身につけることは，自身の体づくりへの第一歩になるであろう．

食事で摂ったエネルギーは，体を動かしてしっかりと消費する．あたり前のような話だが，どのライフステージでも実施していくことが将来の健康寿命の延伸につながると考えられる．

持久的な運動では，スタミナの維持を目的としてトレーニング期からグリコーゲン含量を高めておくためにも，高糖質食の重要性が示された．

（2）運動後の筋グリコーゲンの回復

運動終了後の筋グリコーゲンの回復は，疲労の回復を含め，次のトレーニング（または試合）への準備として重要である．

運動後の筋グリコーゲンの回復を目的としたアスリートのための糖質摂取に関するガイドラインが示されている．これによると，運動後4時間以内に回復するためには1～1.2 g/kg体重/時間，回復期間が1日の場合，継続時間が中程度で低強度のトレーニングは5～7 g/kg体重/日，中～高強度の持久性運動は7～12 g/kg体重/日，かなりハードな運動（運動時間4～6時間/日以上）は10～12 gまたは12 g/kg体重/日以上となっている．運動強度が高いトレーニングほど必要な糖質摂取量は多くなるので，食事で主食となるものを多く摂取することはもちろん，食事のみで不足する場合には，補食を取り入れて糖質量を確保することが望ましい．

また，筋グリコーゲンの回復は糖質の摂取だけでなく，たんぱく質もあわせて摂取することで，グリコーゲンの増加量が多くなる（図9.13）．これは，糖

アスリートに適切な補食
おにぎりやあんぱん，バナナやオレンジジュースなど糖質含有量の多い食品，水分補給も目的になるようであればスポーツドリンクも可能である．たんぱく質源の補給には，牛乳やヨーグルト，チーズなどの乳製品，ゆで卵，サラダチキンや魚肉ソーセージなどもよい．脂質は消化に時間がかかるので，脂質を控えた食品が望ましい．

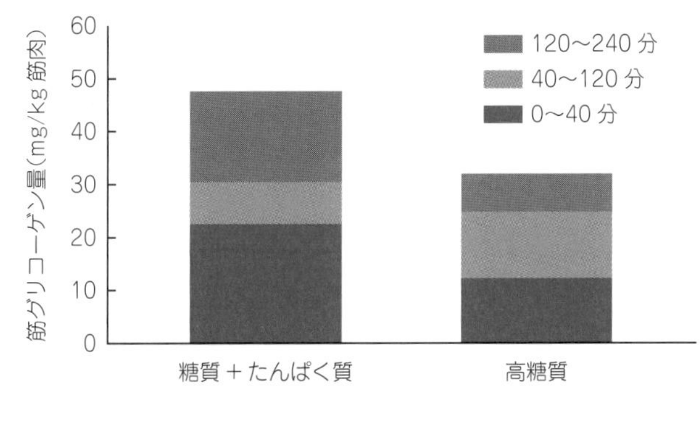

図9.13 運動直後および2時間後の栄養素摂取による筋グリコーゲン回復
J. L. Ivy et al, *J. Appl. Physiol.*, **93**, 1337 (2002) より改変.

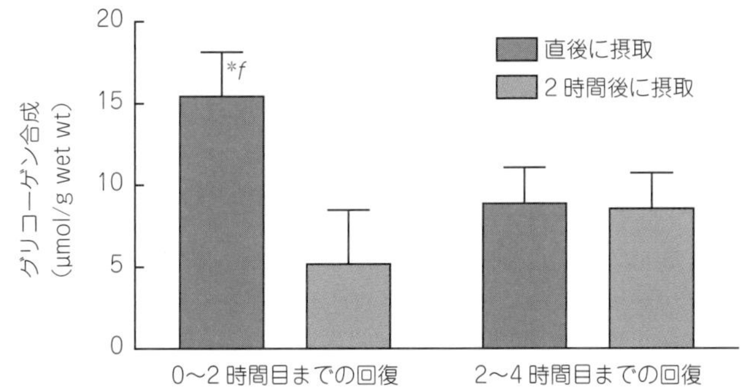

図9.14 筋グリコーゲンの回復に対する運動後の糖質摂取のタイミング
※ 0～2時間目までの回復期における2時間後摂取群との比較で有意差あり
※ 2～4時間目までの回復期における2時間後摂取群との比較で有意差あり
J. A. M. Parkin, et al, Muscle glycogen storage following prolonged exercise, effect of timing of ingestion of high glycemic index food. *Med. Sci. Sports Exerc.*, **29**, 220 (1997) より作成.

質とたんぱく質の同時摂取によって，消化管ホルモンを介して，糖質のみの摂取時よりもインスリン分泌を促進し，筋グリコーゲンの回復を高めると考えられている．

さらに，筋グリコーゲンの回復は糖質の量だけでなく，糖質を摂取するタイミングも重要である．図 9.14 に示すように運動直後に糖質を摂取することで運動2時間後までの筋グリコーゲン合成量が高い．1日にトレーニング(または試合)が複数回ある場合は，糖質量だけでなく，トレーニング(または試合)終了後すぐに糖質補給できる環境を整えておくことも大切である．

9.9 トレーニングとたんぱく質摂取

運動・スポーツをするうえで除脂肪量の維持・増加は重要である．日々，体内では，筋肉の合成と分解が行われているが，除脂肪量を増加させるためには，レジスタンストレーニングにあわせた栄養補給が必要となる．体タンパク質の合成にはたんぱく質の摂取が必要不可欠であるが，長時間の運動によって，筋グリコーゲンが枯渇すると体タンパク質が分解され，アミノ酸となってエネルギー利用される．そのため，体タンパク質の合成にはたんぱく質摂取だけでなく，エネルギー源が枯渇しないよう糖質・脂質も摂取し，エネルギー量を充足させておくことが大切である．

レジスタンストレーニング
筋肉に負荷をかけたトレーニング(自体重，ダンベル，バーベルなど)．

(1) 運動によるたんぱく質の代謝とたんぱく質摂取

運動をするとき，骨格筋はエネルギーを得るためにアミノ酸を酸化(分解して利用)する．とくに運動時間が長いほど，タンパク質の分解量は多くなる．持久系運動では，分岐鎖アミノ酸(BCAA)であるバリン，ロイシン，イソロイシンが酸化される．BCAA はおもに筋肉で代謝されて利用されるので，運動時に重要なアミノ酸である．運動時はとくに，ロイシンの酸化を増加させるが，これはグリコーゲンの減少とともに増加する．グリコーゲンの貯蔵量に影響をうけるため，筋グリコーゲンの蓄積量を多くしておくことは，ロイシンの酸化を抑える1つの方法である．また，筋タンパク質の合成速度とロイシンの血中濃度との間には，相関関係があり，ロイシンの摂取は体タンパク質の合成を促進すると考えられ，運動後，たんぱく質を十分に補給することが求められる．

BCAA
branched-chain amino acids，分岐鎖アミノ酸．

たんぱく質の過剰摂取は体脂肪として蓄積される．また，腎機能への負担も大きくなるため，たんぱく質の摂取量は，トレーニングの強度や量，頻度に合わせて考える必要がある．しかし表 9.4 より，体タンパク質合成のためには，体重1kg あたり 2.0g 以上のたんぱく質摂取は必要ないと考えられる．

(2) たんぱく質の栄養価

たんぱく質の栄養価については，食品中に必須アミノ酸が十分に揃っていることが重要である．必須アミノ酸が十分に揃っているかを評価するのがアミノ酸スコア(アミノ酸価)である．アミノ酸スコアは，食品に含まれるたんぱく質の中で最も不足しているアミノ酸(第1制限アミノ酸)含有量がそのアミノ酸評

必須アミノ酸
体内で十分な量を合成できず，食品から摂らなければならないアミノ酸．トリプトファン，ロイシン，リジン，バリン，スレオニン，フェニルアラニン，メチオニン，イソロイシン，ヒスチジンがある．

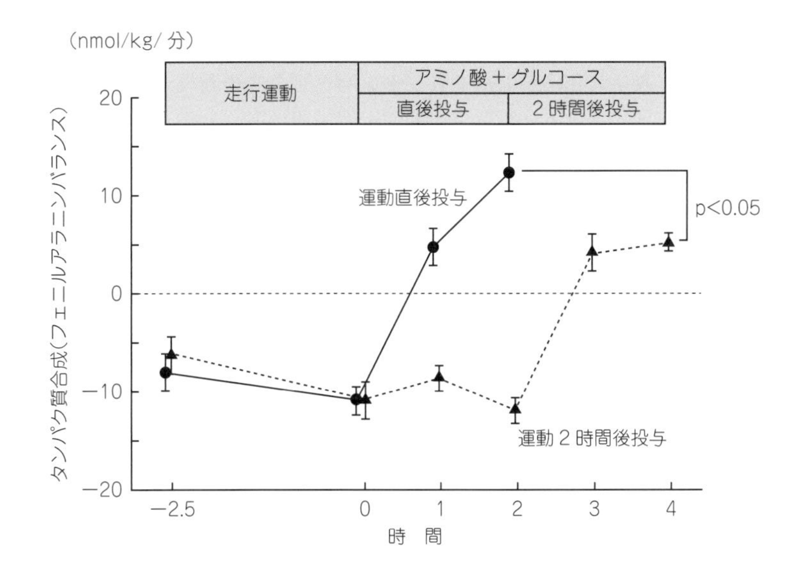

図9.15　運動後のアミノ酸・グルコース投与による筋タンパク質合成の上昇(運動直後と運動後2時間の時点における投与の比較)

岡村浩嗣ほか，Jog Mate Protein の研究開発.，*New Food Industry*, **39**,7 (1997) より作成.

点パターン(理想値)に対する割合で算出される．第一制限アミノ酸がない場合は，アミノ酸スコア100となる．アミノ酸スコア100はたんぱく質の栄養価として最も望ましい．植物性食品よりも動物性食品の方がアミノ酸スコアは高いため，体づくりでは，肉や魚，卵，牛乳・乳製品等の動物性たんぱく質を摂るとよい．

しかし，アミノ酸スコアの低い植物性食品であっても，ほかの食品と組みあわせることで，第一制限アミノ酸を補充することができれば，アミノ酸スコアは高くなる．たとえば，白米だけ食べるよりも白米に目玉焼きをつけることで，白米の第一制限アミノ酸であるリジンの量が増し，全体のたんぱく質の栄養価が高くなる(**アミノ酸の補足効果**)．よって，たんぱく質の栄養価を高めるためには植物性食品単体ではなく，動物性食品を組合わせて食べるとよい．

(3) たんぱく質・アミノ酸摂取のタイミング

運動後にたんぱく質を摂取する場合は，運動終了後できるだけ早く摂取した方がよいとされている．図9.15に示すように，運動直後，または運動終了の2時間後にアミノ酸とグルコースの混合液を投与することで，どちらもタンパク質の合成は上昇するが，運動直後の方がタンパク質合成の上昇レベルが高かった．運動中はロイシンの酸化も進むため，BCAAを摂取するのであれば，運動直前から運動開始30分前頃の血中アミノ酸濃度が高くなるタイミングでの摂取が望ましいと考えられる．

(4) たんぱく質摂取と糖質摂取

体タンパク質合成においても，たんぱく質のみよりも糖質と同時に摂取した方が体タンパク質の合成促進につながると考えられている．これは糖質を摂取することでインスリン分泌が促進され，タンパク質合成の効果が得られるためである．トレーニング後の食事では主食・主菜の組合わせで食べるなど，糖質とたんぱく質を同時に摂るようにするとよい．

9.10　運動中の水分・電解質補給

(1)　水分摂取と体温調節

成人男性の体内水分分布は体重の約60％である．このうち，細胞内液が2/3，細胞外液が1/3を占めている．細胞内液にはカリウムが，細胞外液にはナトリウムが多く含まれている．体内浸透圧の恒常性を保つため，発汗量が多い場合は水だけではなく，電解質の補給も必要となる．1日の水分摂取量と尿や便，汗，呼気で排出される量とは同等で約2,500 mL（うち，飲料水からの摂取は約1,200 mL）である．

運動時，水分補給の目的の1つは体温調節である．運動による筋収縮やATP産生等，筋肉で熱産生されるため，体温が上昇する．外気温が高い場合や運動量が多く体温上昇が進む場合には，皮膚の血流量だけで熱を放散することが難しく，体温上昇を抑えるために発汗量を多くし，体温の上昇を抑えようとする．発汗量が多くなっているにもかかわらず，水分摂取ができない場合は脱水が進み，体温がさらに上昇し，熱中症などの危険な状態を招く．**表9.5**に示すように体重の約1％の脱水で喉の渇きが現れ，約2％の脱水でパフォーマンスが低下するとされている．熱中症予防には約2％以上の脱水にならないよ

熱中症
多量の発汗により，水分や電解質が喪失して筋肉のけいれんが起きる「熱けいれん」や脱水により，体温上昇が進み，脱力するような「熱疲労」，体温上昇による呼吸・循環中枢の失調や意識障害に陥る「熱射病」などのこと．

表9.5　水分損失率と脱水諸症状

1%	大量の汗，喉の渇き
2%	強い渇き，めまい，吐き気，食欲減退，血液濃縮，尿量減少，血液濃度上昇
3%以上	汗が出なくなる
4%	全身脱力感，動きの鈍り，皮膚の紅潮化，いらいら，疲労および嗜眠，感情鈍麻，吐き気，感情の不安定（精神不安定）
6%	手足のふるえ，ふらつき，熱性抑うつ症，頭痛，熱性こんぱい，体温上昇，脈拍・呼吸の上昇
8%	幻覚，呼吸困難，めまい，チアノーゼ
10～12%	筋痙攣，失神，循環不全，血液濃縮および血液減少，腎機能不全
15～17%	皮膚がしなびてくる，目がくぼむ，排尿痛，皮膚の感覚鈍化，舌がしびれる，眼瞼硬直
18%	皮膚のひび割れ，尿生成の停止
20%以上	生命の危険，死亡

※脱水症状は，小児の場合で5%ほど不足すると発現し，成人では2～4%不足すると，顕著な症状が現れはじめる．
山本孝史：水・電解質の栄養的意識，健康・栄養科学シリーズ基礎栄養学（奥　恒行・柴田克己 編），改訂第5版，p.241，2015，南江堂より許諾を得て改変し転載．

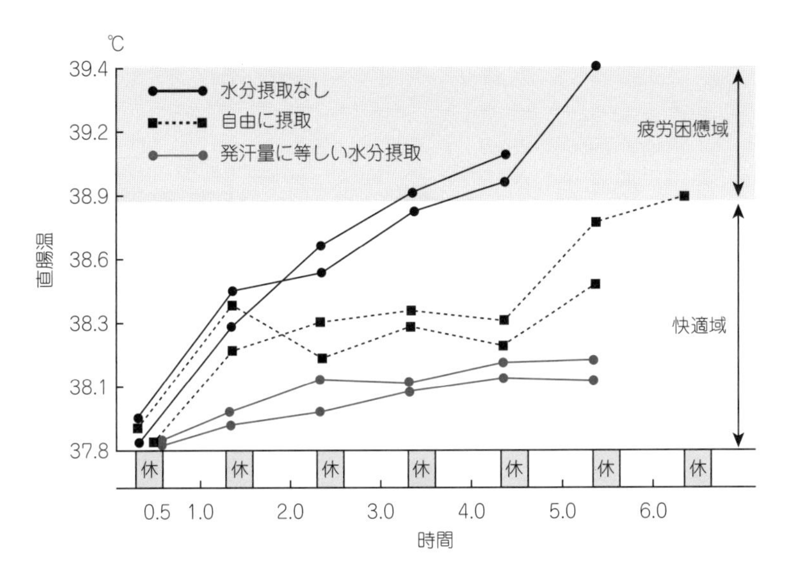

図 9.16 暑熱環境下での歩行運動に及ぼす水分摂取の効果
青木純一郎,「スポーツと水分補給」, 最新医学, 43, 2190 (1988) より作成.

う, 水分摂取を積極的に行う必要がある. 運動中に適切な水分摂取ができているかの確認は, 運動前後の体重を測定し, 体重差を確認し, 運動中の飲水量を記録して把握するとよい.

(2) 水分・電解質補給の方法

喉の渇きを感じる場合はすでに脱水がはじまっていることが考えられるため, 運動開始の 30 分前に 250 ~ 500 mL を目安に水分補給しておくとよい. 暑熱環境下での歩行運動に及ぼす水分摂取の効果(図 9.16)では, 発汗量に等しい水分摂取群が最も体温上昇が抑えられており, 最も速く体温上昇したのは, 水分摂取なし群であった. 自由に摂取する群も水分摂取なし群よりは, 体温上昇は抑えられているため, 運動中は喉の渇きに応じて自由に水分補給ができる環境づくりをしておくとよい.

次に飲み物の種類であるが, 発汗によって失われるのは水だけではなく, ナトリウムやカリウムなどの電解質も含まれる. そのため, 水だけではなく電解質も同時に補給することが重要であり, 自発的脱水を防ぐことができる. 目安は 0.1 ~ 0.2% の食塩水である(1,000 mL に 1 ~ 2 g の食塩量).

自発的脱水とは, 発汗時に水のみを摂取することで, 浸透圧が低下し, 喉の渇きが感じにくくなり, 水分摂取量が少なくなることで起きる脱水である. 図 9.17 に示すように, 運動による発汗で水分だけでなく電解質も体内から失われ, 浸透圧が高くなる(A). このときに水のみを摂取すると電解質が喪失しているため, 発汗量よりも少ない水分摂取量で体内の浸透圧は元のレベルに戻り, 飲水行動が止まる. この結果, 運動前の体水分量まで戻すことができず, 脱水となる(B). 一方, 水にあわせて電解質を一緒に摂取すると, 浸透圧の低下を抑制することができるため, 運動前の元のレベルまで水分を補給することができる(C).

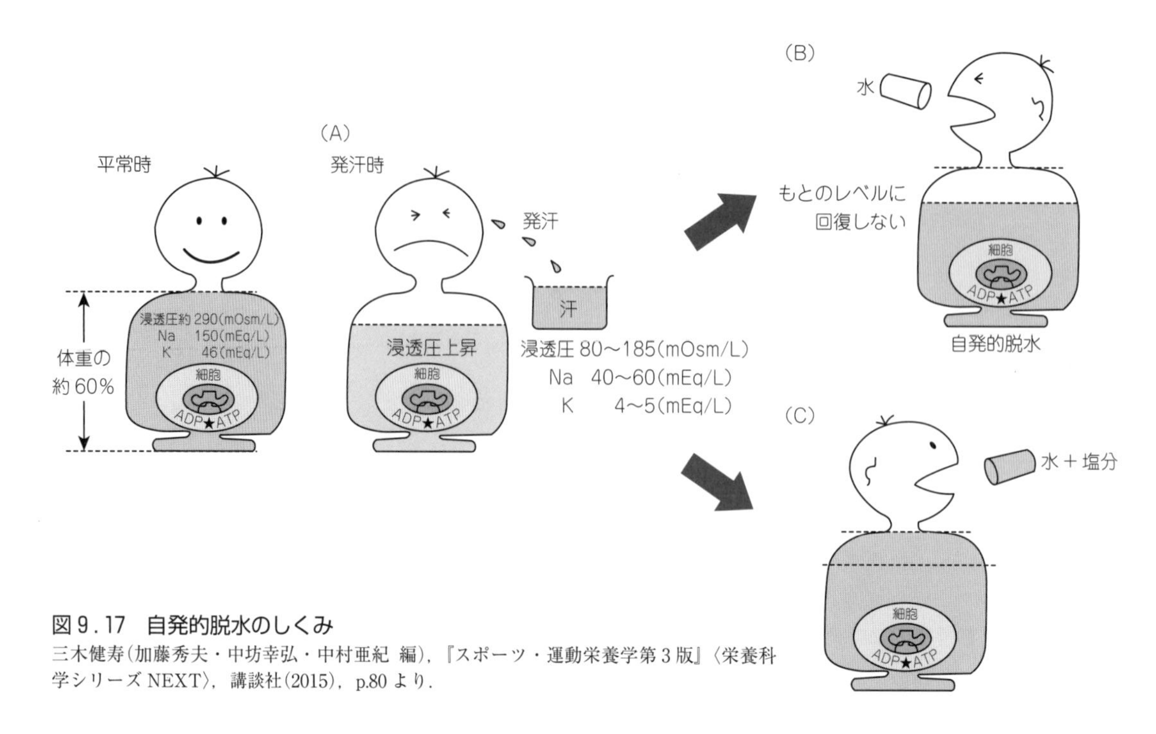

図9.17 自発的脱水のしくみ
三木健寿(加藤秀夫・中坊幸弘・中村亜紀 編),『スポーツ・運動栄養学第3版』〈栄養科学シリーズNEXT〉,講談社(2015),p.80より.

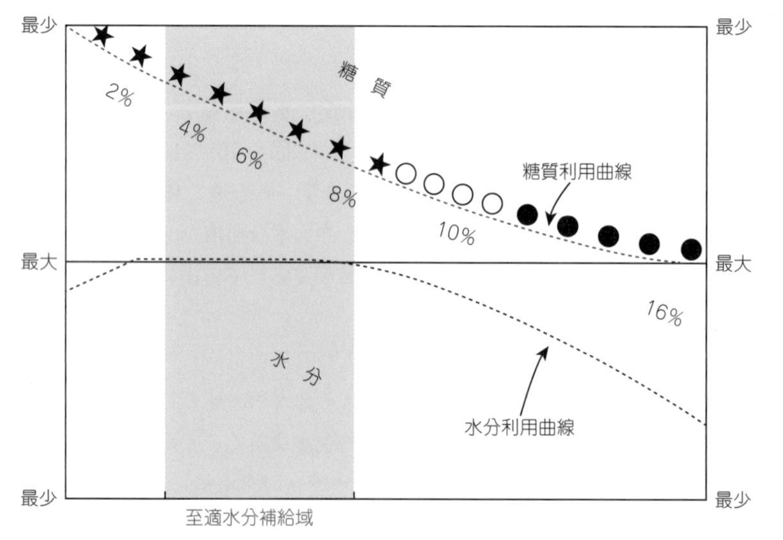

図9.18 水分組成による吸収の違い
F. Brouns, *Nutritional Needs of Athletes*, John Wiley & Sons (1993), p.70より作成.

また，運動中は糖質をエネルギーとして利用するため，長時間の運動ではエネルギーの枯渇になる可能性がある．そのため，運動時間が長いような持久系競技の水分補給には，電解質にあわせて糖質を含んだ飲料水が推奨される．糖質の利用と水分の利用の両方を考えた至適水分補給域を見ると(**図9.18**)，糖質濃度が約4～8％で水分の補給が最大となり，糖質の利用も高い状態となるため，水分補給を優先した糖質摂取ができる．一方，8％を超えると糖質の利用はさらに高まるが水分利用は低下するため，糖質補給を優先した水分補給となる．

スポーツドリンクによる水分補給
スポーツドリンクは電解質・糖質が含まれているので，運動中の水分補給としては適している．スポーツドリンクの甘さが苦手で薄める場合もあるようだが，科学的根拠から考えると各メーカーが販売しているスポーツドリンクの糖質濃度は8％未満のものがほとんどである．よって，水で薄めずにそのまま摂取する方が効果は期待できる．しかし，運動をしない人がスポーツドリンクをお茶代わりのように摂取すると過剰な糖質摂取につながるため，スポーツドリンクの利用は控えた方がよい．

9.11 運動前・運動中（間）・運動後の食事内容と摂取のタイミング

各競技種目によって適正な身体組成は異なるため，日常から早朝空腹時での体組成測定をし，体重管理をしておくことが推奨される．また，体重の階級制競技はピークの試合にあわせて無理のない減量を進めることに加えて，とくに試合1週間前は水分の摂取量にも気を配り，適性体重を保つようにしておかなければならない．いずれも自分に適した調整方法を身につけておくことが大切である．

（1）運動前

食後の消化，吸収，代謝を考えると運動開始3時間前までを目安に食事を済ませておくとよい．食事では糖質・脂質・たんぱく質・ビタミン・ミネラルの栄養素摂取が欠かせないため，主食・主菜・副菜・果物や牛乳・乳製品などの組合わせを考える．とくに，筋グリコーゲンの蓄積を考えると，糖質をやや多めに，脂質を控えめにし，消化吸収がスムーズになるようにしておくことが望ましい．また，エネルギー代謝を円滑に進めるためにビタミンB群の摂取もしておくとよい．

（2）運動中（間）

運動中は体内の筋グリコーゲンの消耗を抑えるために，スポーツドリンクやゼリー飲料から糖質を摂取する．また，1日に複数回の運動を行う場合は，次の運動までのリカバリー（疲労回復）として，消費したグリコーゲン量を回復するために，運動直後に糖質を摂取した方がよい．

（3）運動後

運動で消費したエネルギーやたんぱく質，ビタミン，ミネラルなどを運動後の食事から摂取することは，疲労回復や翌日以降のコンディション調整において重要である．とくに，運動時に消費した筋グリコーゲン量の回復に努めることは，練習が連日行われる場合には優先すべき事項である．また運動後，体重が大きく減少しているならば，水分補給も積極的に行う．

（4）試合前（グリコーゲンローディング法）

持久的運動能力は，筋肉中の貯蔵グリコーゲン量が関連している．また，運動中の血糖を維持し，高い集中力を保つためには肝臓に貯蔵されているグリコーゲン量が重要になる．運動時のグリコーゲン量を蓄えておくためには，トレーニング期間を含め，試合前日までに糖質を多く含む食事をしておく．この試合当日までにグリコーゲン量を十分に蓄えるための食事法をグリコーゲンローディング法という．古典的な方法と近年の改良法のグリコーゲンローディング

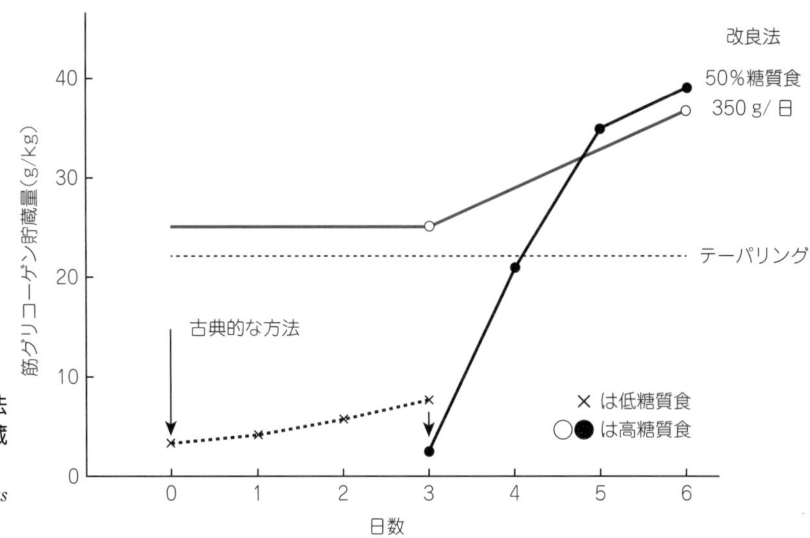

図9.19 古典的な方法と改良法による筋グリコーゲン貯蔵量の変化
W. M. Sherman et al., *Int. J. Sports Med.*, 2, 114 (1981)より作成.

テーパリング
練習強度は変えずに,練習時間(量)を徐々に減らして,少しずつ練習負荷量を減らし,疲労の蓄積を除いていく.

法による貯蔵量の違いを図9.19に示す.

これまでの古典的なグリコーゲンローディング法では,試合日1週間前より主食を控え主菜・副菜を中心にした献立で,炭水化物量を抑えた低糖質食を摂るようにし,試合3日前から炭水化物量を増やした高糖質食を摂取することで,筋グリコーゲン貯蔵量を増加させてきた.しかし,この方法は身体にとって負担が大きいため,近年は改良されたグリコーゲンローディング法を用いられることが多い.

近年のグリコーゲンローディング法では,試合3日前まで主食・主菜・副菜を揃えた普通食を摂取して,試合3日前より,主食量の増加や副菜,汁物で炭水化物量を多くした高糖質食にする.

グリコーゲンローディング法では,1日のエネルギー摂取量の70%以上を糖質(高糖質食)から摂取し,脂質,たんぱく質は15%前後を目安にした食事を心がける.肉類や魚類は脂質の多い部位を避け,炒め物や揚げ物など油の使用量が多い調理法は控えることが望ましい.なお,体内ではグリコーゲン1gに対して2.6～2.7g程度の水が貯蔵されるため,食事での飲料水だけでなく,味噌汁やスープなどからも水分を十分に摂取しておくとよい.ただし,体重が増加する場合があるので,体調面の様子を見ながら実施する.

9.12 ウエイトコントロール(減量)と運動・栄養

減量する際には,単に体重の減少だけではなく体脂肪量の減少,除脂肪量の維持・増加を考えることが大切である.除脂肪量の維持・増加は瞬発系・持久力系競技において競技成績に関わるため,体重だけでなく,体脂肪率の変化についても把握しておく必要がある.

減量は,基本的にエネルギー摂取量と消費量のバランスを考え,エネルギー出納が負になるようにする．具体的には，食事療法によってエネルギー摂取量を抑え，身体活動・運動によってエネルギー消費量を増やす必要がある．食事療法のみでエネルギー摂取量を減少させる場合は，体脂肪量だけでなく除脂肪量も減少してしまうことが明らかになっている．これは，エネルギー摂取量が低下することで，体タンパク質が分解し，アミノ酸となり糖新生で利用されるからである．よって，減量時には身体活動・運動を取り入れ，除脂肪量の減少をできるだけ抑える，または維持させなければならない．

最大酸素摂取量50％程度の有酸素運動はエネルギー源として約50％を脂質が占める．体脂肪をエネルギーとして利用するうえで，有酸素運動は効果的である．また，レジスタンストレーニングも有効である．レジスタンストレーニングをすることで，除脂肪量（筋肉量）が増加し，基礎代謝量の上昇，エネルギー消費量の増加につながる．

食事においては，糖質は運動中の重要なエネルギー源になるため，過度に摂取量を抑えない．一方で，脂質は高エネルギーとなるため，脂質の多い肉類や魚の利用は控える．油脂類を多く利用する「揚げる」や「炒める」などよりは，「焼く」，「煮る」，「蒸す」などの調理方法を選択するとよい．

減量を行う際には，いつ頃までにどれくらいの体重を減少させるのか，目標を設定しておく．体重1 kgを減少させるには，約7,000 kcalのエネルギー出納を負にする必要がある．たとえば，2か月で3 kg減量することを考えるのであれば，1日350 kcalを目安にエネルギー消費量が摂取量を上回るようにする．レスリング選手や柔道選手など階級制の競技では，食事・エネルギー摂取制限や脱水を伴う急速な減量は低血糖や体温調節機能の低下など心身への負担が大きいため，減量計画を立てて進めることが望ましい．

なお，女性アスリートにおいては審美系や持久系競技選手の減量に注意が必要である．運動によるエネルギー消費量よりも摂取量が不足した状態が続くことで，体重・体脂肪の減少につながり，ホルモンの分泌が低下し，無月経になり，骨量が減少する．これは，**女性アスリートの三主徴**とよばれ，利用可能エネルギー不足（low energy availability）によって，**視床下部性無月経**や骨粗鬆症の発症が関連している．コンディション管理をする際には，利用可能エネルギー不足にならないようにすることが重要である．無月経になるとエストロゲンの低下により骨密度が低下するため，**疲労骨折**が起こる可能性が高くなることから，体重，とくに除脂肪量を減少させないよう，運動量に見あったエネルギー摂取量の確保が大切である．

減量のための1日のエネルギー消費量増加の計算式

例）2か月で3 kgの減量を目標
7,000 kcal × 3 kg/60日＝350 kcal/日

女性アスリートの三主徴

1. 利用可能エネルギー不足
2. 視床下部性無月経（運動性無月経）
3. 骨粗鬆症

視床下部性無月経

極端な体重減少や過度な運動，心因性の問題によって，脳の視床下部からホルモンが促されなくなる．3か月以上月経がない場合，視床下部性無月経と判断される．

疲労骨折

同じ部位に小さな力が繰り返し加わることによる骨折．

9.13 スポーツ貧血

スポーツ貧血はトレーニング・運動によって，血液中の赤血球またはヘモグロビン濃度が減少し基準値を下回った状態をいう．ヘモグロビン濃度の低下は酸素運搬能力の低下につながるため，スポーツ・運動を行う人にとって，貧血

は運動能力に影響を与える．スポーツ選手の貧血には，トレーニングで血漿量増加に伴うヘモグロビン濃度の低下が起こる**希釈性貧血**や，ランニングや剣道など足底への物理的衝撃によって引き起こされる**溶血性貧血**，貯蔵鉄の不足による**鉄欠乏性貧血**などがある．これらのなかでもっとも多いスポーツ貧血は鉄欠乏性貧血である．

鉄欠乏性貧血
鉄欠乏性貧血は外傷や月経に伴う出血による鉄の損失や，食事からの鉄の摂取不足によって引き起こされる．また成長期の中学生・高校生では，筋肉量の増大や成長に伴う鉄の需要が多くなる場合に，鉄の摂取不足になる．鉄欠乏は，貯蔵鉄の減少，輸送鉄の減少，そしてヘモグロビン濃度の減少と進行する．メディカルチェックなど，選手の貧血の有無を確認する際には，ヘモグロビン濃度だけではなく，血清鉄や総鉄結合能，血清フェリチン値も確認しておくとよい．

スポーツ貧血を予防するための食事は，エネルギー摂取量を充足させること，鉄の吸収率が高い**ヘム鉄**の多い動物性食品(レバーや肉類，魚類などの赤身)を食べること，**非ヘム鉄**の多い野菜類を食べる場合には，ビタミンCを一緒に食べることなどを心がける．**ビタミンC**は3価の鉄を2価の鉄に変化させ，吸収しやすい鉄に変化させるため，食事では緑黄色野菜や柑橘系の果物なども積極的に食べるとよい．

とくに減量する場合は，貧血に注意が必要である．また，エネルギー摂取量が低下することで，ミネラルやビタミンの摂取量も減少する．食事では，ミネラル，ビタミンの豊富な食材を選択し，栄養密度を高くする工夫が大切である．

9.14 栄養補助食品の利用

運動・スポーツをする人は食事を基本として，必要なエネルギーや栄養素を摂取したい．しかし，トレーニング量(運動量)が多い場合には，食事からエネルギー摂取量は確保できたとしてもビタミンやミネラルが不足することが危惧される．微量栄養素の必要量摂取には食事に合わせた栄養補助食品の利用も考え，準備しておくとよい．

(1) サプリメント

ダイエタリーサプリメント
dietary supplements

サプリメントは，ダイエタリーサプリメントの略で栄養補助食品などのことをいう．タブレットや粉末などの形状や，ドリンクやゼリーなど通常の食品形状も含まれる．サプリメントは，たとえば，遠征や合宿などで入手できる食品が限られ，食欲がない状態など，食事の栄養バランスが偏ることが想定される状況や，減量で食事から微量栄養素の確保が難しい場合，食事を増量させてもエネルギーや栄養素の補給が難しい場合などで利用される．また，持ち運びが便利なものもあり，試合前や試合中の栄養補給としてタイミングよくエネルギー・栄養素を補給したい場合などサプリメントの利用用途はさまざまである．

サプリメントは，携帯性・長期保存性・利便性などの面で利点がある．しかし，利用する際には，科学的な根拠に基づいているか，薬の相互作用，過剰摂取，禁止薬物の混入などに注意する．サプリメントはあくまでも補足・補給を目的としているので，食事の代わりにはならない．食事と上手く組み合わせて，使用者が利用について自己管理することが大切である．

エルゴジェニックエイド
ergogenic aids

BCAA
p.204を参照．

(2) エルゴジェニックエイド

エルゴジェニックエイドはたとえば，BCAAやクレアチンなど運動能力に影響する可能性のある栄養素や成分を含んでいるサプリメントだが，科学的根拠が明確でない栄養成分もある．利用に関する注意点は，サプリメントと同様であるが，体格や競技種目，トレーニング内容によって，利用する品目や量は異なるので，試合などでの利用を考える場合は練習の際に何度か試し，コンディション面での確認をしておく．

（3）ドーピング

アスリートは常にドーピングについて慎重な対応が必要である．ドーピング検査で陽性反応が出ると処分が下され，選手としてのピーク時に試合出場できないこともある．また，選手自身の身体の健康状態を不良にする場合があるため，口に入れるものについては，服薬や漢方薬なども含めて注意しなければならない．

サプリメントや薬を利用する際には，使用可能かどうかを確認する必要がある．毎年，公益財団法人日本スポーツ協会では，競技会時を含め安心して使用できる使用可能薬リストが公開されている．これは，世界アンチ・ドーピング機構(WADA)の禁止表国際基準(毎年1月1日発効)によって改定されるので，毎年確認しなければならない．なお，治療が目的で禁止薬物を使用しなければならい場合は，申請手続きにより治療使用特例(TUE)をうけることで使用が可能である．ただし，競技によっては使用禁止の薬もあるため，各競技の使用禁止物質リストを参照する．

海外やインターネットを通じてサプリメントを購入する場合は，とくに使用禁止物質に注意が必要である．

ドーピング
スポーツにおいて競技能力を向上させる目的で禁止されている薬物や物質や方法を不正に使用し，競技能力を高め，勝利を得ようとするもの．

WADA
World Anti-Doping Agency，世界アンチ・ドーピング機構．

TUE
therapeutic use exemptions，治療使用特例．公益社団法人日本アンチ・ドーピング機構HPより．
https://www.realchampion.jp/process/tue

練習問題

次の文を読み，正しいものには○，誤っているものには×をつけなさい．

（1）自分の意志で動かすことができる骨格筋を不随意筋という．

（2）2種類の筋フィラメントのうち，筋フィラメントの太いものをミオシンフィラメント，筋フィラメントの細いものをアクチンフィラメントという．　重要

（3）筋肉の弛緩は，筋小胞体内部に貯えられているCa^{2+}が放出されることで起こる．

（4）最もエネルギー供給時間が長いのは嫌気性エネルギー産生機構である．

（5）骨格筋のTypeⅡ線維が多いと筋肉の収縮速度が速い．　重要

（6）血液と細胞間とでガス交換を行うことを内呼吸という．

（7）運動終了後における酸素供給の遅れを酸素不足という．

（8）運動時には心拍出量が多くなり，毎分約4～6Lとなる．

（9）心血管疾患や高血圧症の人が運動する場合には，運動強度に気をつけ，最大酸素摂取量の70％を目標に有酸素運動を行うとよい．　重要

（10）下肢の筋肉は第二の心臓と呼ばれているが，これは下肢の静脈に弁がついていることで，静脈血を心臓に戻すポンプ機能として血液循環に関係している．

(11) 運動はGLUT4の量を増やし，インスリン感受性を高めるため，2型糖尿病の予防・改善によい．

重要☞ (12) 運動は，HDLコレステロールを減少させる．

(13) サルコペニアとは，運動器症候群のことを指し，加齢に伴い関節の疾患が発症する．

重要☞ (14) 高齢期の女性における骨折は，閉経後のエストロゲン欠乏による骨粗鬆症が影響している場合が多い．

重要☞ (15) 健康づくりのための身体活動基準2013では，全ての世代に共通する方向性として，「今よりも毎日10分ずつ長く歩くようにする」とされている．

重要☞ (16) エネルギー消費量は同じ体重の場合，除脂肪量が多い方が高くなる．

重要☞ (17) 運動強度が最大酸素摂取量50%を超えてくると血中脂肪酸の利用が多くなる．

重要☞ (18) 運動後のグリコーゲン量の回復には，回復時間が少ない場合は，運動終了後すぐに糖質の摂取を行った方がよい．

(19) 除脂肪量の増加を目指す場合は，たんぱく質を体重1 kgあたり，3.0 g以上を目標に摂取するとよい．

(20) 運動中の水分補給において，水のみを摂取していると自発的脱水になる可能性がある．

(21) 効率よく体内に糖質を取り入れるためには，スポーツドリンクを薄めて飲んだ方がよい．

(22) グリコーゲンローディング法(改良法)では，試合1週間前は低糖質食とし，試合3日前から高糖質食にするとグリコーゲン量の蓄積がより多くなる．

(23) スポーツ選手の減量では，除脂肪量を減少させないようにしなければならない．

(24) 鉄欠乏性貧血は，血清鉄の減少→貯蔵鉄の減少→ヘモグロビン濃度の低下の順に進行する．

(25) サプリメントを利用する際には，科学的な根拠に基づいているか，禁止薬物が混入していないか，過剰摂取にならないか等を確認して利用しなければならない．

■出題傾向と対策■

運動・スポーツと栄養の分野の出題数は少ないが，スポーツ選手の栄養管理や「健康づくりのための運動基準」，運動の効果，運動の種類や身体に与える影響など，運動時の生理的特徴と栄養摂取について理解を深めておこう．

10 環境と栄養

10章を理解するためのポイント

Point 1

生体とストレス，ストレスによる代謝の変化，摂食障害と心身のストレスの関係などストレス時における栄養管理について理解しよう.

Point 2

特殊環境下(高温，低温，高圧，低圧，無重力)における生理的機能の変化と栄養管理について理解しよう.

Point 3

災害時における栄養管理について理解しよう.

自然環境における寒暖や重力(無重力も含む)や，現代の社会的環境におけるストレッサーは，生体にさまざまな影響を及ぼすが，生体の恒常性(ホメオスタシス)の維持機能がはたらき，心身の健康を保つことができる．元来，私たちは，それらストレッサーに適応しながら生活を営んできた．近年の地球温暖化などの環境変化は，ヒトの適応範囲を超えつつあり，人類が残した負の遺産ともいえるが，今後，私たちは知恵(科学の力など)をもって克服していかなければならない.

10章では，生体がストレスに対応する仕組みと，さまざまな環境に適応するために必要な栄養管理について学ぶ.

10.1 ストレスと栄養

ストレスという概念は，ハンス・セリエが提唱したもので，本来は物理学の用語である．生体に外部から加えられた刺激をストレッサー，これによって引き起こされる生体の変化(歪み)をストレスという(図10.1)．現在，ストレスという言葉に明確な定義はなく，一般には有害刺激であるストレッサーをスト

ハンス・セリエ(Hans Selye，1907～1982)
カナダの医学者．1936年に汎適応症候群(ストレス学説)を提唱した.

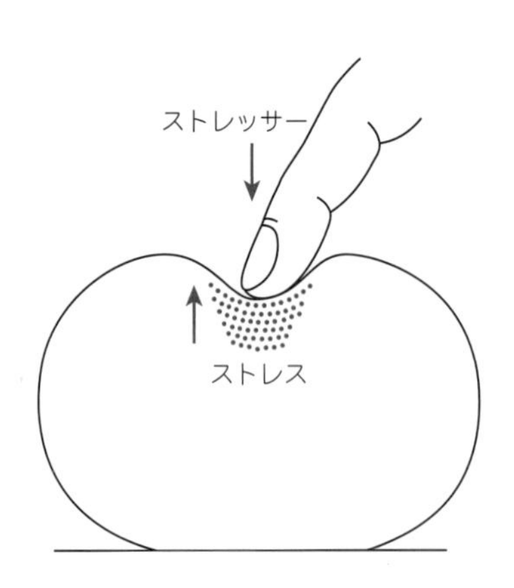

図 10.1　ストレスとストレッサー

レスとよび，精神的変化を生じさせる心理的ストレスをさすことが多い.

(1) 恒常性の維持とストレッサー

生体では，外部環境が変わってもそれに適応し，体温や体液組成などの内部環境を一定にする調節(恒常性維持)を行うために，自律神経系，内分泌系，免疫系，血液循環系の統御システムをもち，ある程度のストレッサーに対抗できるようにできている.

ストレッサーは，身体的(物理的，化学的，生物学的)，心理的な要因など，さまざまな刺激要因に分類される(表 10.1). しかしストレスとは，悪い出来事ばかりでなく，結婚や昇進など一般的に喜ばしい出来事でもかかる場合がある. また，同じストレッサーをうけても，ストレスに対する許容量には個人差が大きい.

(2) 生体の適応性と自己防衛

セリエは，ストレッサーの種類に関係なく共通の反応として，副腎の肥大，胸腺とリンパ節の退縮，胃・十二指腸潰瘍という 3 つの症状が特異的反応として現れることを発見した. この特異的反応は，時間経過に沿って，警告反応期(ショック相・反ショック相)，抵抗期，疲憊(ひはい)期の 3 つの時期からなり，全身適応症候群とよばれ，生体の適応反応として示されている(図 10.2).

表 10.1　ストレッサーの種類

身体的
1. 物理的要因(寒冷・暑熱，湿度，気圧，騒音，火傷，発熱，外傷，手術侵襲など)
2. 化学的要因(化学物質，放射線，紫外線，酸素欠乏など)
3. 生物学的要因(細菌，ウイルス，花粉，睡眠不足，運動など)
心理的
1. 生活上の要因(健康不安，結婚，離婚，借金など)
2. 職業上の要因(人間関係，緊張，転勤，配置転換，昇進など)
3. その他の要因(戦争，自然災害，社会不安など)

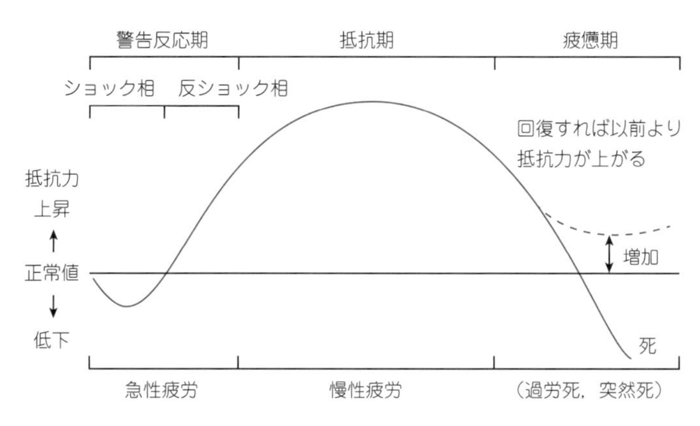

図 10.2 ストレスに対する生体の反応

（a）警告反応期

ストレス刺激をうけたときの初期の反応である．最初に起こるショック相(警告反応期前半)ではストレッサーによって，血圧，体温，血糖値などが低下する．神経系の活動は抑制され，筋肉の緊張は低下し，白血球は減少する．ショック相では生体の抵抗力は極端に下がる．この状態は，ストレス刺激の強さにより，数分から 1 日程度続く．しかし，反ショック相は，ショック状態から立ち直り，抵抗力が徐々に回復していくことで，生体防御反応が多く起こる．ショック相とは反対に，体温の上昇，血圧と血糖値の正常化，神経系の活動，筋肉の緊張が高まるなどの反応が起こる．また，この時期は副腎皮質ホルモンが盛んに分泌され，副腎は肥大し，胸腺リンパ節は委縮からやや回復する．

（b）抵抗期

生体の抵抗力が増し，適応を獲得した時期である．持続するストレス刺激に抵抗している状態で見られた症状はなくなり，回復に向かう．このとき，抵抗力は正常値以上に増強される．ある意味で，適応できる程度のストレスを乗り越えることで，身体的・精神的に強くなったといえる．しかし，この時期に新たな別のストレスがかかった場合，その抵抗力は弱まる．

（c）疲憊期

適応を獲得したストレスも，ストレスが持続することにより生体反応に限界をきたす．身体的・精神的な変調を招き，免疫力は徐々に低下し，正常値を下回る状況に陥る．これが疲憊期であり，この時期が長期に続くと死に至る場合もある．この時期では，ショック相と似た症状が見られ，体温の降下や，胸腺リンパ節の委縮が見られ，副腎皮質の働きも低下し，体重も減っていく．

（3）ストレスによる代謝の変動

抵抗期におけるストレス応答は，ストレッサーによる刺激が大脳辺縁系で処理され，視床下部に伝わったあと，交感神経と下垂体のどちらかを介する 2 つの経路によって，異なる代謝の変化を引き起こす(図 10.3)．

前者は，視床下部・交感神経・副腎随質系の経路である(キャノン説)．交感神経からノルアドレナリン，副腎髄質からはアドレナリンを分泌させ，血圧上

大脳辺縁系
大脳皮質の新皮質と異なり，系統発生的に古い旧皮質．摂食行動，性行動，情動など個体の維持や種族保存など，生命活動の基本的中枢．

ノルアドレナリン，アドレナリン
モノアミン系の神経伝達物質の1つ．交感神経に強く作用する．ノルエピネフリン，エピネフリンともいう．ノルアドレナリンは血圧を，アドレナリンは心拍数，血圧，血糖値，体温を増加させる．また，ノルアドレナリン，アドレナリン，ドーパミンの 3 種を総称して，カテコールアミンという．

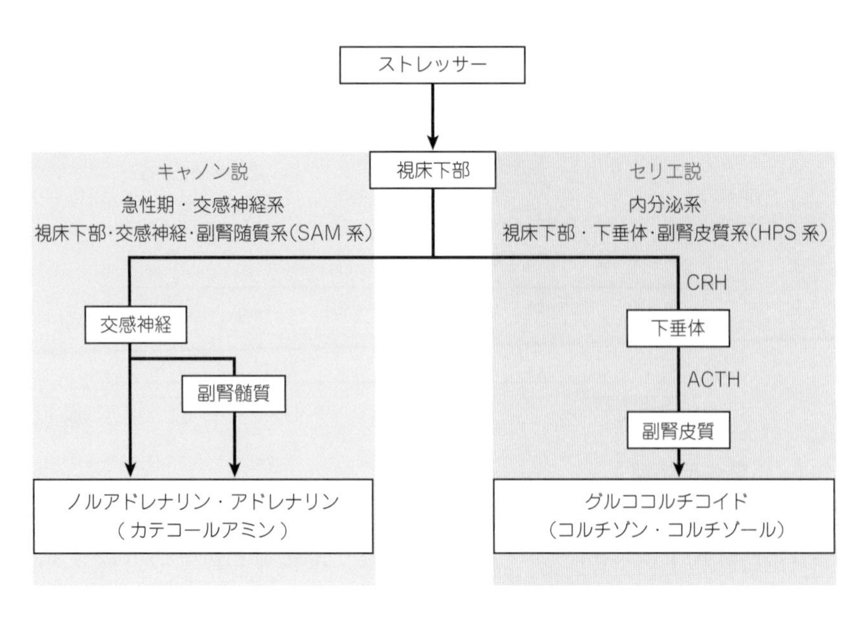

図 10.3　ストレスに対する生体の反応

CRH
corticotropin-releasinghormone，副腎皮質刺激ホルモン放出ホルモン．

ACTH
adrenocorticotropic hormone，副腎皮質刺激ホルモン．

神経性やせ症，神経性過食症
6 章を参照．

酸化ストレス
活性酸素が生体膜や遺伝子を傷害すること．さまざまな疾病をはじめ，発がん・老化の原因となる．酸化ストレス防御も，熱ショックタンパク質(ストレスタンパク質とも呼ばれる)も細胞レベルでのストレス応答である．

昇，脂質分解促進，消化管機能抑制などを引き起こす．この結果，グリコーゲン分解(とくに肝グリコーゲン)が亢進して，血中グルコースが増加する．膵臓ではインスリン分泌を抑制し，血糖値上昇につながる．

後者は，視床下部・下垂体・副腎皮質系の経路である(セリエ説)．副腎皮質からグルココルチコイド(おもにコルチゾール)が分泌されて，糖新生やたんぱく質の異化(分解)を亢進させるため，窒素出納は負に傾く．

(4) ストレスと疾病

ストレスにより引き起こされるストレス症候群には，心身症，神経症，うつ病がある．ストレスによって交感神経が緊張するとともに，消化器にダメージを与え，食欲不振になる場合が多い．そのほかに高血圧，糖尿病，胃・十二指腸潰瘍などもストレス症候群と考えられている．

心身のストレスによる摂食障害には，おもに拒食，やせ，神経性やせ症(神経性食欲不振症，拒食症とも)，自制困難な摂食による過食を特徴とする神経性過食症(過食症)がある．

(5) ストレスと栄養

ストレス時にはエネルギー消費量が増加するため，糖質，たんぱく質，脂質の適正な摂取が必要である．とくに，たんぱく質の異化が亢進するため，良質なたんぱく質を不足しないように摂取する．それに伴ってエネルギー代謝に必要なビタミン類の必要量は高まり，また，ビタミン C の消耗が大きいので，ビタミン C をはじめ抗酸化ビタミンの摂取量を増やす．ミネラルはとくに，強いストレスが続く場合には尿への排泄量が増加するため，神経や筋肉のはたらきに必要なカルシウムやマグネシウムの摂取に努める．ほかに鉄，亜鉛も免疫力や感染に対する抵抗力を増す働きがあるため補給が必要である．食欲不振の場合は，少量でもバランスのとれた規則正しい食事を心がける．

社会生活を送るうえで，ストレス刺激は避けがたい．ストレスを正しくうけ止め，ストレスに強い心身を日頃から築いておきたい．そのためにも，食習慣，運動，休養といった生活習慣を身に着けることは必要である．

10.2 特殊環境と栄養ケア

（1）特殊環境下の代謝変化

日常とは異なる環境，つまり特殊な環境には，高温，低温，高圧，低圧，宇宙の無重力環境などがある．これらの環境は，地球温暖化などによる地球環境の変化だけでなく，ライフスタイルの変化から，登山，スキューバダイビングなど特殊環境下での活動によって体験することもできる．しかし，そのような環境変化は生体にはストレスとなり，生体の内部環境を保つために自律神経，内分泌系，免疫系が複雑に関与して，生体の恒常性を保とうとする．それぞれの特殊環境下で起こる代謝の変化は異なるが，外部環境の変化に対する生体内部環境の適応能が十分に発揮できるように，それぞれの状況に適した栄養摂取が必要である．

ここでは，特殊環境に対する生体反応（代謝変化）と栄養ケアを述べる．

（2）熱中症と水分補給・電解質補給

（a）熱中症

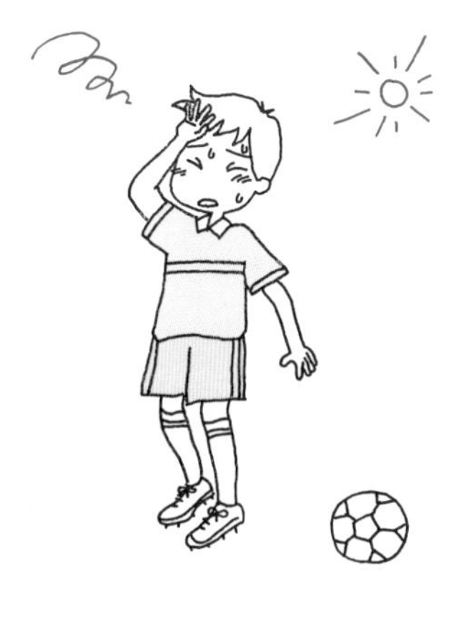

熱中症とは高温・多湿下で発生する病気の総称で，高温・多湿環境下に長時間さらされると，生体の防御機構が限界に達し，放熱が十分に行われず，発症する．熱中症は，症状と重症度から，熱けいれん，熱疲憊（ねつひはい），熱射病に分けられる（図 10.4）．最近，夏場を中心に多く発症しており，とくに対応力の弱い高齢者や乳幼児に多い．熱中症の起きる場所は，住居など居住場所で 4 割，道路・運動場などで 3 割，重症者の患者は屋内が 7 割近くで，そのうち 9 割が高齢者となっている．梅雨時期の室温が 25 ℃の蒸し暑い，風通しの悪い部屋では，汗が蒸発せず，体内温度が上がって，熱中症になる場合がある．温度 30 ℃，湿度 60％以上の場所は要注意である．つまり，ダラダラと汗をかくような場合は汗の気化が十分に行われていないので，部屋の風通しをよくし，汗が蒸発するように心がけることが重要となる．つまり，熱中症は温度だけでなく，湿度も大きな要因となっている．そのため，湿球黒球温度（WBGT）の指針の活用が有効と考えられる（表 10.2）．

WBGT
wet bulb globe temperature，湿球黒球温度．
屋外：WBGT ＝ 0.7 × 湿球温度 ＋ 0.2 × 黒球温度 ＋ 0.1 × 乾球温度
屋内：WBGT ＝ 0.7 × 湿球温度 ＋ 0.3 × 黒球温度

熱けいれんは，強い発汗により，体から多量の水分とナトリウムイオンが失われた際，大量の水を補給すると，血液が急激に希釈されて，体液のバランスが崩れ，随意筋がけいれんを起こすものである．熱けいれんを起こした場合には，食塩水を補給し，冷所で安静にさせる．

熱疲憊は，発汗による水分不足のために，脱水と末梢血管の拡張が起こった

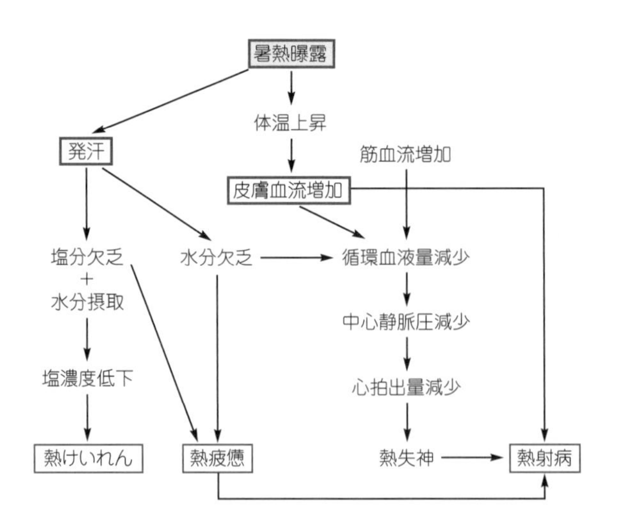

図 10.4　暑熱による疾患のメカニズム

表 10.2　熱中症の日常生活に関する指針

温度基準　WBGT（参考）	注意する生活活動の目安	注意事項
危険（31 ℃以上）	すべての生活活動で起こる危険性	高齢者においては安静状態でも発生する危険性が大きい．外出はなるべく避け，涼しい室内に移動する
厳重警戒（28 ～ 31 ℃）	すべての生活活動で起こる危険性	外出時は炎天下を避け，室内では室温の上昇に注意する
警戒（25 ～ 28 ℃）	中等度以上の生活活動で起こる危険性	運動や激しい作業をする際は定期的に充分に休息を取り入れる
注意（25 ℃以下）	強い生活活動で起こる危険性	一般的に危険性は少ないが激しい運動や重労働時には発生する危険性がある

「日常生活における熱中症指針 Ver.3」，日本生気象学会（2013）．

湿球温度
球部を湿ったガーゼで包んだ温度計によって測定．水分の蒸発により冷却され，ふつうの温度より通常低くなる．

黒球温度
薄い銅製の温度計で，表面を黒く塗装されている．輻射熱量を測定する．

Plus One Point

熱中症の起こりやすい人

1. 子ども，幼児
2. 高齢者
3. 肥満の人
4. エアコンが嫌いな人
5. 我慢強い人
6. アルコールをよく飲む人（脱水状態になる）
7. ふだんからあまり運動しない人

ものである．激しい口渇，倦怠感の症状が現れ，塩分不足が加わると，頭痛，めまい，悪心などが認められ，一過性の意識障害が起こることがある．応急処置としては，冷所に安静にさせ，食塩水や糖液を補給する．

熱射病では発汗が抑制され，全身がうつ熱状態になる．うつ熱とは，放熱が産熱を上回らないために体温が上昇するもので，全身の各臓器が機能障害を起こす．顕著な例は体温調節中枢障害で，ほかに循環障害などの中枢神経症状がある．頭痛，悪心，めまい，倦怠脱力感，さらに重篤な場合には昏睡状態となり，死亡率も高い．重症の場合は，救急車をよび，応急処置としては，冷所に安静にさせ，意識があれば冷たい食塩水や糖液を補給する．手足に水をかけたり，ぬれタオルや氷を首や脇，股に挟んで冷やす．これと同じ症状を示す日射病は，頭部に直射日光を浴び，脳温が上昇して発生する．治療に解熱剤は有効でなく，応急処置としては，冷所に移動させ水をかけたり，マッサージにより末梢血管を拡張させ速やかに体温を下げることである．また，冷たい食塩水や電解質輸液の補給が有効である．

(b) 暑熱予防の水分補給と栄養

汗の成分は，99％以上の水分と微量の電解質などである(表 10.3)．汗中のナトリウム濃度は，発汗量が多くなると上昇する．大量発汗の場合，カリウム，塩素の喪失も多く，熱けいれんの原因になる．生体はそれに対して血漿中ミネラル濃度を維持するさまざまな仕組みを備えている．したがって，運動や肉体労働などの大量発汗以外の場合は，バランスのとれた食事をしていれば，とくにミネラルの補給は必要ないと考えられる．発汗状況に応じた水分と塩類の補給を心がけたい．喉が渇いたと思ったときはすでに遅く，吸収には 20 分以上かかるため，こまめな水分補給が重要となる．高齢者はとくに口渇感を感じにくいので，起床時・就寝，食事時，入浴前後には，コップ 1 杯とそのほかには，喉が乾いていなくても 30 分ごとにひと口，屋外ならコップ 1 杯くらいを飲むように心がける．水や麦茶などで冷えたもののほうが身体を冷やし，また吸収も速い．ジュースやスポーツドリンクなどは糖分の高いものもあるので，運動をする習慣がない場合には，過剰摂取の注意が必要である．

そのほかの疾患として，水分不足のため血液が濃くなり，脳卒中や心筋梗塞などの発症が夏場には多いので，注意が必要である．

表 10.3　汗の成分

成分名	成分量 (mg/100 mL)
塩素	60 ～ 350
ナトリウム	45 ～ 240
カリウム	20 ～ 100
カルシウム	2.1 ～ 7.8
マグネシウム	0.02 ～ 0.2
尿素窒素	15 ～ 29
アミノ酸窒素	1 ～ 8
アンモニア窒素	3 ～ 10
クレアチニン	0.3 ～ 1.0
ブドウ糖	1 ～ 11
乳酸	33 ～ 140
水	(99.2～99.7％)

岩瀬善彦 編，『やさしい生理学』，南江堂(1969)，p.130.

10.3　低温・高温環境と栄養

(1) 環境温度と体温調節

われわれは日常的に 1 日に 10 ℃以上，季節的には 30 ～ 40 ℃の気温の変化を体験している．それにもかかわらず，ヒトの体温には日内変動(0.6 ～ 0.7 ℃)や女性の性周期による体温変動が見られるものの，おもな熱産生器官がある体中心部の温度(核心温，深部体温)は，常に約 37 ℃に保たれている(図 10.5)．37 ℃という深部体温が体の正常な機能に，もっとも適しているからである(恒温適応域)．これに対し，体熱の放散が行われる皮膚などの体表面組織や四肢

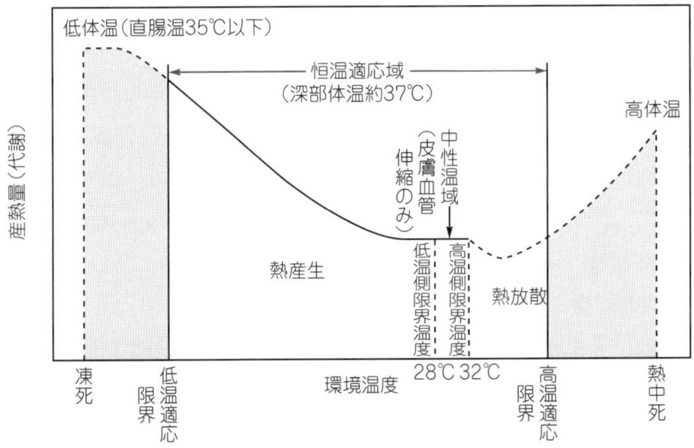

図 10.5　体温調節範囲の諸区分
伊藤　朗，『図説　運動生理学入門』，医歯薬出版(1990)，p.111 より作成．

などの体末梢部は，環境温度の影響をうけやすく，寒いときには10℃前後まで低下したり，暑いときには35℃以上になったりと変温的であるため，核心温に対して外殻温とよばれる．

環境温度が広範囲に変化しても深部体温が一定に保たれるのは，体温調節機構が備わっているためである．体温調節の中枢は大脳の視床下部にあり，熱産生(化学的調節)と，伝導，対流，輻射，水分蒸発による熱放散(物理的調節)によって行われ，体温を一定レベル(セットポイント)に維持している．

体温の変化を感知する温度受容器は，体表面(皮膚)と体深部(視床下部)にあり，それぞれに温受容器と冷受容器がある．**温受容器**は，体温の上昇に反応して熱放散を促進し，体温上昇を防ぐ．**冷受容器**は，体温低下に反応して熱放散を抑制し，熱産生を促進し，体温低下を防ぐ．皮膚では，冷受容器が温受容器より表層にあり，数も冷受容器のほうが圧倒的に多い．反対に，視床下部では，温受容器のほうが多い．これは皮膚では体温低下に対して，体深部では体温上昇に対して備えが厳重であることを示している．また，環境温度が急激に変化しても，ヒトの体の熱容量は大きいので，深部体温の変化は遅く，深部の温度受容器からの情報は遅れる．この欠点を皮膚の温度受容器が補い，体温調節中枢は深部体温の変化を待たずして，速やかに末梢への出力を調節する．

(2) 高温環境の生理と栄養

(a) 高温曝露に対する生理的反応

暑熱にさらされると，まず皮膚温が上昇し，温度受容器のうち，皮膚の温受容器が刺激される．この情報が視床下部に伝えられ，副交感神経系が刺激されて，皮膚血管拡張，発汗の増加，呼吸亢進が起こり，熱放散が促進される．また副交感神経の刺激は肝臓での熱産生を抑制する．

さらに視床下部は脳下垂体前葉を刺激し，副腎皮質刺激ホルモン(ACTH)を介して副腎皮質ホルモンである**アルドステロン**の分泌を高め，体内Na^+の保留に働く．同時に，脳下垂体後葉を刺激し，抗利尿ホルモン(ADH)の分泌を促進し，口渇中枢への刺激とともに体内水分維持に作用し，発汗を円滑にする(図10.6)．

(b) 暑熱順化

ヒトにおいて，暑熱順化(暑熱に順応すること)のもっとも有効な手段は，発汗能の増大である．発汗能は，汗腺活動増加，汗腺分泌量増加，汗腺数増加，汗中塩分濃度の低下によって増大する．暑熱順化の時間的経過は，暑熱順化開始後1週間以内に，汗量増加，発汗までの時間短縮，中枢体温の上昇度の減少に大きな変化が見られ，その後の変化は急速に小さくなる．

(c) 暑熱防御と栄養

暑い環境下での作業や運動は体力の消耗が激しく，いわゆる**夏バテ状態**に陥って，栄養を十分に摂取できなくなる．水分摂取だけではなく，口あたりのよいように調理に工夫しながら，エネルギーと良質のたんぱく質の補給に心がける．

中性温域
皮膚血管の拡張・伸縮による血流の増加と減少によって，熱放熱量を増加・減少させる温域を指す．人びとが快適な状態で生活できる環境温と一致する．その上限が高温側限界温度であり，この温度を超えると物理的反応による熱放散が起こる．下限である低温側限界温度を下回ると，化学的反応による熱産生によって体温が調節される．

体温とは
その測定場所によって腋下温(えきかおん)(36.1℃)，口腔温(または舌下温，36.7℃)，鼓膜温，直腸温(37.1℃)がある．一般に，核心温の指標には直腸温が，外殻温の指標には皮膚温が用いられる．

Plus One Point

汗の蒸発による気化熱
汗が皮膚表面から蒸発するとき，1Lあたり約2,400 kJ(約580 kcal)の気化熱を奪う．気化温度に特定の温度はなく，湿度，気温，風量によって，100℃にならなくても飽和水蒸気量まで水分は蒸発する．例としてコップの水が減る，洗濯物が乾くなど．

能動汗腺数の増加
能動汗腺数の増加は暑熱順化の適応変化の1つである．しかし，生後3年以内に温熱刺激が与えられる必要があり，それ以後暑熱負荷を与えられても能動汗腺数の増加は起こらない．

ADH
antidiuretic hormone，抗利尿ホルモン．

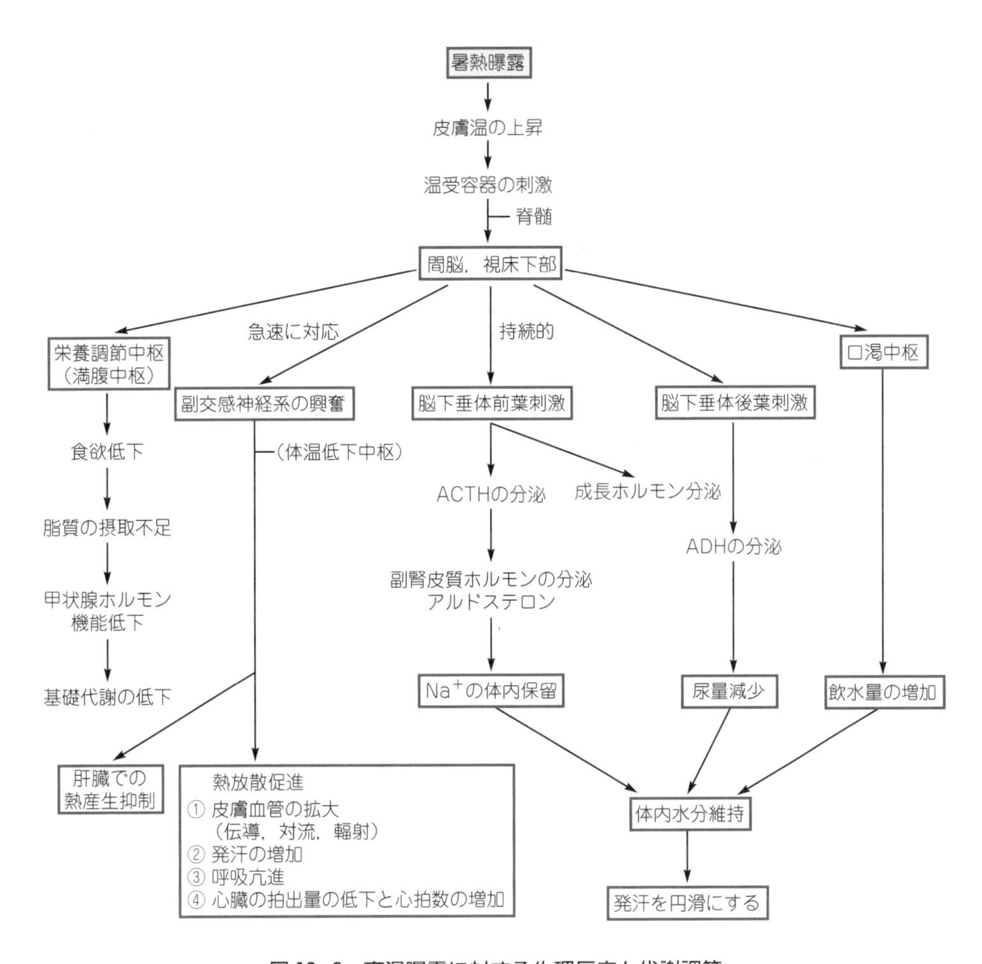

図 10.6 高温曝露に対する生理反応と代謝調節

また，暑熱ストレスから体を守るには，日頃から暑熱になれておく，衣類による体温調節を行う．冷房機器をうまく使い，睡眠や休養を十分にとり，疲労をためないことなどがあげられる．

（3）低温環境の生理と栄養

（a）低温曝露に対する生理的反応

寒冷環境にさらされると，まず皮膚温が低下し，皮膚の冷受容器が刺激される．この情報が視床下部に伝えられ，交感神経系に伝達されて，皮膚血管収縮，立毛筋収縮（鳥肌）により熱放散が抑制される．さらに，肝臓での熱産生の増加や筋肉のふるえによって産熱を促進する．交感神経の刺激は，副腎髄質からのアドレナリンやノルアドレナリンの分泌を高め，非ふるえ産熱を増加させる．非ふるえ産熱が起こると，褐色脂肪組織中の脂肪，肝臓や血中のケトン体がエネルギー源として利用されるため，寒冷環境下においてこの代謝が産熱亢進の重要な部分を占める（図 10.7）．

暑熱順化と基礎代謝

暑熱順化として，基礎代謝量の低下という代謝性の適応が見られるという報告がある．日本人の基礎代謝の季節変動では，夏に10%程度の低下が観察されたが，これについては栄養摂取との関係などほかの要因も絡んでおり，現在のところ明確な答は出ていない．

Plus One Point

発汗様式

① 暑いとき：温熱性発汗（エクリン腺，体に広く分布）．
② 緊張したとき：精神性発汗（アポクリン腺，腋下，手のひらなど）．
③ 辛いものを食べたとき：味覚性発汗．

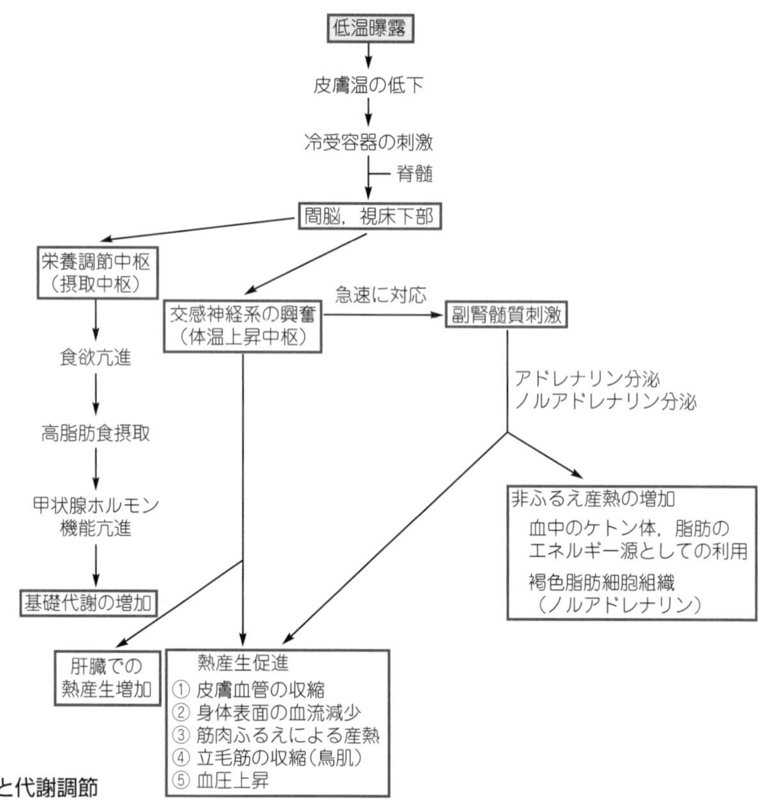

図 10.7　低温曝露に対する生理反応と代謝調節

（b）寒冷順化

長期間，寒冷環境にさらされると，急性寒冷曝露時に見られるふるえは減退し，非ふるえ熱産生が亢進され，皮膚血管の収縮による皮膚表面からの熱放散を抑制するようになる．同時に，ノルアドレナリン感受性が高まり，エネルギー代謝量，血中の遊離脂肪酸，総ケトン体が増加し，耐寒能力が増強する．ほかに，体表面に接した外殻肥厚，皮下脂肪の蓄積，発汗能の低下がある．

（c）寒冷による疾患

冬山や寒地での遭難などのように極寒環境にさらされ，放熱が著しく増加し，産熱が追いつかず，体温を維持できなくなり（低温適応限界），直腸温が 35 ℃以下になることを低体温とよぶ．33 ～ 34 ℃で自律神経の麻痺，30 ℃以下で呼吸循環機能障害，意識喪失を経て，20 ～ 25 ℃で死に至る（凍死）．局所性の寒冷障害として凍瘡（とうそう）（しもやけ）と凍傷がある．

凍瘡は 5 ～ 10 ℃の環境下で起こり，学童や思春期に多く見られる．指先などの末梢部位が一時的な貧血を起こし，うっ血，腫脹（しゅちょう），痛がゆさなどが特徴である．

凍傷は，体の一部が氷点下の外気にさらされ，指，耳，鼻などの末梢部位の組織が凍結し，組織が損傷したものである．応急処置は，37 ～ 42 ℃のぬるま湯で体温をもとに戻すことである．

凍傷の症状

症状はやけどによく似ており，程度は度数で表す．

1 度：紅斑凍傷（発赤，浮腫，うっ血）．
2 度：水疱性凍傷．
3 度：壊死性凍傷（組織が壊死し，潰瘍ができる）．
4 度：深部まで壊死が進み，骨とともに脱落する．

そのほかの疾患として気をつけたいのは，寒さのため，血管が激しく収縮し，高血圧状態になり，心筋梗塞や脳卒中を起こす可能性が高くなることである．

（d）寒冷防御と栄養

寒冷環境においては，熱産生を増加させることがもっとも重要である．寒冷曝露初期ではふるえ熱産生が亢進するが，このときのエネルギー源は，肝臓や筋肉に蓄えられたグリコーゲンや，糖新生によるブドウ糖などの糖質である．また，非ふるえ熱産生はおもに脂質代謝による．尿中窒素の増加があることから，たんぱく質も必要である．このように，熱産生によって糖質，たんぱく質，脂質のいずれの代謝も亢進するため，エネルギーの確保と質，それに伴うビタミン類の確保に配慮する．冬山登山などでは寒冷曝露の訓練により耐寒性を高め，また防寒着などを準備し，睡眠不足や疲労の蓄積を避け，十分な栄養補給を行わなければならない．

10.4 高圧・低圧環境と栄養

（1）高圧(潜水)環境と栄養

潜水には，潜水艦などの内部で1気圧に保つことができる大気圧潜水と，潜水服などを着て潜水するために水圧を全身に受ける環境圧潜水がある．環境圧潜水には息こらえ(素もぐり)，アクアラングを用いるスキューバダイビング，海上から送気管を通してヘルメットに送気するヘルメット潜水，飽和潜水などがある．

（a）高圧(潜水)環境における生理的変化

水中では，大気圧に加えて水深10 mごとに1気圧に相当する水圧が加わる．しかし，人体の体液や体組織は非圧縮性で，心臓，血管，筋肉などは変形を起こさない．均等に作用する外圧とは関係なく，局所に生じた圧力差によって水面上と変わりなく機能する．肺，気道，鼻腔などの含気部分は圧縮性で，外圧による変形を受ける．換気量を低下させるほか，圧力の変化により呼吸ガス成分の体液への出入りや溶解度が影響を受ける(気体の三法則)．高圧空気を使った呼吸補助装置で水深30 mに潜水すると，気圧は4気圧になり，窒素分圧，酸素分圧はそれぞれ4倍，溶解度も水面上の4倍となり，血中溶存酸素と窒素量が増加する．

（b）高圧環境と呼吸ガス

増加した血中溶存酸素と窒素量により，窒素麻酔症状や酸素中毒が発生する．窒素麻酔症状は，めまい，識別力低下，多弁，知覚異常，うつ状態，運動障害，意識喪失などを呈する．酸素中毒では，胸痛，徐脈，脈圧減少，脳・網膜血管収縮，肺・気管支の炎症，うっ血，浮腫などの症状が現れる．これらの障害を防ぐために，水深50 m以上では，窒素の代わりにヘリウムガスの使用や酸素分圧制御(酸素の割合を減じる)が必要となる．ヘリウムガスは，密度が低く，抵抗が少ないため，楽に呼吸ができ，窒素麻酔症状を抑制できる．しかし，比

Plus One Point

耐寒性と食塩

高糖質食の摂食時に食塩の摂取量を増加させると熱産生が増加し，耐寒性が増進することがわかっている．

飽和潜水

水中深くで潜水作業したあとには，時間をかけて減圧する必要がある．通常の潜水は，作業時間の割に長い減圧時間を要するため，効率の悪い方法となる．そこで，高圧環境下で呼吸する混合ガスをあらかじめ体内に飽和してから潜水すれば，長時間(1か月以上)安全に海中で作業を行うことが可能となる．水深300 mの場合，海上の加圧室で15時間かけて31気圧まで加圧し，ヘリウムと酸素を体内に飽和させる．同圧のカプセルに移って，水深300 mまで移動する．帰りは，カプセルで海面まで短時間で引き上げ，海上の加圧室に移り約12日間かけて1気圧に戻す．

Plus One Point

気体の三法則

ボイルの法則：一定量の気体の体積は，温度が一定であれば圧力に反比例する．

ドルトンの法則：混合気体の示す圧力は成分気体の分圧の総和である．

ヘンリーの法則：温度一定の気体では，液体に接して溶解する気体の量はその気体の分圧に比例する．

潜水徐脈

素もぐりでは，潜水開始直後は心拍数がわずかに増加するが，その後，潜水時間の経過とともに減少を続け，水温の低下に伴って心拍数の減少(徐脈)は顕著になる．しかし，ヒトでは，心拍数が低下して50%以下になることはない．

熱，熱容量，熱伝導率が大きいことから，呼吸による熱損失や体表面からの熱拡散による体熱の損失が大きい．また，聴覚異常，皮膚感覚の遮断，ヘリウムボイスによるコミュニケーションの不都合など問題がある．水深 250 m 以上の圧力下では，ヘリウムの麻酔作用，異常脳波の出現など高圧神経症候群が現れ，それらを避けるため，飽和潜水などでは酸素分圧を大気の 2 倍の 0.2 気圧，窒素分圧を 0.8 気圧，残りをヘリウムで加圧する方法をとる．

（c）減圧症（ケイソン病）の発症と予防

高圧状態が海面への浮上によって減圧されると，血中に溶解し，組織に拡散されていた窒素は，組織から血中，血中から肺に移行し，気化・放出される．減圧が急速に行われると，窒素が組織や血中で気泡化し，ガス塞栓を起こす．その症状は四肢の関節痛，圧痛，しびれ，皮膚のかゆみなどで，重篤な場合には麻痺やけいれんが起こる．予防には，潜水後の急浮上を避ける．重篤な場合には，再加圧して減圧をやり直すことになる．

（d）高圧環境と栄養

潜水による高圧環境は，通常低温環境を伴う．したがって，ヘリウムガスの使用による体熱の損失に加え，低温環境による熱損失も考慮する必要がある．エネルギーの確保と質，それに伴うビタミン類の確保に配慮する．

（2）低圧環境の生理と栄養

高度が上昇しても，空気中の酸素含有率は 20.93％と平地と変わらない．しかし気圧が低下し，それに伴って酸素分圧が低下し，低酸素状態となる（表 10.4）．そのため，肺からの酸素摂取量は減少し，TCA 回路などのエネルギー産生系の働きが抑制され，呼吸・循環機能や血液などの組織機能に障害が現れる．ヒトは低圧に対しては十分な適応機構をもたないが，低酸素に対してはさまざまな適応機構を備えている．

適応には，急性適応機構と慢性適応機構（高地順化）があり，高地順化しても平地に戻ると脱順化が速やかに起こる．

（a）低圧環境への急性適応機構

ｉ）ヘモグロビンの酸素解離特性

図 10.8 の実線は，ヘモグロビンに結合する酸素量（飽和度）が酸素分圧の違いによって，どのように変化するかを示した解離曲線である．約 80 mmHg 以上の酸素分圧では酸素飽和度の変化は小さく，20 ～ 60 mmHg の酸素分圧では酸素飽和度は大きく変化し，酸素分圧が 20 mmHg 以下になると変化は緩やかになる，いわゆる S 字型曲線となっている．したがって，安静状態では高度 2,000 m 前後までなら血液の酸素飽和度は平地とほとんど変わらない（$\Delta_1 \fallingdotseq \Delta_2$）．激しい運動さえしなければ，2,000 m 程度の高度では低酸素症（ハイポキシア）の症状は出ず，生理機能は正常に維持される（不関域，～ 3,000 m）．これは，ヘモグロビンの酸素解離曲線が直線ではなく，S 字型になっているからである．

TCA 回路
9 章を参照．

表 10.4
高度と気圧および酸素分圧

高度 (m)	気圧		酸素分圧 (mmHg)
	気圧	(mmHg)	
0	1.00	760	159
1,000	0.89	674	141
2,000	0.78	596	125
3,000	0.69	526	110
4,000	0.61	462	97
5,000	0.53	405	85
6,000	0.47	359	75
7,000	0.41	308	65
8,000	0.35	267	56
9,000	0.30	230	48
10,000	0.26	198	42

伊藤　朗，『図説　運動生理学入門』，医歯薬出版（1990），p.103 より．

低酸素症（ハイポキシア）
酸素不足にもっとも敏感なのは中枢神経系，とくに大脳皮質である．したがって，低酸素症の症状は，大脳の機能低下によるものが中心となる．まず，判断力の低下，続いて意識水準の低下，意識喪失が起こり，けいれんから死に至る．

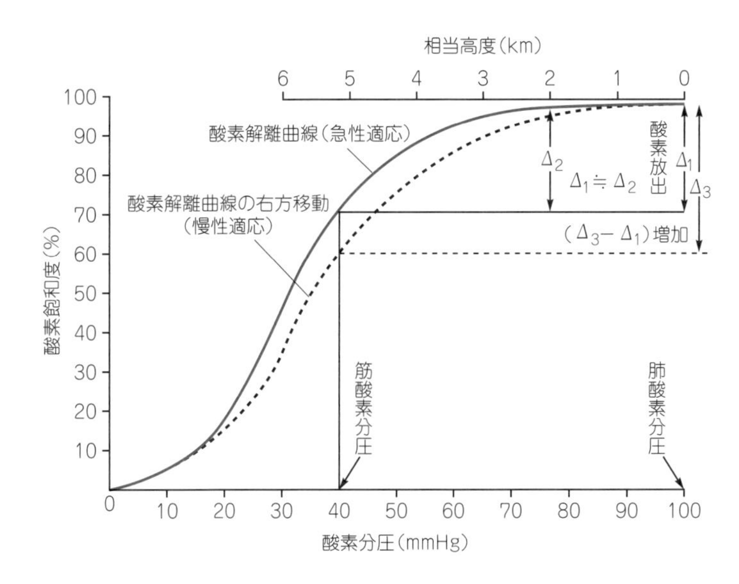

図 10.8　ヘモグロビンの酸素解離特性とその右方移動

ii）呼吸・循環機能の亢進

高度 3,000 m 以上になると，ヘモグロビンの特性だけで十分に酸素を確保することは困難になる．そこで，呼吸・循環系の代償機能が発揮される(代償域，～ 4,500 m)．動脈酸素分圧が低下すると頸動脈や大動脈の化学受容器が刺激され，呼吸中枢が興奮し，換気が亢進する．通常，呼吸は二酸化炭素分圧によって調節されているが，低酸素状態では二酸化炭素に対する呼吸中枢の感受性が高まる．そのため，1 回換気量が増加し，やや遅れて呼吸回数が増加し，総換気量が増加する．

換気(量)
呼吸によって肺に出入りする空気の量を換気量という．総換気量は 1 回換気量と呼吸数によって決まる．安静時では，1 回換気量は 500 m L，呼吸数は 12 ～ 18 回/分なので，毎分換気量はおよそ 6 ～ 9 L となる．

換気亢進は肺胞酸素分圧を高め，それに伴って動脈血の酸素飽和度が高まる．換気亢進がなければ高度約 5,200 m で私たちは意識を失うことになるが，実際には 7,000 m まで意識を維持できる．このような循環機能亢進と呼吸機能亢進は末梢への酸素運搬を増加させ，低酸素病の症状を緩和させる．

4,500 m 以上になると，ヘモグロビンの特性や呼吸・循環機能亢進だけでは安静状態でも酸素供給が不十分となり，組織は酸素欠乏をきたす(障害域，～ 6,000 m)．6,000 m 以上は危険域で，意識喪失やショック状態となって生命の危機にさらされ，10,000 m 以上になると瞬時に意識を失う．

（b）慢性適応機構(高地順化)

i）ヘモグロビンの増加

低酸素状態が 1 ～ 2 週間続くと，低酸素刺激によって腎臓からエリスロポエチンが多量に放出され，造血機能が高まり，赤血球の新生が盛んになって，血中ヘモグロビン濃度が増大する(図 10.9)．そのため，酸素運搬能が高くなる．しかし，ヘモグロビン濃度が高くなると，血液の粘性が高くなり，血液抵抗が大きくなるので，心臓への負担が高まる．限界以上に増加した場合には，呼吸

エリスロポエチン
165 個のアミノ酸からなるペプチドホルモンである．低酸素状態に反応して腎臓から血中に放出され，骨髄で赤血球生成を促す．また，出血時にも増大する．

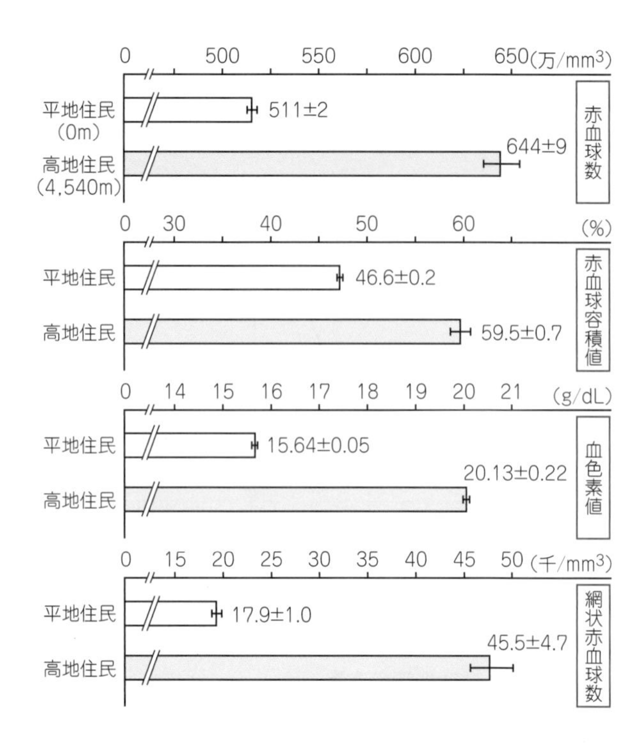

図 10.9　血液性状の高地順化
伊藤　朗,『図説　運動生理学入門』, 医歯薬出版(1990), p.103 より作成.

Plus One Point

高地トレーニングの効果

ヘモグロビンの増加を中心とした高所順化によって酸素摂取能を高めようというのが，高地トレーニングの考え方である．近年では，高地と同じような低酸素環境を人工的につくり出すことが可能となった．国立スポーツ科学センターには低酸素宿泊室と低酸素トレーニング室が設置され，陸上長距離選手や水泳選手などが，平地にいながら高地トレーニングと同等のトレーニングを行っている．

モンゲ病

赤血球やヘモグロビンの異常な増加，運動時心拍出量低下，呼吸困難などを主症状とする疾患である．発見者の名前がつけられている．

困難や右心室不全などが起こる．アンデス住民に見られるモンゲ病も高地への過剰適応と考えられる．

ii）酸素解離曲線の右方移動

低酸素状態が続くと，ヘモグロビンは酸素との親和性が低くなり，酸素解離曲線が右方にシフトする(図 10.8 の破線参照)．その結果，一定の酸素分圧に対する酸素飽和度が低くなり，血液から組織に放出できる酸素量が増加する($\Delta_3 - \Delta_1$)．

iii）換気亢進

急性期にも換気が亢進するが，低酸素状態が長期にわたると，二酸化炭素に対する呼吸中枢の感受性が徐々に高まり，換気量が漸増し，肺胞酸素分圧が上昇して低酸素を緩和する．そして急性期に起こった心拍数増加などの循環機能の亢進は，次第にに収まってくる．

（c）低圧環境と栄養

高所での低圧環境下では，初期の段階で食欲が減退し，栄養と水分の摂取量が減少して，脱水を伴う体重の減少が見られる．たとえば登山では大量のエネルギーを必要とするが，実際 1,500 kcal/日を摂取するのさえ難しくなる．そのため，体脂肪の消費が促進され，血漿中の遊離脂肪酸やトリグリセリドなどが増加する．さらに，低酸素ストレスによりアドレナリンの分泌が増加し，体脂肪の分解と消費が加速される．脱水は，身体活動による発汗，赤血球の増加に伴って起こる血液濃縮(見かけの血漿量減少)，換気量増大に伴う水分蒸散，細胞外から細胞内への水分の移行などから起こる．1 日に 3 ～ 4 L の水分摂取が必要であるが，口渇を感じないため，摂取量が減って脱水を助長し，浸透圧や電解質のバランスが崩れる．

ヒマラヤ登山では，脂質の多い食事を嫌い，糖質を中心とした食事を好むなど嗜好性の変化も起こる．したがって，登山食としては栄養価が高く，消化吸収のよい，嗜好にあったものを選ぶ．また，定期的な水分摂取，ミネラル供給を心がける．

10.5　無重力環境（宇宙空間）と栄養

（1）無重力環境と生理的変化

無重力状態では，体重を支持したり重量物をもち上げたりするための筋活動はほとんど必要ではなく，血液の静水圧作用もなくなり，重力や静水圧に対する脱順化が起こり，宇宙環境では座標軸の喪失，ムーンフェイスが起こる．脱順化の顕著な現象は，循環器系で見られる．約10日間の宇宙飛行を例に見ると，1回拍出量は顕著に減少し，これを代償するために心拍数が増加し，その結果，心拍出量は同水準を保つ．しかし，血圧とくに収縮期血圧が低下し，脈圧も減少した（表10.5）．これは起立耐性の低下を示す．

長期の無重力状態の生活では，筋収縮を必要としないため，不労性筋萎縮が起こる．とくに腰部や下肢で委縮は強い．筋萎縮は筋重量の低下，エネルギー生成能の低下，筋収縮・弛緩時間の遅延を伴う．また骨格に対する負荷がかからないため，骨からカルシウム・リンが喪失する脱灰現象が起こる（1か月に

表10.5　宇宙飛行が起立耐性に及ぼす影響

		飛行前	飛行後
心拍数（拍/分）	安静時	61.6	69.7
	負荷時	76.5	108.5
収縮期血圧（mmHg）	安静時	115.3	111.6
	負荷時	104.8	91.5
拡張期血圧（mmHg）	安静時	67.0	67.1
	負荷時	71.8	66.6
脈圧（mmHg）	安静時	48.3	44.6
	負荷時	33.1	24.8
1回拍出量（mL）	安静時	85.8	74.1
	負荷時	57.6	41.4
心拍出量（L/分）	安静時	5.12	5.16
	負荷時	4.41	4.49

池上晴夫，『運動処方』，朝倉書店（1990），p.39より作成．

酸素解離曲線の右方シフトの原因

体温上昇，アシドーシス（pH低下），CO_2濃度上昇，2,3-ジホスホグリセリン（2,3-DPG）の増加によって，ヘモグロビンと酸素との親和性が低下すると考えられている．

座標軸の喪失

地球上では重力方向を基本的な座標軸として，頭を上にして体の軸を重力方向に一致させ，行動している．たとえば，姿勢を180°逆にすると頭に血が上り，逆さになったことを認識できる．しかし，無重力空間ではその座標軸がなくなり，姿勢が変わったことを認識できなくなる．

静水圧作用

立位状態で重力の影響をうけると，下肢にいくほど動脈圧と静脈圧が増加する．これは，血液が閉鎖された血管中にあるため，静水圧（液体密度×重力加速度×高さ）がかかり，その上層により多くの血液を乗せている下肢の血管では，より大きい圧力がかかるためである．心臓付近では動脈圧：95 mmHg，静脈圧：0 mmHgであるが，下肢では動脈圧：185 mmHg，静脈圧：90 mmHgである．

ムーンフェイス

無重力により循環血液の分布が変化し，下肢の血液や組織液が体の上部に約1.5～2L移動し，ふくらんだ顔になる．

脈　圧

収縮期圧（最高血圧）から拡張期圧（最低血圧）を引いたもの．心臓から血液を送り出す力を示す．

宇宙では消費エネルギーが増える？

無重力なので移動に費やすエネルギー消費は少ないが，基礎代謝維持やストレス反応により増えてしまうと考えられている．

0.5～1%骨量が減少）．ほかに，免疫力低下，体水分量の低下，副腎皮質ホルモン分泌の減少，窒素，ナトリウム，カリウムの出納変化などが見られる．

（2）寝たきりの生理的変化

地上での寝たきり状態は，骨に負荷がかからないため，宇宙の無重力環境と同じ環境といえる．ベッドの上では，宇宙とほとんど同じ負荷しか骨にかかっておらず，そのため長期間の寝たきり状態は，宇宙にいるときと同じように骨の代謝バランスが崩れ，骨量が減少する（脱灰）．

2000年から2001年にかけて，JAXAとヨーロッパ宇宙機関，フランス国立宇宙センターの共同で，ベッドレスト（長期寝たきり）実験を行った結果，被験者が3か月間ベッドの上で寝たままの状態でいると，大腿骨の骨密度が1か月当たり2%以上も減り，X線により砂状の尿路結石が3人に1人の割合で検出された．宇宙で運動器具を使用しながら長期滞在した宇宙飛行士の骨密度が，平均して1か月で1.5%ほど減るのに対し，それよりも減少率が大きかった．しかし一方で，ビスフォスフォネートを投与した被験者は，実験が終了した後も骨量は変わらず，尿路結石も検出されなかった．

（3）無重力と栄養

宇宙では，短期あるいは長期滞在でも体重減少が起こる．飛行初期は水分により，その後の飛行では筋肉，脂肪組織の委縮によるものである．強制的にカロリーを増加させても体重減少が起こるため，おそらく消化管の運動が低下することが原因と考えられる．また，宇宙食は加工食品のため，食欲の低下が起きたり，味覚や嗅覚が変わるともいわれている．

現在のNASA-FSAによるISSミッション（360日以内の滞在）食事摂取基準では，カロリーは個人の体重のみによって設定されている．

＜男性30～60歳＞
カロリー/日 ＝ 1.7 ×〔11.6 × 体重（kg） ＋ 879〕
＜女性30～60歳＞
カロリー/日 ＝ 1.6 ×〔8.7 × 体重（kg） ＋ 829〕
船外活動を行う場合は，これを500 kcalが追加．

また，たんぱく質，炭水化物，脂質のエネルギー比は，12～15%：50～55%：30～35%となっている．水は最低2,000 mLと設定されている．宇宙では，さまざまなストレスをうけるため，抗酸化作用のはたらきをもつビタミンA，E，Cは十分に摂取する必要がある．また，骨量減少に対しては，カルシウムやビタミンDおよび運動処方だけでは防止できなかったため，これらに加えて，ビタミンK，たんぱく質，ナトリウム，リンなどの摂取が必要と考えられる．

宇宙食は，どんどん進化を続け，フリーズドライ，レトルトなどの食事が各国で開発され，食欲増進やリフレッシュ，コミュニケーションなどに貢献している．

Plus One Point

宇宙における下半身陰圧負荷
下半身を固い容器に密閉して内部を陰圧にする．無重力によって脳や上半身に上がった血液を下半身に移動させ，重力がかかったときと同じ状態にする．

ビスフォスフォネート製剤
現在日本では，点滴静注用のものと内服用のものが販売されている．前者はおもに悪性腫瘍の骨転移などに伴って生じる高カルシウム血症の治療薬で，後者は高齢者の骨折の原因となる骨粗鬆症の治療薬として使われている．

宇宙で起こる医学的問題
1. Body Mass Loss（体重減少）
2. 骨量減少
3. 筋肉委縮
4. 心血管系の病気（不整脈，心臓の委縮）
5. 免疫力低下（おもに細胞性免疫）
6. 宇宙放射線被曝

筋肉委縮（筋たんぱく質喪失）の原因
1. 代謝的ストレス反応
2. 宇宙における高重力筋の活動低下
3. 過度の運動により，物理的障害をうけ組織が崩壊
4. エネルギー不足によるたんぱく質分解

10.6 災害時の栄養

日本ではこれまで，阪神･淡路大震災〔1995（平成7）年〕，東日本大震災〔2011（平成23）年〕，関東・東北豪雨災害〔2015（平成27）年〕，熊本地震〔2016（平成28）年〕，令和元年東日本台風（台風19号）〔2019（令和元）年〕など，大きな自然災害が発生した．今後も首都直下地震，南海トラフ巨大地震などの大災害が，いつ起きてもおかしくないと予想されている．このような災害に対する適切な危機管理が重要であり，避難生活の環境，とくに食と栄養への危機管理は，平時からの災害対策や迅速な支援体制が求められる．日本では，JDA-DATによって災害時の栄養・食生活支援活動が行われている．また，新型コロナウイルス感染症（COVID-19）が世界的な大流行（パンデミック）となり，日本政府からも緊急事態宣言が出された〔2020（令和2）年〕．感染対策として，「3つの密」（図10.10）を避ける行動が必要であるが，このような状況下で災害が発生した場合（複合災害），これまでの避難所の在り方から大きな転換が求められる．

（1）避難所生活における生理的特徴と注意点

近年の自然災害は，広範囲の被災となっているため，国や各自治体が行う初期の災害支援対策は，十分に各避難所に行き渡らないのが現状である．さらに，数か月から数年にわたる避難所・仮設住宅での生活は，精神的・身体的ストレスによる不安状態，抑うつ，イライラ感，睡眠障害，アルコールや喫煙の増加などが起こる．車やテントのような狭い空間での生活では，エコノミークラス症候群を発症しやすい．心身の健康の維持と体力低下を防ぐためにも，適度な運動を行うことが重要である．

また，避難所ではライフライン（電気，水道，ガスなど）の供給が止まり，暗い中での食事や手を洗えないなどの理由から食欲の減退もみられ，悪い衛生環境下では，食中毒や感冒性胃腸炎，風邪やインフルエンザなどが起こりやすい．

（2）災害時の栄養管理

管理栄養士は，集団の栄養確保対策，災害時の要配慮者などへの個別のケアを行う（図10.11）．災害時の栄養管理は，各フェーズに応じて異なる（図10.12）．まず，迅速に避難者の特性（高齢者，妊婦・授乳婦，乳幼児，疾病者

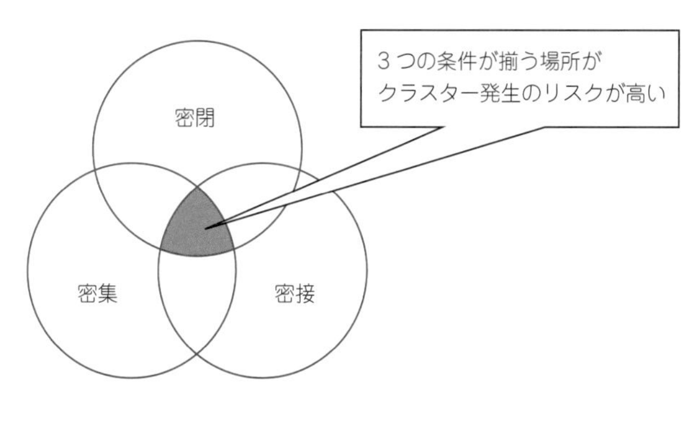

図10.10　3つの密

日本人宇宙士がもち込んだ宇宙食
毛利衛氏：赤飯，羊かん，レトルトカレー，ほうじ茶．
向井千秋氏：たこ焼き，菜の花のピリ辛和え，五目炊き込みご飯．
土井隆雄氏：天ぷらそば，焼き鳥，お好み焼き，シーフードラーメン．
若田光一氏：草加せんべい．
野口聡一氏：カップ麺の改良インスタントラーメン．
星出彰彦氏：お好み焼き，スペースねぎま．

JDA-DAT
The Japan Dietetic Association-Disaster Assistance Team，日本栄養士会災害支援チーム．東日本大震災をきっかけに設立された．大規模自然災害発生時に被災地での迅速な栄養・食生活支援活動を行う．おもに，被災地の栄養行政支援，被災者の栄養改善，要配慮者を把握し，特殊栄養食品ステーションを設置し，被災者の栄養ケアを行っている．

パンデミック（pandemic）
感染症や伝染病が世界的に大流行し，非常に多くの感染者や患者を発生すること．

クラスター
特定の感染症を発症した共通の感染源をもつ集団．

「3つの密（密閉空間，密集場所，密接場面）」の回避
集団感染が発生する場合の共通点は，「換気が悪く」，「人が密に集まって過ごすような空間」，「不特定多数の人が接触するおそれの高い場所」であるため，このような状況をつくらないことと，その回避が必要になる．

複合災害の避難所
実際に，2020（令和2）年のコロナ禍のなか，令和2年7月豪雨が起き，九州，中部，東北地方をはじめとする日本各地で河川が氾濫し，甚大な被害が生じた．このときは避難所の1つとして自宅での垂直避難や親せき住宅での避難が推奨された．

エコノミークラス症候群
おもに飛行機で長時間，狭い椅子（場所）に同じ態勢でじっとしたままの状態が続くと，足の血液の流れが悪くなり，静脈の中に血の塊（静脈血栓）ができる．この静脈血栓は，歩行などをきっかけに足の血管から離れ，血液の流れに乗って肺に到着し，肺の動脈を閉塞することで呼吸困難を起こす．また，飛行機以外の狭い場所でも起こるため「静脈血栓塞栓症」と呼ぶこともある．避難所の生活においては，とくに高齢者で起こりやすい．

要配慮者
乳幼児，高齢者，心身の障がい者，
妊産婦，傷病者，
外国人居住者・旅行者など
多様な人々
性別，性自認，年齢，
障がいの有無や種類，
国籍や母語の違い，
家族構成，就労状況など
性別＝すべての属性に
かかわる横断的要因
危険が迫った時に，身体・情報・
対応にハンディを持つ人
✓危険を察知する力
✓情報を受け取る力
✓適切な行動を取る力
環境変化による影響も大きい
社会·経済·文化や政策の影響によって，個人や地域の被害の程度や拡大傾向が異なる

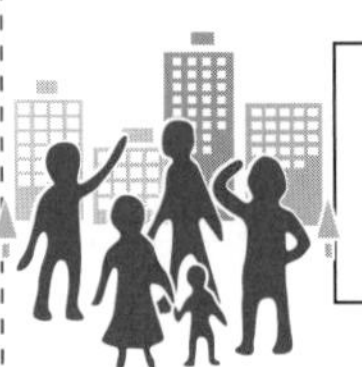

図 10.11　災害時の要配慮者支援と多様性配慮
減災と男女共同参画　研修推進センターウェブサイトより．

の健康状態など）のアセスメントを実施し，その後の栄養管理に備えることが重要である．災害初期においては，食料の入手は難しく，エネルギー食品（非常食品）摂取と水の補給を最優先に行い，同時に備蓄量を把握する．しかし，菓子パンや菓子類は，災害時初期の食料確保が十分でない時期のエネルギー補給には活用できるが，長期間の活用に際しては過剰摂取に留意する．避難生活

フェーズ		フェーズ0	フェーズ1	フェーズ2	フェーズ3
		震災発生から24時間以内	72時間以内	4日目～1ヶ月	1ヶ月以降
栄養補給		高エネルギー食品の提供 →	→	たんぱく質不足への対応 → ビタミン，ミネラルの不足への対応 →	→
被災者への対応		主食（パン類，おにぎり）中心 水分補給 → ※代替食の検討 ・乳幼児 ・高齢者（嚥下困難等） ・食事制限のある慢性疾患患者 糖尿病，腎臓病，心臓病 肝臓病，高血圧，アレルギー	炊き出し → → 巡回栄養相談 →	→ 弁当支給 → → → 栄養教育 → （食事づくりの指導など） 仮設住宅入居前・入居後 被災住宅入居者	→
場所	炊き出し	避難所	避難所，給食施設		
	栄養相談		避難所，被災住宅		避難所，被災住宅，仮設住宅

図 10.12　災害時の食事や栄養補給の流れ
独立行政法人 国立健康・栄養研究所 社団法人日本栄養士会，『災害時の栄養・食生活支援マニュアル』（2011）より．
https://www.nibiohn.go.jp/eiken/disasternutrition/pdf/h23evacuation5.pdf

において，その他の留意点を図 10.13 に示す．

（a）水・エネルギーの確保

i）水分の確保

水の摂取量は，災害時は減少する傾向にある．さまざまなストレスや，水供給量の制限，食事からの水分摂取の減少，トイレ環境(屋外設置や衛生面での問題)が十分整備されないなどが原因と考えられる．また，寒冷と乾燥は脱水状態を誘引する．とくに高齢者は脱水に気づきにくく，尿路の感染症や心筋梗塞，エコノミークラス症候群などの原因にもなるため，積極的に水分を摂る必要がある．

災害直後(フェーズ 0 ～ 1)は，事前に備蓄したものを利用する(自助)ため，

避難生活を少しでも元気に過ごすために

食事はとれていますか

不安で食欲がない、飲食物が十分に届かないなど困難な状況が多いですが、まずはできるだけ食べて、身体にエネルギーをいれましょう。

- エネルギーは、寒さに対抗し、体力や健康の維持のために大切です。
- 食欲がない時には、エネルギーのある飲料や汁物、甘い食物を食べることから試してみましょう。
- 支援物資では、食物の種類が限られるので、ビタミンやミネラル、食物繊維が不足しがちです。野菜や果物のジュース、栄養を強化した食品などが手にはいったら、積極的にとりましょう。
- 食欲がない、かたい物が食べにくいなど、お困りの点がありましたら、医療・食事担当スタッフにご相談ください。

水分をとりましょう

飲料水やトイレが限られており、水分を摂ることを控えがちです。飲み物がある場合には、我慢せずに、十分に飲んでください。水分が不足すると下記のような症状が起こりやすくなります。

- 脱水
- 心筋梗塞
- 脳梗塞
- エコノミークラス症候群
- 低体温
- 便秘

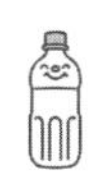

身体を動かしましょう

復興の作業のために、身体を動かしている方もいらっしゃいますが、避難所の限られた空間では身体を動かす量が減りがちです。健康・体力の維持、気分転換のために、身体を動かしましょう。

- 脚の運動（脚や足の指を動かす、かかとを上下に動かす）
- 室内や外で歩く
- 軽い体操　　　　など

食べる時に

- できるだけ直接さわらずに、袋（包装物）ごと持って食べるようにしましょう。

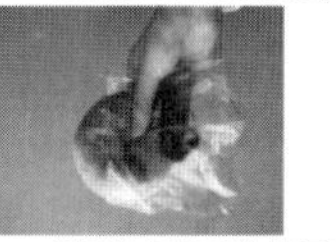

- 配られた飲食物は早めに食べましょう。

食物アレルギーがある方、病気の治療で食事の制限が必要な方、妊婦さん等は、早めに避難所のスタッフや医療・食事担当スタッフにご相談ください。母子、高齢者（高血圧、糖尿病を含む）向けの資料もあります。必要な方はお知らせください。

図 10．13　避難生活における留意点(リーフレット)
※図では①食事は摂れているか，②水分は摂れているか，③身体を動かしているか，④配られた飲食物の衛生についての注意点を具体的かつわかりやすく示している．
国立研究開発法人　医薬基盤・健康・栄養研究所　国立健康・栄養研究所，公益社団法人　日本栄養士会(2011 年)．

災害時の要配慮者と避難行動要支援者

災害時の要配慮者とは，乳幼児，妊婦・授乳婦，高齢者，障がいのある者，傷病者，外国人旅行者，貧困者などの防災施策においてとくに配慮を要する人をいう．要配慮者のうち，災害発生時の避難などでとくに支援が必要な人を，避難行動要支援者という．

災害発生時の医療救護活動におけるフェーズ区分

フェーズ 0	発災直後	発災～ 6 時間まで
フェーズ 1	超急性期	72 時間まで
フェーズ 2	急性期	1 週間程度まで
フェーズ 3	亜急性期	1 週間～ 1 ヵ月程度まで
フェーズ 4	慢性期	3 ヵ月程度まで
フェーズ 5	中長期	3 ヵ月程度以降

表 10.6　避難所における食事提供の計画・評価のために当面の目標とする栄養の参照量〔対象特性別(1 人 1 日あたり)〕

	幼児 (1 〜 5 歳)	成長期 I (6 〜 14 歳)	成長期 II・成人 (15 〜 69 歳)	高齢者 (70 歳以上)
エネルギー (kcal)	1,200	1,900	2,100	1,800
たんぱく質 (g)	25	45	55	55
ビタミン B_1 (mg)	0.6	1.0	1.1	0.9
ビタミン B_2 (mg)	0.7	1.1	1.3	1.1
ビタミン C (mg)	45	80	100	100

東日本大震災時の状況を踏まえている．1 歳以上，1 人 1 日あたり．
※日本人の食事摂取基準(2010 年版)で示されているエネルギーおよび各栄養素の摂取基準値をもとに該当の年齢区分ごと，平成 17 年国勢調査結果で得られた性・年齢階級別の人口構成を用いて加重平均により算出．なお，エネルギーは身体活動レベル I および II の中間値を用いて算出した．
厚生労働省健康局総務課生活習慣病対策室，「避難所における食事提供の計画：評価のために当面の目標とする栄養素の参照値ついて」(2011)．

表 10.7　避難所における食事提供の評価・計画のための栄養の参照量－対象特性に応じて配慮が必要な栄養素

目的	栄養素	配慮事項
栄養素摂取不足の回避	カルシウム	骨量が最も蓄積される思春期に十分な摂取量を確保する観点から，とくに 6 〜 14 歳においては，600 mg/日を目安とし，牛乳・乳製品，豆類，緑黄色野菜，小魚など多様な食品の摂取に留意する
	ビタミン A	欠乏による成長阻害や，骨および神経系の発達抑制を回避する観点から，成長期の子ども，とくに 1 〜 5 歳においては 300 μgRE/日を下回らないよう主菜や副菜(緑黄色野菜)の摂取に留意する
	鉄	月経がある場合には，十分な摂取に留意するとともに，とくに貧血の既往があるなど個別の配慮を要する場合は，医師・管理栄養士等による専門的評価を受ける
生活習慣病の一次予防	ナトリウム (食塩)	高血圧の予防の観点から成人においては，目標量(食塩相当量として，男性 7.5 g 未満/日，女性 6.5 g 未満/日)を参考に過剰摂取を避ける

※被災後約 3 か月頃までの段階で，欠乏しやすい栄養素について算定した値．
厚生労働省，「避難所における食事提供に係る適切な栄養管理の実施について」(2018)より．食塩量を改変．

常に 1 人 1 日あたり 1 L として，最低でも 3 L(3 日分)は必要である(図 10.12)．飲用にはペットボトル入りミネラルウォーターを使用し，生水の使用は避ける．また，給水車による汲み置きの水は，できるだけ当日給水のものを使用するなど，衛生面での注意が必要である．

ii) エネルギーの確保

避難所に救援物資が届くまでは，3 〜 7 日くらいかかるため食料についても 3 日分，可能なら 1 週間分の備蓄を推奨する．備蓄する食品は，主食(無洗米など)，主菜(肉・魚などの缶詰，レトルト食品など)といった，普段から食べなれた食欲が湧く好きな食品を準備しておくとよい．

iii）その他

加熱用の熱源(カセットコンロ・カセットボンベなど)，鍋，使い捨て食器，割り箸，スプーン，ナイフなどの食事に必要な物や衛生用品，簡易トイレ，排泄用品，ティッシュなども同時に準備しておく．

(b) エネルギー・栄養素不足の回避

災害発生から1週間程度(フェーズ2，急性期)で，弁当の支給が見込めるが，たんぱく質不足，ビタミン，ミネラルの補給への対応が求められる．また，ストレス状態は依然として続くため，十分なエネルギーとたんぱく質，ビタミンCなどの抗酸化ビタミンを補給する必要がある．

東日本大震災の際，食事の提供を「計画」する際の目安として，厚生労働省から「避難所における食事提供の計画・評価のために当面目標とする栄養の参照量(対象特性別)」が示された(表10.6)．優先すべきエネルギー，たんぱく質に加えて，初期段階の炭水化物に偏った食事で不足するビタミンB_1，B_2，Cを示している．さらに，栄養素の摂取不足の回避，生活習慣病の予防のために「避難所における食事提供の評価・計画のための栄養の参照量―対象特性に応じて配慮が必要な栄養素について―」が示された(表10.7)，ここで示された値を下回る者の割合をできるだけ少なくすることを目指す．実際の提供には，対象者の性別，年齢，身体状況，身体活動量などを考慮して弾力的に活用することが望ましい．

また，避難所生活における必要なエネルギーおよび栄養素量の確保を目指し，安定的に食料供給と食事提供を行うための食品構成の具体例が示された．被災地での食料支援物資の到達状況やライフラインの復旧状況により，パターン1(加熱調理が困難で，缶詰，レトルト，既製品が使用可能な場合)とパターン2(加熱調理が可能で，日持ちする野菜・果物が使用可能な場合)が示されている(表10.8)．

(c) 災害時の要配慮者への栄養管理

乳児や妊産・授乳婦などの要配慮者に必要な食事を届けるため，日本栄養士会は特殊栄養食品ステーションを大規模災害時に設置している．一般物資とは分離する形で，栄養補助食品，アレルギー対応食品，母乳代替食品，離乳食などを管理し，これらを必要とする避難者へ栄養士・管理栄養士が直接届け，継続的に栄養ケアを行う．

高齢者については，咀嚼困難，嚥下困難などの状況を個々に把握し，調理法，とろみ剤，栄養補助ゼリーの配布などの栄養ケアも管理栄養士が個別に行う．また，食物アレルギー患者，食事制限の必要な病者(腎臓病，糖尿病，高血圧症など)には栄養指導を行い，適切な食事内容・食事量の摂取状況を確認する．また，それら疾病に対応した食品の管理，提供なども管理栄養士の役割である．

特殊栄養食品ステーション
JDT-DATが，被災地現地において設置．アレルギー対応食品，乳児用ミルク，離乳品のほか，嚥下困難者向けのおかゆなど，軟らかい食事を被災者から相談をうけ，必要に応じた提供を行う．食物アレルギーの人に対しては，現地で日本小児アレルギー学会と連携して対応を進めている．JDT-DATについては，p.231を参照．

(d) 新型コロナウイルス感染症予防と避難所

感染予防のためのマスク，体温計消毒液は持参することが必須である．また，新型コロナウイルス感染症の集団感染（クラスター）を回避するために，避難者の健康状態（発熱，咳，味覚異常など）を避難所到着時に確認する．また，3つの密を避けるため，可能な限り多くの避難所の開設や，ホテルや旅館などの活用，親戚や友人の家などへの避難も視野に入れて事前に検討しておく．自宅療養などを行っている軽症者への対応については，保健福祉部局と適切な対応を事前に検討することも必要である．

避難所における新型コロナウイルス感染症対策
「新型コロナウイルス感染症を踏まえた災害対応のポイント（第1版）」，内閣府(2020)以下URLを参照．http://www.bousai.go.jp/pdf/covid19_tsuuchi.pdf

表10.8　避難所生活における必要なエネルギーおよび栄養量の確保を目指した食品構成具体例

食品群	パターン1（加熱調理が困難な場合）		パターン2（加熱調理が可能な場合）	
	1日あたりの回数	食品例および1回あたりの量の目安	1日あたりの回数	食品例および1回あたりの量の目安
穀類	3回	●ロールパン2個 ●コンビニおにぎり2個 ●強化米入りご飯1杯	3回	●ロールパン2個 ●コンビニおにぎり2個 ●強化米入りご飯1杯
いも 野菜類	3回	●さつまいも煮レトルト3枚 ●干しいも2枚 ●野菜ジュース(200 mL)1缶 ●トマト1個ときゅうり1本	3回	●下記のうち1品 肉入り野菜たっぷり汁物1杯 肉入り野菜煮物 （ひじきや千切り大根など乾物利用も可）1皿 レトルトカレー1パック レトルトシチュー1パック レトルト牛丼1パック ●野菜煮物1パック ●生野菜（トマト1個など）
魚介・肉・ 卵・豆類	3回	●魚の缶詰1/2缶 ●魚肉ソーセージ1本 ●ハム2枚 ●豆缶詰1/2缶 ●レトルトパック1/2パック ●納豆1パック	3回	●魚の缶詰1/2缶 ●魚肉ソーセージ1本 ●カレー，シチュー，牛丼，いも・野菜類の汁物，煮物 ●卵1個 ●豆缶詰1/2缶 ●レトルトパック1/2パック ●納豆1パック
乳類	1回	●牛乳(200 mL)1本 ●ヨーグルト1パック＋プロセスチーズ1つ	1回	●牛乳(200 mL)1本 ●ヨーグルト1パック＋プロセスチーズ1つ
果実類	1回	●果汁100%ジュース(200 mL)1缶 ●りんご，バナナ，みかんなど1〜2個	1回	●果汁100%ジュース(200 mL)1缶 ●りんご，バナナ，みかんなど1〜2個

※「1日あたりの回数」を基本に「食品例」の●を選択する．たとえば，穀類で1日あたりの回数が3回であれば，朝：●ロールパン，昼：●コンビニおにぎり2個，夕：●コンビニおにぎり2個といった選択を行う．
※水分は，積極的に摂取する．
平成30年度　地域保健総合推進事業，「大規模災害時の栄養・食生活支援活動ガイドライン〜その時，自治体職員は何をするか〜」，全国保健所管理栄養士会(2018)より作成．

練　習　問　題

■出題傾向と対策■
それぞれの環境に適応するために，生体はどのように代謝を変動させるのか，きちんと整理しておこう.

次の文を読み，正しいものには○，誤っているものには×をつけなさい.

(1) ストレス応答の抵抗期でエネルギー代謝は，低下する.
(2) ストレス応答の抵抗期で窒素出納は，負に傾く. ☜重要
(3) ストレス応答の抵抗期で副腎皮質ホルモンの分泌は，減少する.
(4) ストレス応答の抵抗期でビタミンＣの需要は，減少する.
(5) ストレス応答の抵抗期でカルシウムの尿中排泄量は，増加する.
(6) 警告反応期のショック相では，血糖値が上昇する.
(7) 警告反応期のショック相では，血圧が低下する. ☜重要
(8) 警告反応期の反ショック相では，生体防御機能が低下する.
(9) 抵抗期では，新たなストレスに対する抵抗力は弱くなる.
(10) 疲憊期では，ストレスに対して生体が適応力を獲得している.
(11) 外部環境の影響を受けやすいのは，表面温度より中心温度である.
(12) WBGT(湿球黒球温度)が上昇した時は，水分摂取を控える.
(13) 低温環境下では，皮膚の血流量が減少する. ☜重要
(14) 高圧環境から急激に減圧すると，体内の溶存ガスが気泡化する. ☜重要
(15) 低圧環境下では，肺胞内酸素分圧が上昇する. ☜重要
(16) 低温環境では，ふるえ熱産生が起こる. ☜重要
(17) 低温環境では，アドレナリンの分泌が減少する.
(18) 高温環境では，熱産生が増加する.
(19) 高温環境では，皮膚血管が収縮する.
(20) 冬季は，夏季に比べ基礎代謝量が増加する.
(21) 低温環境に曝露されたとき，ふるえによる産熱は減少する.
(22) 低温環境に曝露されたとき，基礎代謝量は減少する.
(23) 低温環境に曝露されたとき，血圧は上昇する.
(24) 避難所では，高齢者は水分の摂取量が増える. ☜重要
(25) 災害初期では，まずはビタミンＢ群の摂取に努める.

参考書——もう少し詳しく学びたい人のために

1章

宮澤　靖,「各種病態におけるエネルギー，基質代謝の特徴と，至適栄養エネルギー投与量(高齢者および長期臥床患者)」，静脈経腸栄養，**24**(5)，1065(2009)．

竹谷　豊ほか編,『新・臨床栄養学』〈栄養科学シリーズ NEXT〉，講談社(2016)．

日本静脈栄養学会　編,『日本静脈経腸栄養学会 静脈経腸栄養ハンドブック』，南江堂(2011)．

厚生労働省，平成 30 年度介護報酬改定について「栄養マネジメント加算及び経口移行加算等に関する事務処理手順例及び様式例の提示について」，(2018)．

佐々木　敏,『わかりやすい EBN と栄養疫学』，同文書院(2005)．

2章

「日本人の食事摂取基準」策定委員会，「日本人の食事摂取基準(2020 年版)」，厚生労働省(2019)．

3章

厚生労働省,「平成 22 年乳幼児身体発育調査報告書」，(2011)．

文部科学省,「平成 30 年度学校保健統計(学校保健統計調査報告書)」，(2019)．

厚生労働省,「子どもの心の診療医の専門研修テキスト」，厚生労働省雇用均等・児童家庭局(2008)．

山内　聖　監,『標準小児科学　第 8 版』，医学書院(2013)．

日本小児栄養消化器肝臓学会　編,『小児臨床栄養学　改訂第 2 版』，診断と治療社(2018)．

日本老年医学会　編,『老年医学系統講義テキスト』，西村書店(2013)．

北川公子ほか,『老年看護学　第 8 版』，医学書院(2014)．

4章

厚生労働省,「推定胎児体重と胎児発育曲線　保健指導マニュアル」，(2012)．

厚生労働省，妊娠期の至適体重増加チャートについて「妊産婦のための食生活指針」，(2006)．

厚生労働省，妊産婦にかかる保健について「妊産婦にかかる保健・医療の現状と関連施策」，(2019)．

健やか親子 21 推進検討会(食を通じた妊産婦の健康支援方策研究会)，「妊産婦のための食生活指針リーフレット」，厚生労働省(2006)．

5章

佐藤和人ほか編,『臨床栄養学　第 7 版』，医歯薬出版(2013)．

厚生労働省,「平成 22 年度乳幼児身体発育調査」，(2011)．

厚生労働省政策統括官(統計・情報政策担当)，「平成 30 年　我が国の人口動態　平成 28 年までの動向」，厚生労働省(2018)．

食物アレルギー研究会,「食物アレルギーの診療の手引き 2017」，(2018)．

今井孝成ほか,「消費者庁　食物アレルギーに関する食品表示に関する調査研究事業」，アレルギー，**69**(8)，701(2020)．

厚生労働省,「平成 27 年度　乳幼児栄養調査」，(2015)．

田村 明ほか,『イラスト応用栄養学』，東京教学社(2014)．

「授乳・離乳の支援ガイド」改定に関する研究会,「授乳・離乳の支援ガイド」，厚生労働省(2019)．

6章

文部科学省,「幼児期運動指針普及用パンフレット」(2012)．

巷野悟郎ほか,『子どもの保健　第 7 版　追補』，診断と治療社(2018)．

厚生労働省,「平成 28 年歯科疾患実態調査」，(2017)．

厚生労働省,「平成 28 年歯科疾患実態調査結果の概要」，(2017)．

旭川市 HP.　https://www.city.asahikawa.hokkaido.jp/500/548/kosodate/osirase/d062136.html

文部科学省,「令和元年度(2019 年度)学校保健統計調査」，(2020)．

日本歯科医学会,「小児の口腔機能発達評価マニュアル」，(2018)．

渡邊令子ほか編,『応用栄養学　改訂第 5 版』〈健康・栄養科学シリーズ〉，南江堂(2015)．

文部科学省,「平成 30 年度学校保健統計調査報告書」，(2019)．

独立行政法人日本スポーツ振興センター,「平成 22 年度　児童生徒の食生活実態調査　食生活実態調査編」．

厚生労働省研究班,「小児科メタボリックシンドロームに対する効果的な介入方法に関する研究」，

(2009).
7章
厚生労働省,「平成 30 年国民健康・栄養調査結果の概要」,(2018).
厚生労働省,「健康日本 21(第二次)の推進に関する参考資料」,(2012).
文部科学省・厚生労働省・農林水産省,「食生活指針」,(2016).
8章
内閣府,「令和元年版高齢社会白書(概要版)」.
鈴木隆雄,「加齢と身体機能の変化」,臨床栄養(臨時増刊号),**118**(6),552(2011).
厚生労働省,「介護予防マニュアル(改訂版)」,(2012).
厚生労働省,「健康づくりのための食生活指針」,(1990).
熊谷　修ほか,「自立高齢者の老化を遅らせるための介入研究有料老人ホームにおける栄養状態改善によるこころみ」,日本公衆衛生雑誌,**46**(11),1003(1999).
池田　学　編,『認知症:臨床の最前線』,医歯薬出版(2012).
厚生労働省,「特別用途食品の表示許可等について」,食安発第 0212001 号(2009).
日本介護食品協議会 HP. https://www.udf.jp/
農林水産省,「スマイルケア食(新しい介護食品)」,(2015).
9章
杉　晴夫　編著,『身体運動のしくみ　やさしい運動生理学』,南江堂(2006).
勝田　茂　編,『入門運動生理学　第 4 版』,杏林書院(2015).
厚生労働省,「健康づくりのための身体活動基準 2013(概要)」.
奥 恒行,柴田克己　編,『基礎栄養学　改訂第 5 版』〈健康・栄養科学シリーズ〉,南江堂(2015).
加藤秀夫,中坊幸弘　編,『スポーツ・運動栄養学』〈栄養科学シリーズ NEXT〉,講談社(2015).
佐藤祐造　編著,『運動療法と運動処方 第 2 版』,文光堂(2008).
樋口　満　編著,『新版コンディショニングのスポーツ栄養学』,市川出版(2017).
下村吉治,『スポーツと健康の栄養学 第 4 版』,ナップ(2018).
田中紀子ほか編,『スポーツ栄養学』〈ステップアップ栄養・健康科学シリーズ〉,化学同人(2019).
寺田新,『スポーツ栄養学』,東京大学出版会(2017).
戸谷誠之ほか編,『応用栄養学 改訂第 4 版』,南江堂(2012).
灘本知憲　編,『応用栄養学 第 4 版』〈新食品・栄養科学シリーズ〉,化学同人(2018).
近藤和雄他　編,『応用栄養学』,東京化学同人(2015).
大仲政治　編,『応用栄養学 第 3 版』〈エキスパート管理栄養士養成シリーズ〉,化学同人(2012).
川上翔太郎ほか,「運動療法の実践と効果」,血圧,**26**,34(2019).
小清水孝子ほか,「スポーツ選手の推定エネルギー必要量」,トレーニング科学,**17**,245(2005).
川原　貴ほか,「スポーツ活動中の熱中症予防ガイドブック」,公益財団法人日本スポーツ協会(2019).
能勢さやかほか,「Health Management for Female Athletes Ver.3」,東京大学医学部付属病院(2018).
骨粗鬆症の予防と治療ガイドライン作成委員会,「骨粗鬆症の予防と治療ガイドライン(2015 年版)」,一般社団法人日本骨粗鬆症学会(2015).
公益財団法人日本スポーツ協会,「アンチ・ドーピング 使用可能薬リスト 2020 年版」,公益財団法人日本スポーツ協会(2020).
財団法人日本アンチ・ドーピング機構,「今日から使えるアスリートの食事ハンドブック」,財団法人日本アンチ・ドーピング機構(2010).
10章
減災と男女共同参画　研修推進センター HP. http://gdrr.org/
国立研究開発法人医薬基盤・健康・栄養研究所 国立健康・栄養研究所,公益社団法人日本栄養士会,栄養食生活リーフレット「避難生活を少しでも元気に過ごすために」,(2011).
厚生労働省健康局総務課生活習慣病対策室,「避難所における食事提供に係る適切な栄養管理の実施について」,厚生労働省(2011).
池澤晴夫,『身体機能の調節性』,朝倉書店(1997).

参考書

中山昭雄, 入来正躬,『エネルギー代謝・体温調節の生理学』〈新生理科学体系 22〉, 医学書院(1987).

小澤瀞司, 福田康一郎　監,『標準生理学　第 8 版』, 医学書院(2014).

松本暁子,「宇宙での栄養」, 宇宙航空環境医学, **45**(3), 75(2008).

章末練習問題・解答

問題番号	1	2	3	4	5	6	7	8	9	10	11	12	13	14	15	16	17	18	19	20	21	22	23	24	25	26	27	28	29	30
1章	○	○	×	×	○	○	×	×	×	○	×	×	○	○	×															
2章	×	○	×	○	×	○	○	×	×	○	○	×	×	○	○	○	○	×												
3章	×	×	×	×	×	○	○	×	○	×	×	×	○	×	×	×	○	○	×	×										
4章	○	○	○	○	×	○	○	×	×	×	×	○	○	○	×															
5章	○	×	○	×	×	○	○	○	×	×	×	×	○	×	○	×	×	×	×	○	×	○	×	○	×					
6章	×	○	×	×	○	○	×	○	×	×	×	○	×	○	×	○	○	×	×	×	×	×	○	×	×	×	○	○	×	×
7章	×	×	○	×	×	×	○	○	×	×	×	○	○	×	○															
8章	×	×	×	○	×	×	×	×	○	×	×	○	○	○	○	○	×	○												
9章	×	○	×	×	○	○	×	×	×	○	○	×	×	○	○	○	×	○	×	○	×	×	○	×	○					
10章	×	○	×	×	○	×	○	×	○	×	×	×	○	○	×	○	×	×	×	○	×	×	○	×	×					

索　引

あ

か

さ

た

ま

や

ら

アルファベットなど

●編集委員・執筆者紹介●

福渡　努（ふくわたり　つとむ）
京都大学大学院農学研究科博士後期課程中退
現　在　滋賀県立大学人間文化学部教授
京都大学博士（農学）

岡本　秀己（おかもと　ひでみ）
大阪市立大学大学院生活科学研究科博士前期課程修了
前　梅花女子大学食文化学部教授
学術博士

佐久間　理英（さくま　まさえ）
徳島大学大学院栄養生命科学教育部人間栄養科学専攻博士後期課程修了
現　在　福岡女子大学国際文理学部准教授
博士（栄養学）

今井　絵理（いまい　えり）
滋賀県立大学大学院人間文化学研究科博士後期課程修了
現　在　滋賀県立大学人間文化学部准教授
博士（学術）

橋本　彩子（はしもと　あやこ）
京都大学大学院生命科学研究科博士後期課程修了
現　在　京都女子大学家政学部講師
博士（生命科学）

米浪　直子（こめなみ　なおこ）
奈良女子大学大学院人間文化研究科博士課程修了
現　在　京都女子大学家政学部准教授
博士（学術）

岡﨑　史子（おかざき　ふみこ）
京都女子大学大学院家政学研究科博士後期課程修了
現　在　龍谷大学農学部講師
博士（家政学）

旭　久美子（あさひ　くみこ）
日本女子大学大学院家政学研究科修士課程修了
現　在　広島国際大学健康科学部教授
修士（家政学）

中田　理恵子（なかた　りえこ）
奈良女子大学大学院家政学研究科修了
現　在　奈良女子大学研究院生活環境科学系准教授
学術博士

吉村　美紀（よしむら　みき）
大阪市立大学大学院生活科学研究科博士後期課程修了
現　在　兵庫県立大学環境人間学部教授
博士（学術）

保井　智香子（やすい　ちかこ）
大阪府立大学大学院総合リハビリテーション学研究科博士後期課程修了
現　在　立命館大学食マネジメント学部准教授
博士（保健学）

新 食品・栄養科学シリーズ
応用栄養学（第5版）

第1版　第1刷　2003年9月30日
第2版　第1刷　2010年3月31日
第3版　第1刷　2012年3月15日
第4版　第1刷　2015年4月1日
第5版　第1刷　2021年4月1日
　　　　第3刷　2023年3月30日

編　者　福渡　努
　　　　岡本　秀己
発行者　曽根　良介

検印廃止

発行所　（株）化学同人
〒600-8074　京都市下京区仏光寺通柳馬場西入ル
編集部　Tel 075-352-3711　Fax 075-352-0371
営業部　Tel 075-352-3373　Fax 075-351-8301
振替 01010-7-5702
e-mail webmaster@kagakudojin.co.jp
URL https://www.kagakudojin.co.jp
印刷・製本　（株）太洋社

ISBN978-4-7598-1646-4